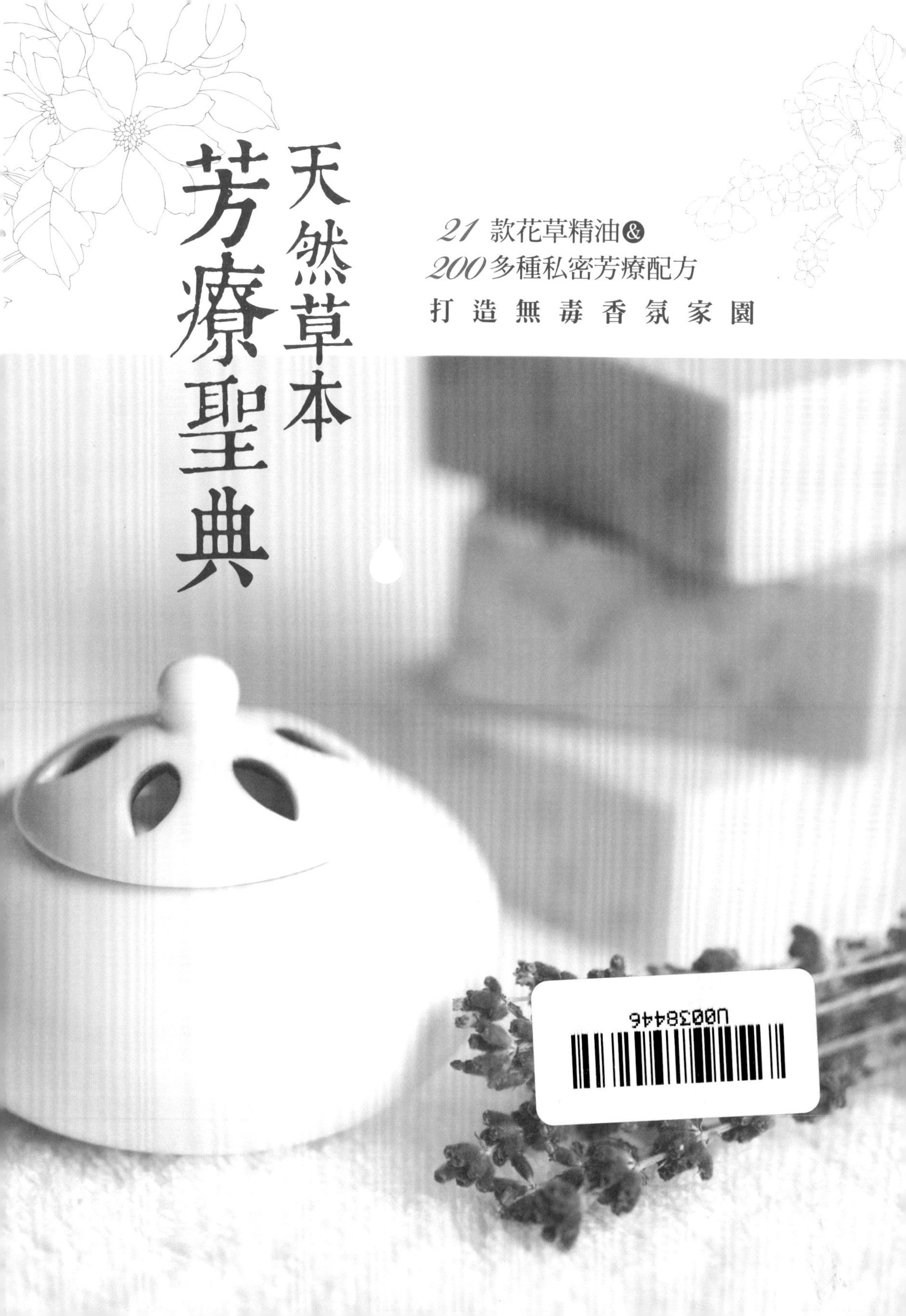
天然草本
芳療聖典
21 款花草精油&
200多種私密芳療配方
打 造 無 毒 香 氛 家 園

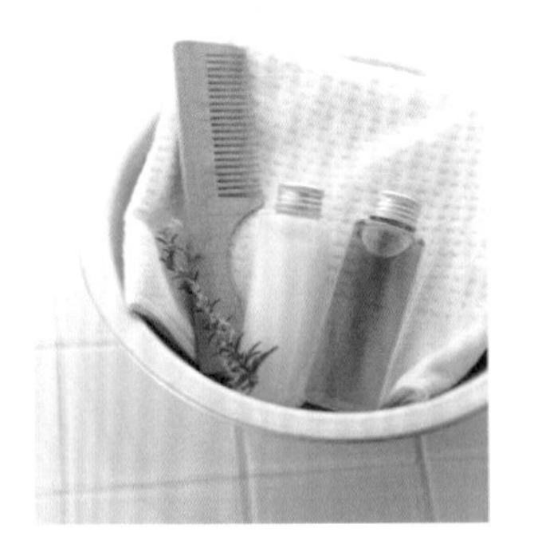

序

近來以「芳香療法」為名的商品越來越多，但也不乏使用合成香料的商品。如果「芳香」這個字眼指的是有芬芳香味的商品，那麼這些合成香料製作出來的商品或許就可以適用於「芳香療法」一詞。但是，使用植物本身優點的芳香療法才是真正的「芳香療法」。

所謂的芳香療法是利用植物的有效成分，溫柔的帶給我們身體與心靈的活化，是合成香料無法達到的效用。

我與植物的第一次接觸是在我還是小學生的時候，有一回在香草專門店，店員將我喜歡的香味調配後放入瓶子內，以軟木塞封塞後給我。瓶子裡是薰衣草和薄荷調合的精油，我至今仍忘不了。我把精油放在書桌上，每次遇到很難解的作業時，就會把精油瓶拿起來聞香，就覺得題目沒有那麼難了。無意識的覺得瓶子裡的香味是自己的救世主。香味是種可以連結記憶的東西，到現在我要是聞到與當時相同配方的調配精油時，就會想起當年在書桌前讀書的自己。

後來，當上了國際線的空服員來往在世界各地服務時，開始會去記憶各地自然的香味。開始過著天天感受不同香味的生活，從那時起，芳香療法對我來說已經是不可或缺的東西了。

為了要讓大家更容易開始芳香療法的使用，我將本書分成三個部分，每部分介紹7種不同的精油，共為21種香味。書中會介紹單一精油的使用、複方精油的配方，讓你可以享受精油調配的樂趣，也會介紹各種具有特殊功效的精油配方。所以，你一定可以從本書中找到適合自己生活方式且喜愛的精油配方。

書中也會揭載相關疑惑，像是「沒把精油全部使用完畢怎麼辦？」、「精油可以用在什麼地方？」、「精油有哪些不同作用？」、「精油調配的相容性？」、「精油是否真的安全嗎？」等多數人對於精油的疑問，你都可以在書中找到答案。

我衷心期盼，芳香療法可以讓你更加感受你的世界，且因此更加擴展……

貼心小提醒 羽鳥 冬子

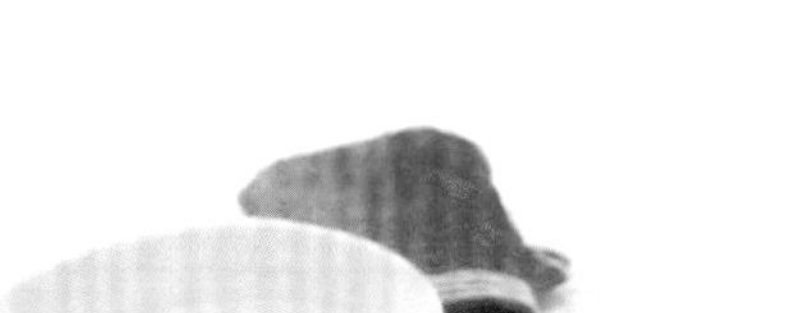

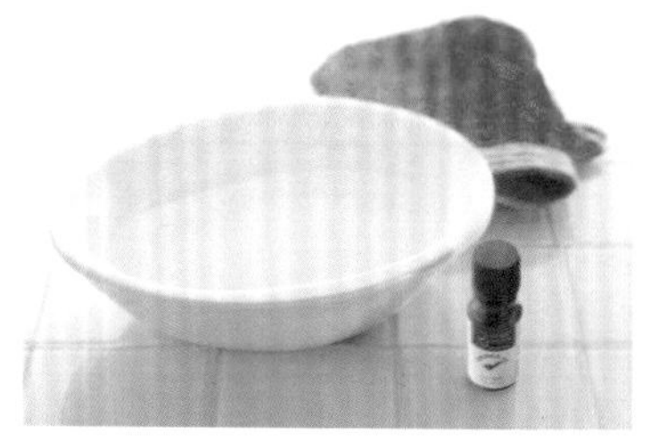

CONTENTS

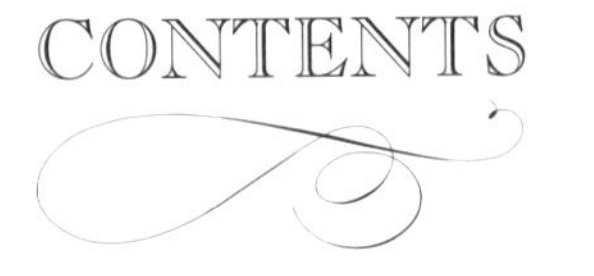

使用精油時

精油不是醫藥用品。在本書中介紹了許多精油對於人體身心的作用，但精油只具有輔助作用。使用時，務必熟讀與精油商品本身相關的注意事項，且正確使用。請盡量避免直接與肌膚接觸或直接服用。孕婦、高齡者或患有慢性疾病者可能有不可使用的精油，請務必與專家討論後再使用。

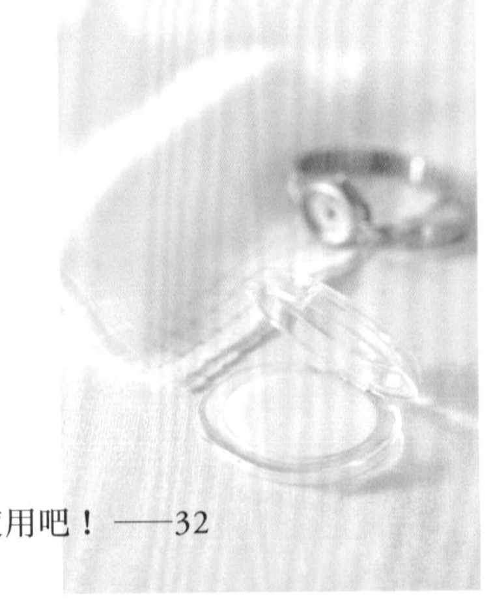

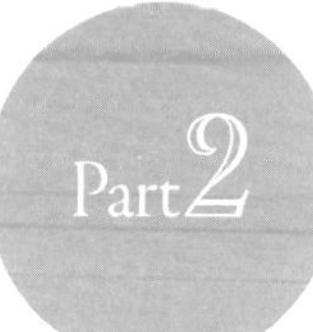

使用組合效用一級棒！
基本款精油
完全使用&組合配方

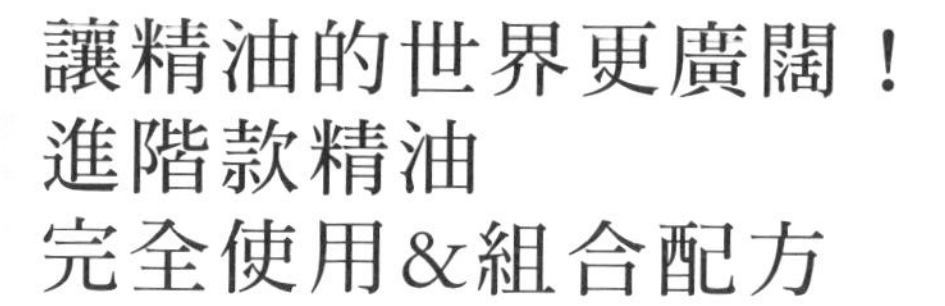

讓精油的世界更廣闊！
進階款精油
完全使用&組合配方

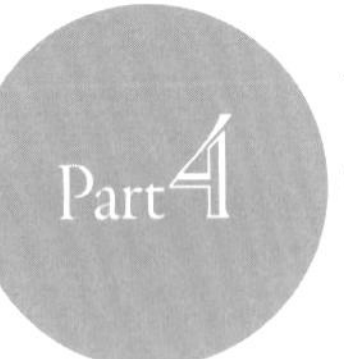

想要多花點功夫！特選款精油完全使用&組合配方

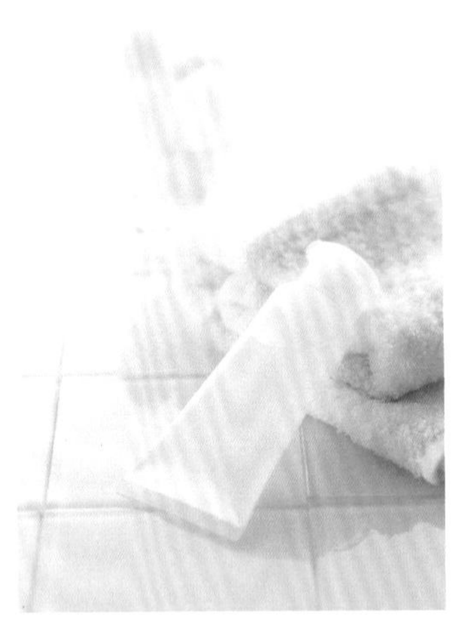

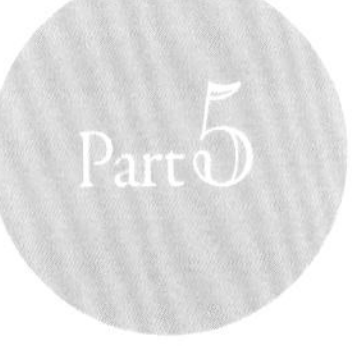

在這個時候&那個時候 適合不同狀況的芳香療法活用配方

Part 6 想要一開始就知道！芳香療法基本常識

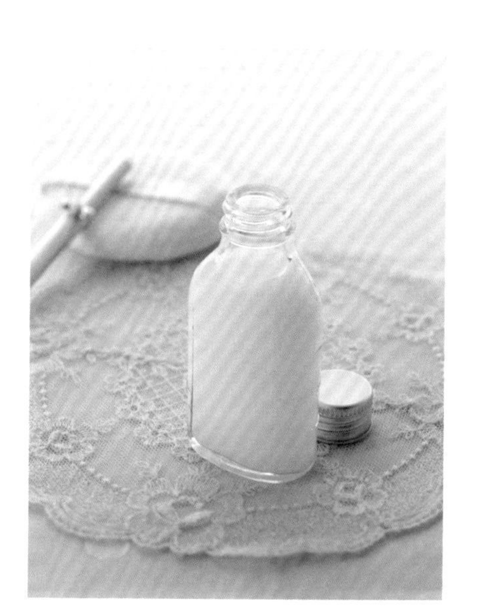

本書使用方法

在此介紹21款精油主頁的
完全使用&組合配方的閱讀重點!

精油名及香味等同構群（→P.26）

柑橘調　花香調　東方調
樹脂調　樹木調　香草調

介紹只使用此精油的「單方完全使用配方」，讓你完完全全享受自己喜愛的香味精油。

解說此精油特徵、香味&作用。請以此頁為基本構想，再查閱精油配方。

每個粉紅小圈裡記載著「芳香浴」、「精油浴」、「保健」、「美容」、「清掃」等項目，可以作為使用時之參考。

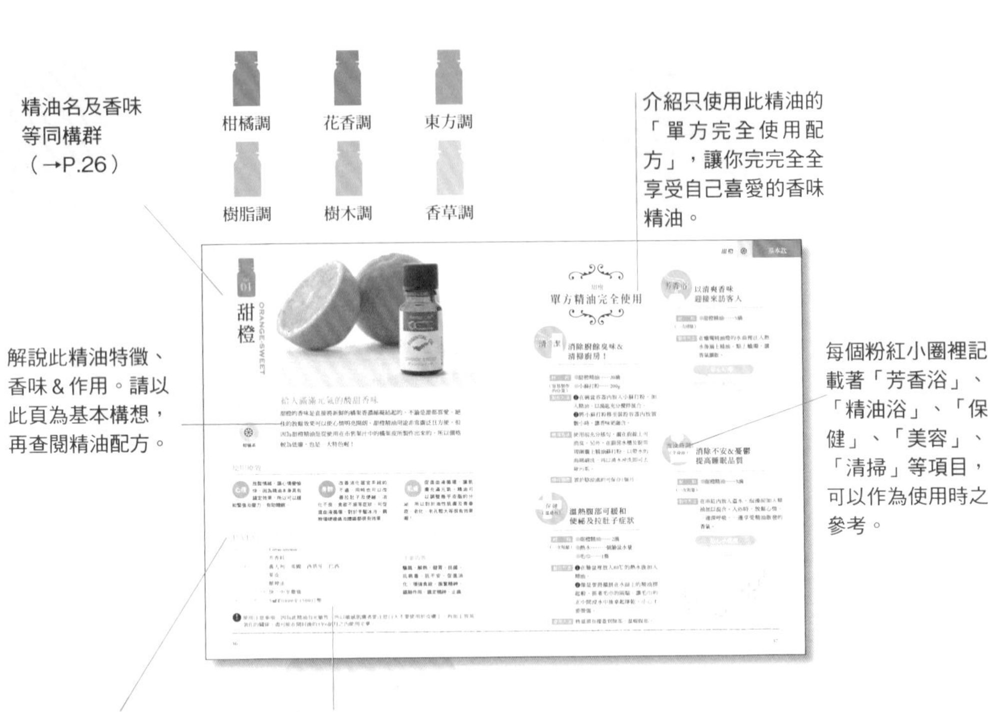

針對「心理」、「生理」、「肌膚」功效進行解說。

介紹精油基本常識，作為購買參考。

介紹香味組合、功效組合等各種不同場合下所使用的精油。

介紹以此精油為主與其他精油組合後的組合配方使用小訣竅。

作者在此提出使用時注意之處。有時也會有一些精油配方調配的小提醒唷！也會介紹一些享受精油生活的小提案及一些不為人知的小技巧喔！

介紹可獲致良好功效的精油組合配方。

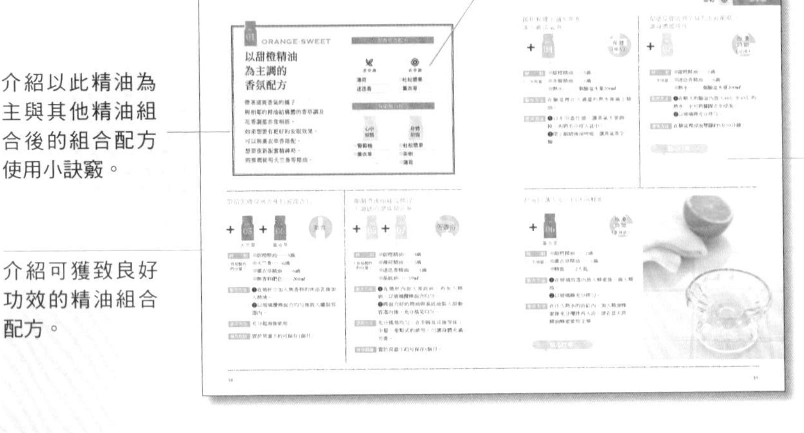

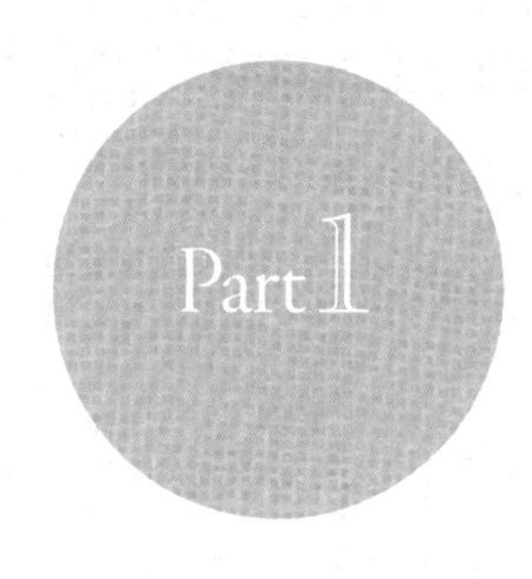

step 1

在開始進行 芳香療法之前

什麼是芳香療法？
精油是怎麼來的？
本單元收集了許多初學者必須了解的小情報。
如果能在調配精油配方前掌握基本常識，
就可以更容易進入狀況，
也更能享受使用精油的樂趣。

特別想要知道的芳香療法

芳香療法是一種將植物天生具有的香味能量，
帶進日常生活中的一種具有療效的方法。
如果能具備相關知識，
就能安全地且有效地享受自然的芳香。

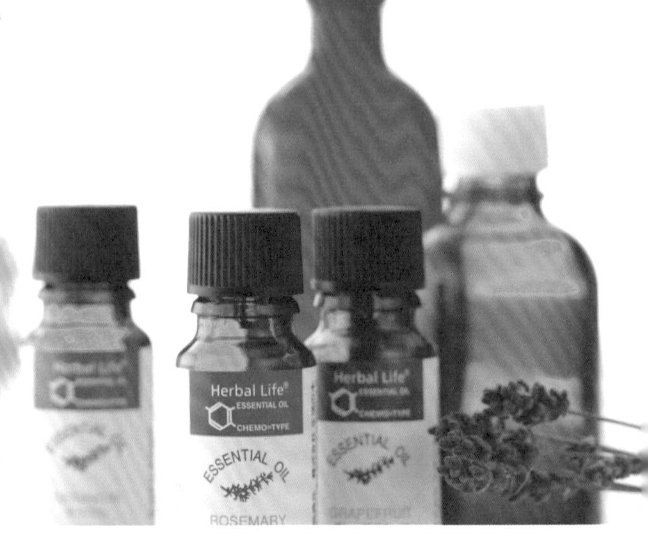

利用植物芳香的自然療法

芳香療法是利用香氣將身心調整至平靜、沉穩的一種自然療法。使用萃取自植物的精油（Essential oils），取得放鬆的效果且同時整合身心，改善身心失衡狀況。「芳香療法」是在1920年代衍生出來的新詞，由法文AROMA（芳香）及THERAPIE（療法）所組成。從古至今，其實我們都知道植物具有不同的功效，例如：古羅馬時代的卡拉卡拉大浴場就有精油被使用的紀錄。在世界各地有許多國家及區域也都有利用植物的力量來進行醫療或民間醫療，如印度的阿育吠陀醫學（Ayurveda）及中國的中醫；而日本的菖浦泡湯及日本柚泡湯，在廣義上也都可以稱為「芳香療法」。芳香療法利用了濃縮了植物的有效成分——精油，導引出極大的自然力量，並運用在我們身上，使用方法可從最簡單的芳香浴，到有趣且實用的精油調配，只要好好使用精油，就可以享受各種不同的「芳香療法」所帶來的療癒。

香味傳導的主要三種方式

精油的成分主要依據三種方式來活絡我們的身體及心靈。第一種方式是從鼻子吸入芳香成分的「從嗅覺到腦部」的傳導方式。視覺及聽覺等其他感覺器官所收集到的情報，會經由下丘及大腦皮層傳導至大腦邊緣系統，而五感中被認為是最原始的嗅覺，則會經由嗅覺神經直接將情報傳達至大腦邊緣系統。大腦邊緣系統是控制維持生命所必需的本能行動及情報統整的部位。總而言之，我們可以說香味可以活絡人類最根源之處。還有「從肺部到血液」、「皮膚到血液」等傳導方式，但除了嗅覺之外，其他都是由血液來運送香味成分。

Route 1 從嗅覺到大腦

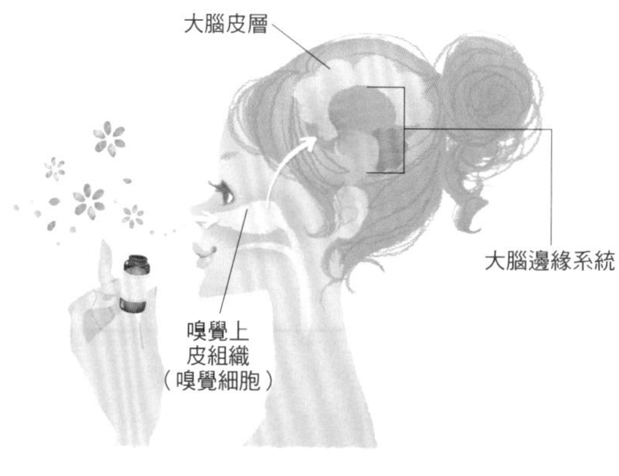

由鼻子吸入的芳香成分會從鼻內嗅覺上皮組織的黏膜傳導至嗅覺細胞。而這個刺激會傳達至嗅覺神經，然後將這個刺激送至大腦邊緣系統，經由大腦邊緣系統識別為「香味」，再活絡控制身體的生理機能部位，傳導後影響身心。

Route 2 從肺部到血液

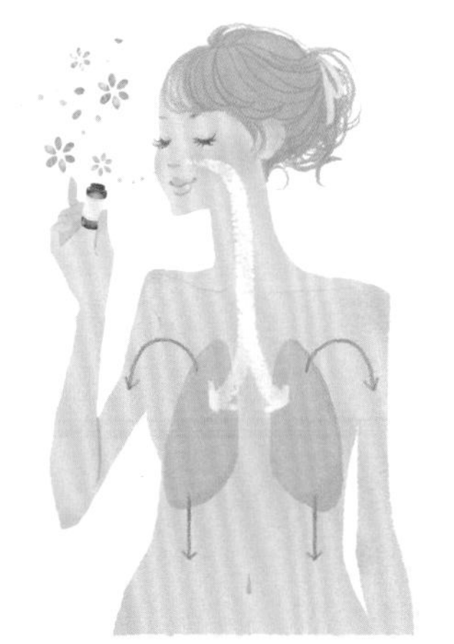

經由呼吸，與空氣一起吸入的精油的一部分，會被呼吸器官的黏膜吸收然後進入末梢血管。另外的一部分會從支氣管運送到肺部，接著進入在肺泡表面上的末梢血管，然後藉由血液循環將香味的效果帶至全身。

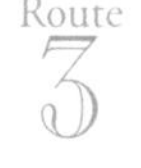

Route 3 從皮膚到血液

藉由精油按摩、精油噴霧及精油浴等方式附著在皮膚上的精油成分，會由汗腺及毛孔等被皮膚所吸收，然後深入真皮及皮下組織裡的末梢血管，再藉由血液循環將香味的效果帶至全身。

注意

請不要以直接飲用精油，或混合在食品內的方式使用精油，讓含有大量芳香成分的精油直接進入體內。在法國及其他的海外地區，有時還需要醫生開立處方籤才能夠使用精油，一般人自己大量攝取進精油是非常危險的，請盡量避免。

從植物中萃取出的芳香成分「精油」

精油（Essential oils）是從植物的花、葉、種子、果皮、樹皮、樹脂等部位萃取出來的天然芳香物質。一罐精油中就包含著各式各樣不同功效的數十至數百種的天然化學物質。根據精油原料的植物及部位成分的不同，也會產生不同的香味及效果。

在芳香療法上，為了要能夠進一步導引出精油的效能，不單單只是精油的香味，對於精油的構成成分及功效都能有所理解，且隨著用途選擇適合自己的精油是非常重要的。精油高度濃縮了植物的芳香成分，雖然是全天然的，但並不代表百分百完全安全。精油中也有會顯現出毒性的物質，所以請務必遵守精油的使用方法及選擇方法。

精油的特性

●具芳香性

從花味到略有刺激性的香味，精油具有著芳香的氣味。

●具揮發性

精油中的芳香成分若是放置在空氣中就會揮發的特性。

●具親油性

精油有著難溶於水的特質，但卻與油非常容易相容。

●具藥理作用

精油及其芳香有調整且促進心靈活化的藥理作用。

植物不同，精油的萃取方法就不同

萃取精油的方法會依據精油成分的特徵及條件選擇適合的方式。一般而言，「水蒸氣蒸餾法」最常被使用，還有「壓榨法」、「溶劑萃取法」等不同的萃取方式。

壓榨法

檸檬及甜橙等柑橘類的萃取方法通常是用滾輪及離心分離法等機器來壓榨果皮，萃取出芳香成分。優點是因為低溫處理，所以可以保持果類原有的香味，缺點是容易混入不純物，容易產生酸化現象。

水蒸氣蒸餾法

將放入蒸氣鍋的植物用水蒸氣加熱，再將含著芳香成分的水蒸氣冷卻後回復成液體狀。只收集浮在水面上的芳香成分的就是精油，剩下的液體就為花水（純露）。

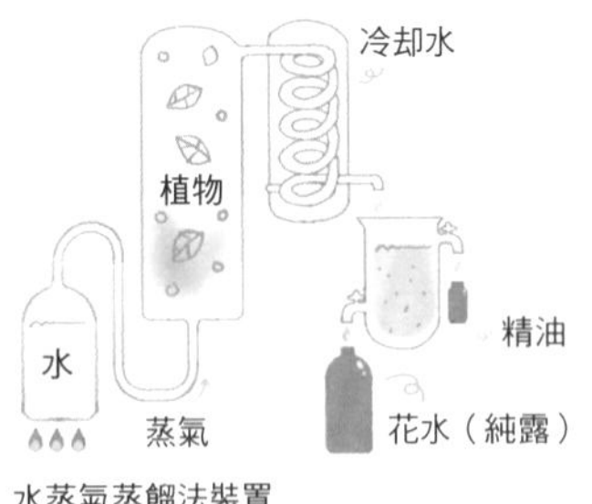

水蒸氣蒸餾法裝置

萃取法（absolute）

這是一種使用揮發性溶劑，如乙烷。萃取出芳香成分的方法。溶劑中溶出出植物的天然蠟塊和芳香成分後，再將讓溶劑除掉植物天然蠟塊的部分，剩下物質以酒精加工蒸發，得出原精（Absolute），就稱為溶劑萃取法。

選擇精油的正確方法

選擇精油最重要的是「品質」。芳香療法是將精油的成分由身體吸收後達到效果，因此精油的品質會大大影響其效果。使用無任何人工添加成分，百分之百天然的精油是芳香療法的絕對條件。

在剛開始購入精油時，請諮詢服務人員，選出適合自己的精油，是非常好的入門方式。將對於香味的喜好及使用目的告知服務人員，再請服務人員推薦並實際聞香後，從自己喜歡的香味中選出適合自己的精油是初學者最好的選擇方法。如果是在精油專賣店之外的店鋪購買精油時，請務必確認商品標籤上的標示，再決定是否購買。請不要把精油與薰香油（Aroma oil）及花香油（Potpourri oil）搞混喔！

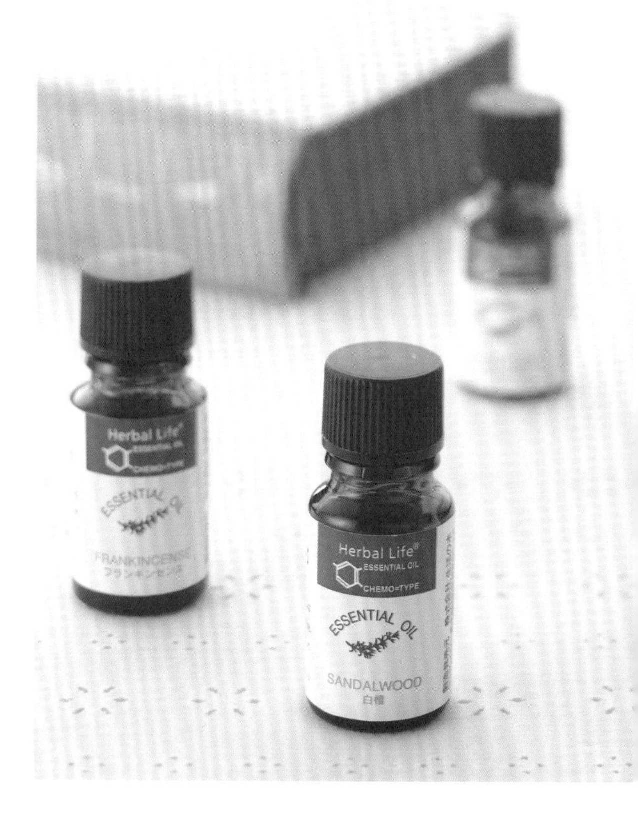

選擇精油の4大重點

point 1 在專賣店購買

初學者選購精油時最好挑選有豐富精油商品及具有專業知識的專賣店購買。

point 2 確認精油標示

請確認商品標籤的用紙，及標示於其上的品種、學名、生長環境、原產國、萃取部位等相關說明。

point 3 聞香測試後再購買

如果精油的香味不是自身喜歡的，那就無法充分發揮精油原本的效果。所以選擇自己覺得舒適喜愛的香味是非常重要的喔！

point 4 購買為遮光瓶身及滴管的精油

為了要防止精油的劣化，請選購使用上便利性高且有滴管的遮光瓶身精油。

※滴管滴出一滴的量，約為0.05㎖，可視個人需要調整用量。

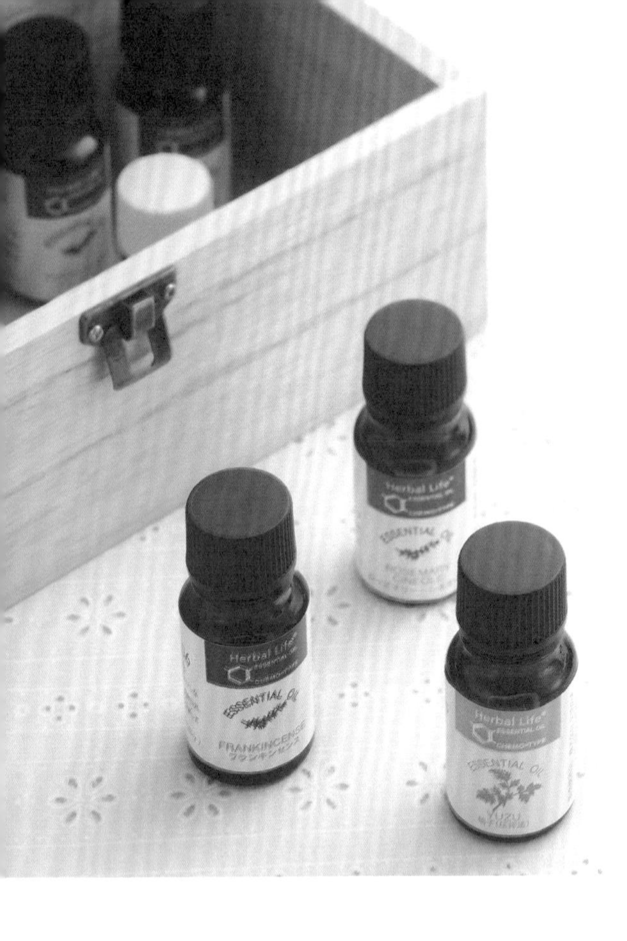

精油的使用及保管注意事項

為了要快樂且熟練地享受芬香療法，懂得精油的特性且正確使用是很重要的。例如：精油中會有導致光毒性及致敏作用（因為過敏反應而產生發炎症狀）的成分，務必要注意使用的濃度及使用時間的長短，所以一定要掌握精油的選擇及使用方式等基本知識。並不是說百分之百天然的精油就一定是百分之百的安全，反倒正是因為是天然的有機化合物，所以東西本身就會帶著有隨著製作時間後的延長導致成分改變的特性。因此在使用精油時，請特別留意精油特性，並盡量遵守以下所列的注意事項，就可以更安全且安心地享受使用精油的樂趣。

使用精油時的注意事項

不要直接塗擦在肌膚上

因為精油的成分已經濃縮，濃度非常高，不能將原液直接擦拭在在皮膚上。若要作為按摩的精油及化妝品等直接會使用在肌膚上時，請務必以基底油（P.150）稀釋後再使用。

使用在肌膚前請先作斑貼過敏測試

將精油及基底油使用在皮膚上前，請事先進行斑貼過敏測試，確認沒有出現過敏症狀後再使用。如果出現搔癢或紅腫現象時，請馬上以較大量的基底油塗抹後再以紙巾擦拭。

請遵守使用有效期限

精油會因為紫外線及氧氣而造成成分上的改變而劣質化。嚴格來說，精油從製作完成後那一刻開始成分就開始起變化，所以務必要確認有效期限。精油開封後請盡量早點使用完畢。

不要放置在高溫濕氣重及容易起火處

精油具有導火性，請遠離容易起火之處。而高溫、濕氣重的環境也很容易讓精油劣質化，請務必將精油保存在陰暗處。

使用乾淨的器具

在進行任何方式的精油療法時請務必將手輕洗乾淨，並且使用乾淨的用具。如果手或用具有髒汙，就會讓精油或基底油沾染汙垢，精油或基底油會發生裂化狀況，可能會造成精油的效果無法充分發揮情形。

遵守精油使用量

只要使用一點點的精油，就可以發揮出精油本身的效用。所以為了要讓精油可以充分的發揮效率，請遵守精油的使用量喔！為了遵守精油使用量請使用帶著滴管的精油。1滴精油量約0.05ml。

請注意這些精油！

光敏性

柑橘系列中的某些精油若附著到皮膚上，並曝曬在紫外線下時，會引起發炎或起斑紋現象，就是具有所謂的光敏性。建議在白天外出時及在戶外時盡量不要使用以下精油。

・當歸
＊葡萄柚
＊佛手柑
・紅桔
・萊姆
＊檸檬

患有慢性疾病者

高齡者及患有慢性疾病者，有些時候會出現對香味過度反應的現象。若要使用精油時，請先嘗試書本中記載的基本精油量的一半，在嘗試過後若有任何的不適及異狀時，請立即停止使用。

【高血壓】
鼠尾草　＊尤加利
【癲癇】
茴香　＊尤加利　＊迷迭香
【腎臟疾病】
＊杜松漿果
【香味強烈】
＊檀香　＊茉莉花、百里香
＊橙花、天竺薄荷

皮膚功能較差者

刺激性較強的精油，請稀釋到比一般稀釋濃的還要低的濃度（0.5%左右程度）後，進行斑貼測試，確定不會出現過敏反應後再使用。

・當歸
＊甜橙
・荳蔻
・丁香
・肉桂葉
・留蘭香
・百里香
＊茶樹
・薄荷
・黑胡椒
＊佛手柑
・蜜蜂花（檸檬香草）
・萊姆
＊檸檬香茅
・肉荳蔻
・白千層
＊葡萄柚
・香茅
・薑
・鼠尾草
・龍蒿
・松木
・檜木
＊薄荷
・紅桔
＊日本柚
＊檸檬
・檸檬馬鞭草

孕婦及小孩

孕婦的身體會變得非常敏感，要進行除了芳香浴之外的芳香療法時，請特別小心。另外，未滿三歲的孩童請盡量不要使用精油，若要使用，也請勿施行芳香浴之外的相關精油療法。

孕婦（→P.148）　孩童（→P.144）

※精油前有＊符號者為本書中有介紹之精油。

享受芳香療法的各種方法

為你介紹如何將精油導入體內的使用方法。

芳香浴

擴散精油的香味，享受精油香味的芳香浴，
可以說是精油進入體內最簡單且最一般的芳香療法。
就算沒有專用的器具也沒有關係，
就以自己喜歡的方法來享受美好的香味吧！

最方便&最簡單

將精油滴灑在手帕或衛生紙上

在手帕或衛生紙上滴上1至2滴的精油，就可以享受精油散發出來的香味。只要有一瓶精油在身上，就隨時可以享受芳香療法，這是精油芳香浴中最簡單的方法。將滴過精油的手帕及衛生紙放在桌上，不管是工作中還是讀書中，都可以隨時享受芳香浴的樂趣，只要鼻子靠近後深呼吸，就可以提高放鬆的效果。在睡覺前將滴過精油的手帕及衛生紙擺在枕頭邊，或放進包包裡出門帶著走，都是很棒的方法喔！

使用手帕時可能會讓手帕沾上油漬，所以請使用弄髒也沒有關係的手帕喔！

微微的香味給你清爽的感覺

將少量精油滴在杯中

在馬克杯內注入約八分滿的熱水，再滴上1至2滴的精油，就可以好好享受熱水浮出蒸氣中的精油芳香。這個方法可讓精油香味隨蒸氣一口氣釋放出來，但比較沒有辦法持久。比較推薦在辦公桌等周圍較為狹窄的空間，或想要短時間轉換心情時使用。為了不要留下香味所以請盡量好好的清洗杯子，或準備一個精油專用馬克杯。

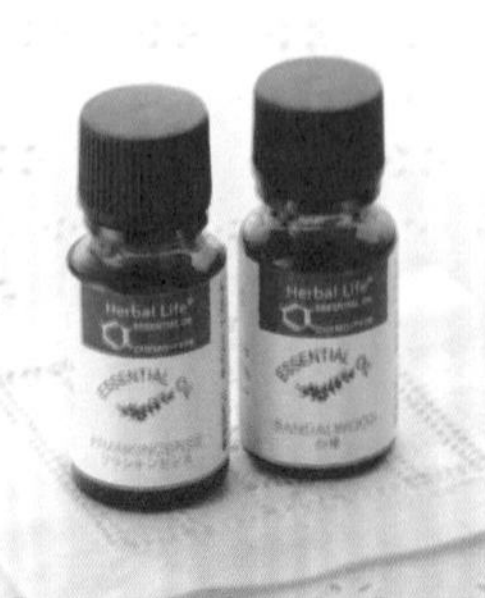

想要將香味傳導至整個房間時

精油燈&噴霧器（diffuser）

不使用火，以電力來傳導擴散精油的就是精油燈及精油噴霧器（diffuser）。

精油噴霧器有超音波式、壓縮空氣式及直立式。因此種方式不使用火直接加熱，所以更能享受精油原本的香氣。建議使用在房間空間較大又或需要長時間的擴散香氣時，也很方便的在客人到來時，以美好的香味來迎接他們。

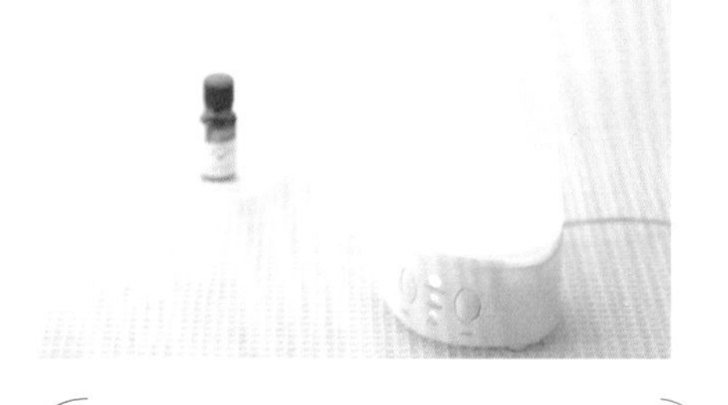

也可以當作家中的漂亮擺飾

精油蠟燭

在蠟燭中放入精油的精油蠟燭，即便不點火燃燒，只是擺在家中也會散發出香氣。因為蠟燭有各式各樣的顏色及形狀，所以作為家中的擺飾也是十分受到歡迎的。若是用玻璃器皿裝置的蠟燭，點火燃燒時會造成周圍的玻璃器皿變熱，所以使用後請等到容器變涼後再移動蠟燭。

注意事項：因為使用火源，所以要注意放置的場所，在使用中時也請盡量不要離開精油燈放置的場所喔！

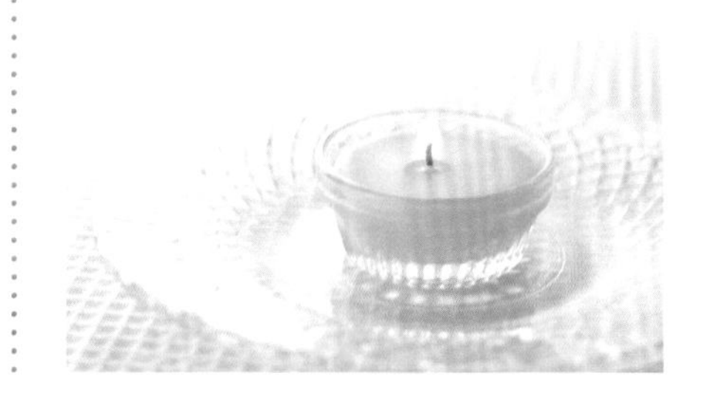

在視覺上也有療癒效果

蠟燭精油燈

在精油燈上蓋瓶皿上盛滿水後滴上1至3滴精油，在下方點上蠟燭，利用蠟燭的火溫熱精油散發香味，這是蠟燭式的精油擴散器，也被稱之為精油鍋（Aroma pot）、精油爐（Oil burner），不單單只是香味，因為蠟燭搖曳生姿的樣態也可以帶來視覺上的療癒。使用時，因為精油燈會因為蠟燭所以本體會生熱，請注意擺放地點，並適時加水，千萬不要造成精油燈乾燒或空燒的現象。

注意事項：因為使用火源，所以要注意放置的場所，在使用中時也請盡量不要離開精油燈放置的場所喔！

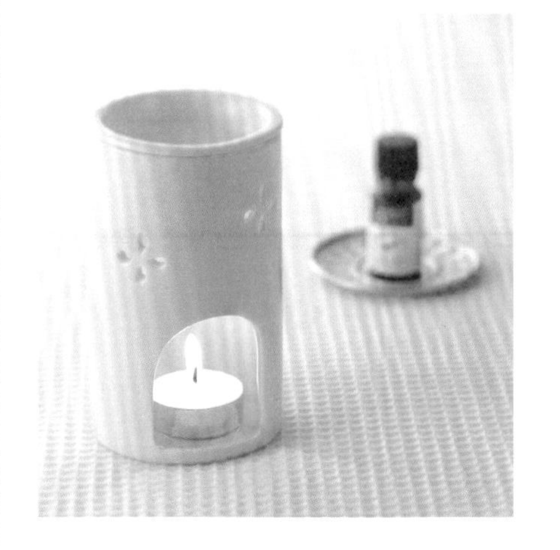

MINI+COLUMN

便利的芳香精油容器

有些空氣清淨機裡也附加了噴霧器的功能，也有可以插在車上的點菸器位置或電腦的usb中的噴霧器，還有可以隨身攜帶的芳香精油電扇、可以滴入精油的手機吊飾等，讓大家隨時隨地享受精油芳香樂趣的小商品目前在市面上都買得到喔！

熱水中加入精油的使用方法

直接加入精油

只要在熱水中加入3至5滴的精油就可以完成最簡單的精油浴。只用一種精油，或將2至3種精油調配在一起也很ok的喔！

可以選擇適合當天的心情及目的調配合適的精油，可以從中享受到各種不一樣的香氣，我非常推薦喔！但因為精油不容易直接溶於水中，所以請將精油充分攪拌於水中後再使用。

混合天然鹽

在天然鹽裡加入3至5滴的精油，混合後就可以當作浴鹽來使用。在具有保溫效果及發汗作用天然鹽上加入對水腫及手腳冰冷、肩膀痠痛有相關效用的精油，相乘效果讓人期待。天然鹽的保溫效果可以溫暖到身體內部，也有消解疲勞的效果。

混合蜂蜜

有著出色的保溫效果、對於活化膚質功用的蜂蜜，可以去除老廢的角質，讓肌膚變的滑嫩有光澤。蜂蜜也有抗發炎的作用（P.166），因此非常推薦敏感性肌膚者及想要調整膚質者使用。全身浴所需適量材料有兩大匙的蜂蜜加上3至5滴的精油。

其他

因為精油很不容易與水相容，所以比起直接將精油加入熱水還不如將精油加入其他的基本材料中混合後，再加入熱水使用，更容易溶於水中。所以推薦乾燥肌膚者可以將精油加入在可以讓肌膚保水的基底油或脫脂牛奶中，而油性肌膚者可以將精油加入到無水酒精或伏特加等的酒精中混合使用。

精油浴

精油浴是在浴槽及洗面槽裡注滿熱水，灑入精油，浸泡身體，
可以讓你不單單只是享受精油的香氣，
是讓皮膚吸收精油有效成分非常好的一個方法。
除了可讓身體暖呼呼之外，也有很棒的放鬆效果喔！

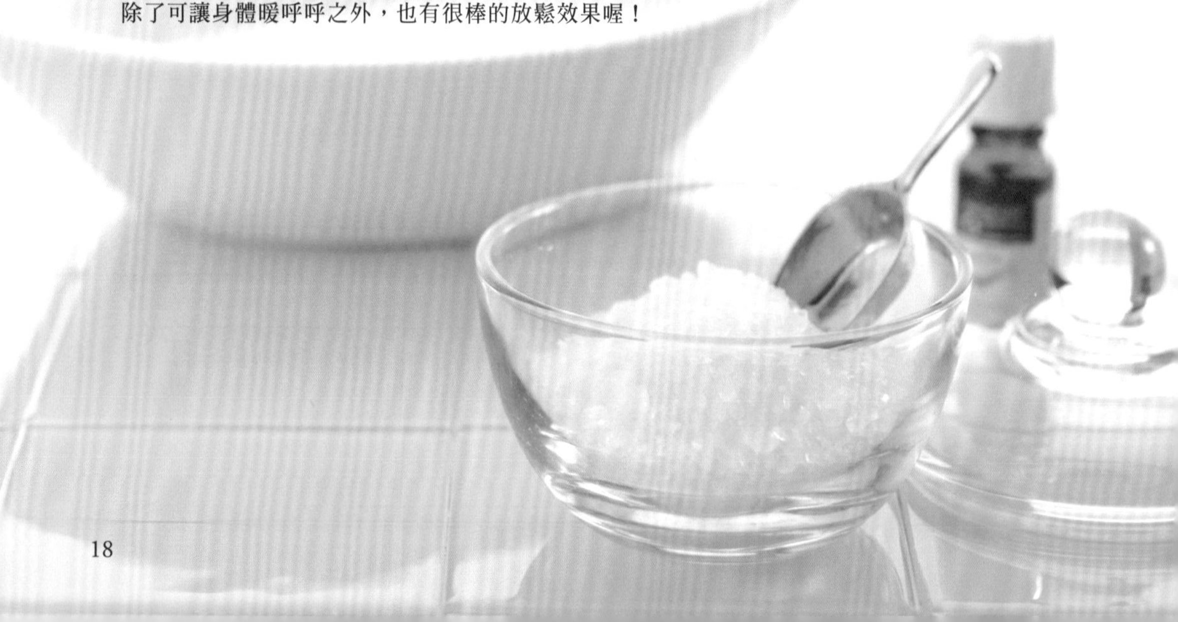

浸泡到肩膀，讓整個身體暖呼呼

全身浴

在注滿水的浴缸中加入1至5滴的精油，充分混合後，全身浸泡至肩膀處。如果想要放鬆讓心情變好，有個悠閒的泡澡，水溫稍溫即可（約38℃）；如果想要精神抖擻時，可選擇較溫熱的水溫（約40℃至42℃）快速入浴會比較有效果喔！

悠閒入浴，放鬆心情

半身浴

在約到胸口下位置的熱水裡加進1至3滴的精油，悠閒緩慢的浸泡，這就是半身浴。因為半身浴對心臟的負擔比較小，可以長時間的做泡澡的動作。因此半身浴可以溫熱至身體內部，促進發汗活化代謝的效果。如果上半身感覺會冷時，請以乾毛巾披蓋在肩膀上保暖喔！

簡易的重點是泡澡

部分浴

將身體的一部分浸泡在熱水中的部分浴，雖然方法很簡單，但是對於溫暖身體是有極大效果的一種精油浴。在自己的房間中好好的放鬆，或在洗臉槽等的地方進行精油浴，相較之下不需要選擇特定的場所來進行泡澡的動作，可運用的範圍廣也是這種精油浴的特色。體力的消耗度也比較少，所以特別推薦在生病時，或病剛初癒時，不能入浴時的一個很好的選擇。

足浴

加進1至3滴的精油的熱水裡，將兩腳放入至腳腕處來溫熱全身，這與全身浴有同樣效果，可以促進血液循環。若要提高效果，請將水保持溫熱約15分鐘左右，所以請準備保溫瓶裝熱水，若是水開始變涼就可以再加入熱水，即可保持溫熱狀態。這稱之為food bath。

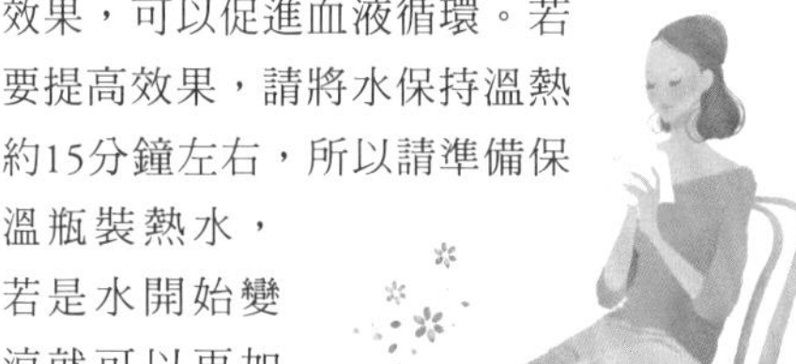

手浴

洗面槽中放滿熱水後，加進1至3滴的精油，將兩手至手腕處都放入熱水中來溫熱全身，這是精油浴中最簡單的方式。只要溫暖手部5至10分鐘就可以讓全身的血液循環變好，除了可以改善手腳冰冷之外，對肩膀痠痛、頭痛、眼睛疲勞也都有改善的效果。也推薦將腳泡進熱水中至膝蓋處的膝蓋浴，也有相同的效果。

座浴

於桶中注入溫水，加進1至3滴的精油，充分攪拌後，坐進桶內約5至10分鐘，這是可以溫熱腰部的沐浴法。座浴對於溫熱全身非常的有幫助，同時也可改善手腳冰冷、腰痛、便祕、生理痛等下半身的疼痛，及身體狀況不佳時使用。

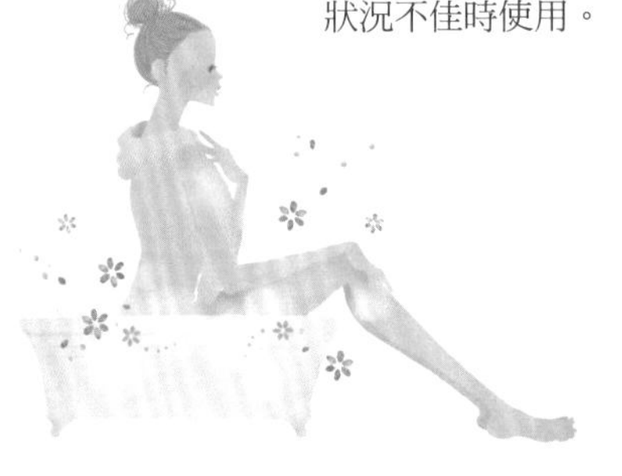

吸入&
臉部精油蒸氣

吸入含有精油成分的蒸氣，可以得到與芳香浴相同的效果，
也能同時緩和鼻子及喉嚨的不適症狀。
施行臉部蒸氣也可達到美容效果，
因為精油對眼睛會有刺激性，
所以在進行蒸氣時請將眼睛閉上喔！

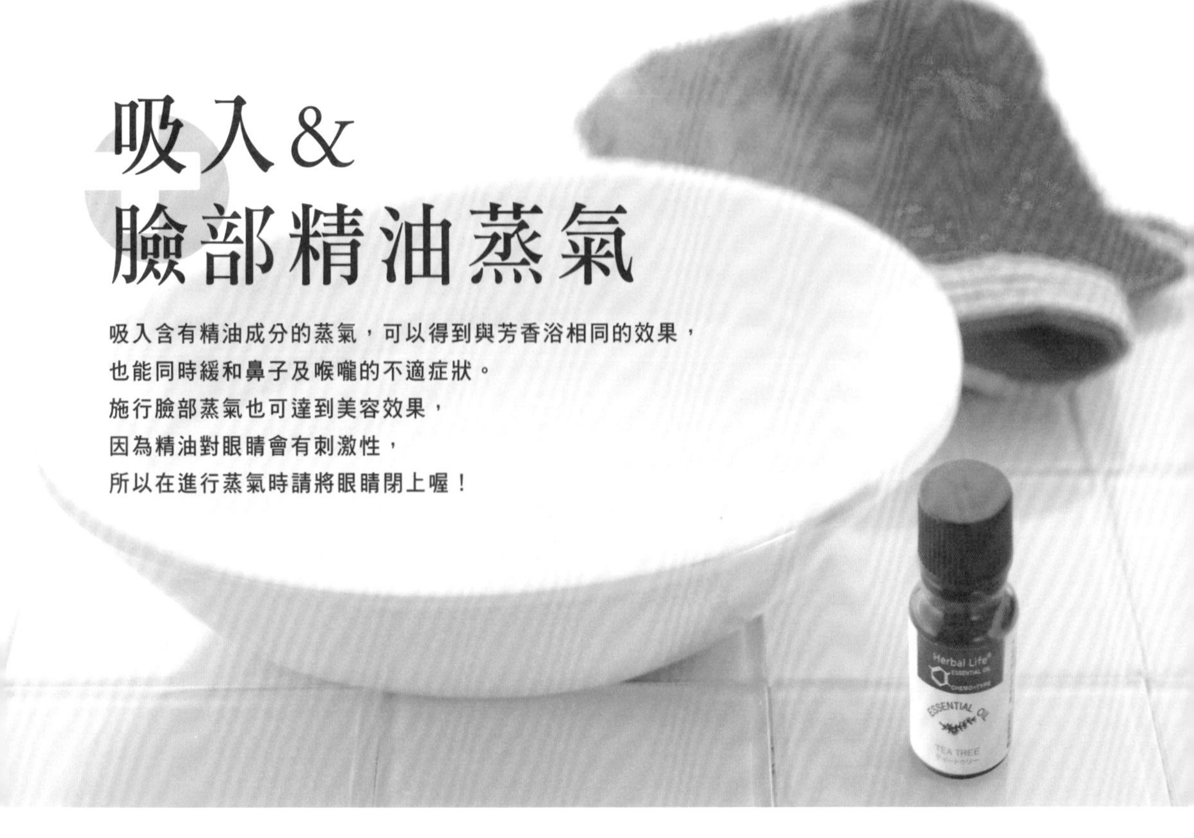

將香氣成分送至呼吸器官裡

吸入

在洗臉槽裡注入熱水，加進1至3滴的精油，閉上眼睛，吸入香氣與蒸氣，請持續3至5分鐘直到蒸氣消失為止；或在手帕上滴入1滴精油，將手帕貼近鼻子吸聞也可以。對於鼻塞、喉嚨痛、感冒等的初期症狀非常的有效，在寒冷的冬天特別推薦使用這個方法。但要注意的是，有咳嗽症狀及氣喘者，有可能會誘發症狀，請盡量不要使用這個方法喔！

針對症狀推薦之精油

●鼻塞、喉嚨痛
茶樹、薄荷、檀香
●有感冒初期症狀
茶樹、薄荷、尤加利

舒張毛孔將污垢清除得乾乾淨淨

臉部蒸氣

為了不要讓蒸氣散失，所以請從頭部蓋上毛巾，閉睛讓蒸氣蒸整個臉部，這是輕鬆就可完成臉部精油薰蒸的方法。如果使用一些有保養肌膚作用的薰衣草或天竺葵等精油，可以舒張毛孔及去除老廢物質。在洗臉前後進行蒸氣，就可以讓臉部的污垢一掃而空，但小心燙傷喔！

針對肌膚推薦之精油

●乾燥肌膚
檀香、薰衣草、天竺葵
●油性肌膚
絲柏、杜松漿果、佛手柑
●敏感肌膚
洋甘菊（德國、羅馬）、茶樹

暖呼呼的，具有療癒效果

溫濕布

在洗臉槽裡放入較溫熱的水，加進1至3滴的精油後，像是要將擴展在水面上的精油撈起般的，抓著毛巾的兩端，讓毛巾的正中間浸水中後擰乾，敷在患部上。溫濕布有促進血液循環的作用，相當適合用在緩和肩膀痠痛或者是腰痛等慢性的不適感。若是毛巾開始變冷後，請放入熱水內浸濕再擰乾後，敷於患部上。

針對症狀推薦之精油

●肩膀痠痛
尤加利、薰衣草、迷迭香
●腰痛
杜松漿果、尤加利、檸檬香茅

冰涼涼的，具有放鬆效果

冷濕布

在洗臉槽裡放入冷水，加進1至3滴的精油後，把毛巾浸入水中，像是要將擴展在水面上的精油撈起般，然後擰乾，敷在患部上，有降低熱度抑止發炎的效果，對急性的挫傷或身體的扭撞傷都有緩和作用。特別推薦使用加入冰塊的冰水，可以趕走睡意，也建議在想要轉換心情輕鬆一下時使用。

針對症狀推薦之精油

●頭痛
羅馬洋甘菊、佛手柑、尤加利
●挫傷、身體有扭傷＆撞傷
薄荷、薰衣草

使用注意事項：長時間使用濕布，有時會太過刺激肌膚，請注意！

精油濕布

將帶有精油成分的濕布敷在患部上，可減輕讓患部不適感。
基本上，慢性病之不適可以使用溫濕布，
撞擊性的撞傷或扭傷可使用冷濕布，
但若是偏頭痛及壓力性頭痛，
則建議使用可以讓血管收縮的冷濕布，
效果較佳。

精油按摩

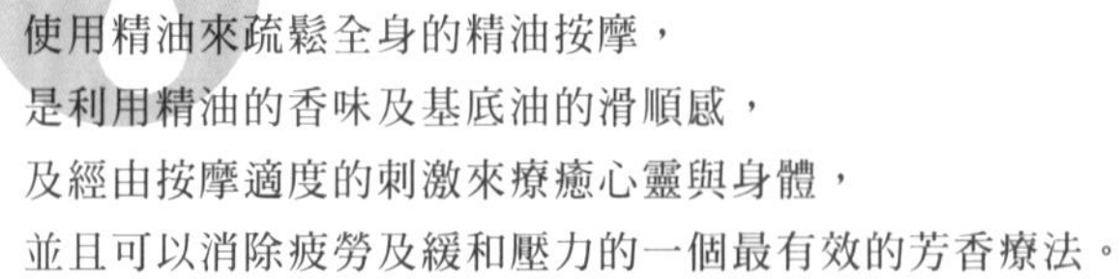

使用精油來疏鬆全身的精油按摩，
是利用精油的香味及基底油的滑順感，
及經由按摩適度的刺激來療癒心靈與身體，
並且可以消除疲勞及緩和壓力的一個最有效的芳香療法。

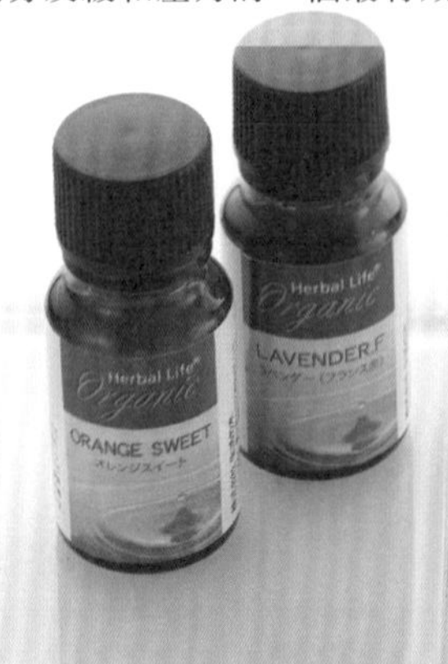

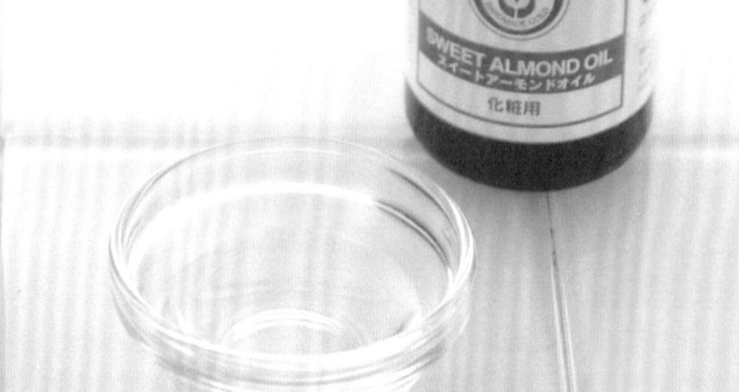

精油按摩的效能

芳香療法中利用精油按摩稱之為「精油按摩（精油治療=treatment）」。光是按摩就可以舒緩身體的痠痛處，讓人倍感舒適，且按摩的放鬆效果非常棒，但精油按摩卻可以利用精油的有效成分，更深層地的活化身體和心靈。建議不用太過用力，請以覺得「舒服」的強度來按摩即可喔！

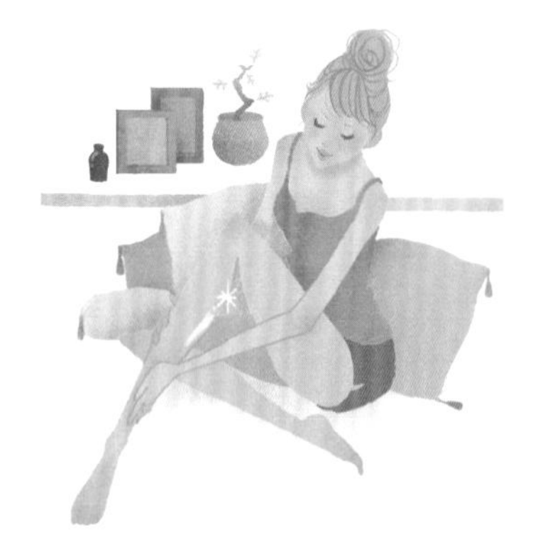

按摩精油的製作

因為精油不能夠直接接觸肌膚，所以請務必要以基底油（植物油）來稀釋後才能把它當作按摩用的精油使用。精油濃度通常為1%，若是用於臉上或肌膚較敏感者及孩童，請將精油稀釋至0.5%，務必要事先進行斑貼敏感測試，確認安全後再使用。

濃度標準 1%以下	範例 精油…5滴以內 基底油…25mℓ

1 在燒杯等容器內倒入25mℓ基底油。
2 再加入5滴以內的精油。
3 以玻璃棒攪拌，使精油與基底油充分融合。

※本書中的按摩精油配方是在25mℓ一瓶的基底油裡加入5滴精油製作而成，所以直接以25mℓ為基準，如果要另外製作，請以每5mℓ基底油1滴精油的標準來製作。
※精油一滴約0.05mℓ。

基本按摩手法

精油按摩的基本療法主要是以溫柔且緩和的手法來進行療程。不需要特別去背誦複雜的技巧手法，但可以搭配以下的幾個手部動作讓整個按摩療程上能夠更加舒服且有效果！

擦（輕擦法）

以整個手掌輕輕施力在肌膚表面上，輕輕摩擦，是按摩中最常見的手法。手腳部請由末端往心臟方向加壓摩擦。

捏（揉捏法）

以手指頭及整個手掌適力地捏住肌肉，使力揉捏。此手法通常運用在推摩肩膀、腰部兩側、小腿、大腿等要將腫脹的肌肉推開上。也稱之為擠擰療法（kneading）。

押（壓迫法）

以大拇指腹用力按壓的手法，按壓從肌肉僵硬點及感覺疼痛的穴道一直延伸到所有部位。請不要特別長時間的按壓同一處。

敲（敲打法）

左右手相互交替動作的敲打手法。先以拳頭或指尖處一直到以手掌及交握的手的小指邊緣處等分開慢慢的且輕輕地，有韻律的敲打是這個手法的訣竅。

在進行精油按摩前

請避免在受傷時進行

生病及受傷時身體會變得敏感，有時會對精油的香味產生敏感反應，請盡量避免。

請避免在空腹及飲酒後進行

空腹或飲酒後，身體的狀況會與生病或受傷時相同，所以不能進行按摩。在飯後一個小時之內也請盡量不要進行按摩。

剪完指甲、洗完手後再進行按摩

為了讓按摩可以更加舒服所以請先修剪指甲，讓手的細菌及污垢不會與精油混在一起，也請先將手洗乾淨後再進行按摩。

穿著即便弄髒也沒關係的服裝

因為精油及基底油一旦沾到衣服後就容易會在衣服上留下斑點污漬，所以請穿著寬鬆且弄髒也沒關係的服裝進行按摩。

在放鬆的空間裡

好不容易要特意進行精油按摩，結果卻在一個自己沒有辦法放鬆的空間下進行，整體效果會減半。提昇房間暖度，播放自己喜歡的音樂，營造出讓自己及對方都能感到舒服、放鬆的空間吧！

精油不沖洗掉也ok

讓肌膚吸收精油成分也是精油按摩的一個很大的目的。基底油也有美化肌膚的效果，所以在進行完精油按摩後不需將精油沖洗掉，讓精油保持在身體上即可。如果你很在意皮膚上精油的黏膩感，請以紙巾稍加按壓就可去除喔！

※精油按摩的具體方法
請參考P.158至P.163

美容

精油調配品就是將精油以各種不同的基底材料（P.150）稀釋後所製作的日用品。面膜及手工皂等用於美容的精油調配品，不但作法簡單，也可以安心使用，而且可以使用自己喜歡的香味，並且能達到所期望的效果，真是一舉數得。

手工皂

使用皂基就可以輕鬆作出香皂來。加入喜愛的精油或乾燥的香草，可以作出自己喜愛的特殊手工皂喔！

●蒸煮過的透明皂基

材料（兩個份）
- 精油……20滴
- 皂基……100 g
- 水（或用溫水）……適量（10mℓ左右）

製作方法
❶將兩個塑膠袋套一起後放入造機。
❷將水放入❶中，讓皂基軟化至耳垂般柔軟。
❸在❷裡滴入精油後，將精油搓揉進皂基。
❹將平均混合了精油的皂基從塑膠袋中取出，重新整型，放置3至5天使之乾燥。

●液狀可溶化白色皂基

材料（一個份）
- 精油……10滴
- MP皂基……50 g

製作方法
❶在耐熱燒杯裡放入MP皂後，放入微波爐中加熱（500瓦約20秒）。
❷待MP皂完全融化後從微波爐中取出，加入精油後混合攪拌，倒進容器內成型。
❸等冷卻固定後從容器中取出，靜置3至5天乾燥。

使用方法 不管是透明還是白色皂基製的手工皂，都建議在充分起泡後使用。

保存期間 置於陰暗處或冰箱可保存約半年。

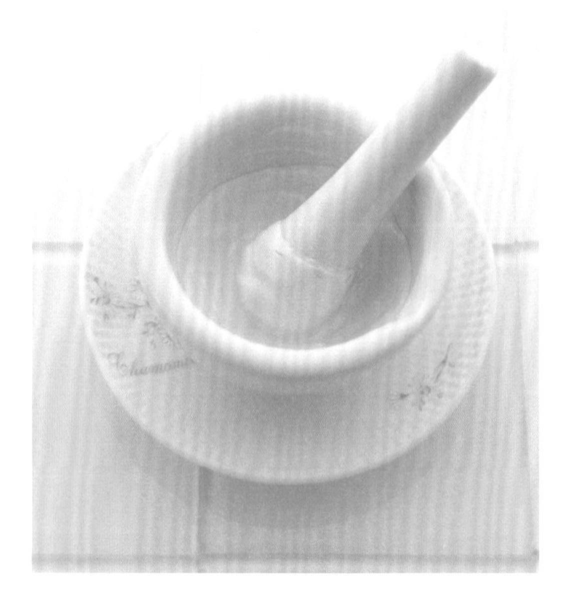

面膜

使用乾燥後的天然黏土製成的黏土粉，嘗試自己作作面膜吧！更換成適合自己肌膚的黏土粉也是OK喔！

材料（一次用量）
- 精油…… 1 滴
- 黏土粉…… 1 大匙
- 純水…… ½ 大匙
- 基底油…… 1 小匙

製作方法
❶將黏土放入搗臼中。加入純水後放置一段時間，等水分完全浸透後，再充分搗揉混合。
❷加入基底油後再繼續搗揉，之後再加入精油充分混合。

使用方法 避開眼睛及嘴角周圍，將作好的精油黏土面膜均勻敷在臉上。約敷5分鐘後以清水沖洗乾淨。

重點提示 在炎熱的夏天或油性肌者，不加入基底油也是OK的。以花水來取代純水也是相當推薦的喔！

清潔

將精油的殺菌消毒作用使用在清潔中吧！使用親手作成的精油清潔劑，讓自己包裹在喜愛的香味中，每天的清潔工作也會變得相當愉快吧！而且可以自己選擇使用的材料讓人更加安心。

精油小蘇打粉

精油小蘇打粉可以用在清潔廚房，或作為地毯粉使用。

材料（容易製作的分量）
- 精油……20滴
- 小蘇打粉……100 g

製作方法
❶將小蘇打粉放入容器內，加入精油後以湯匙混合。
❷將混合後的小蘇打粉移至裝粉容器內後放置數小時，讓精油小蘇打粉味道更融合。

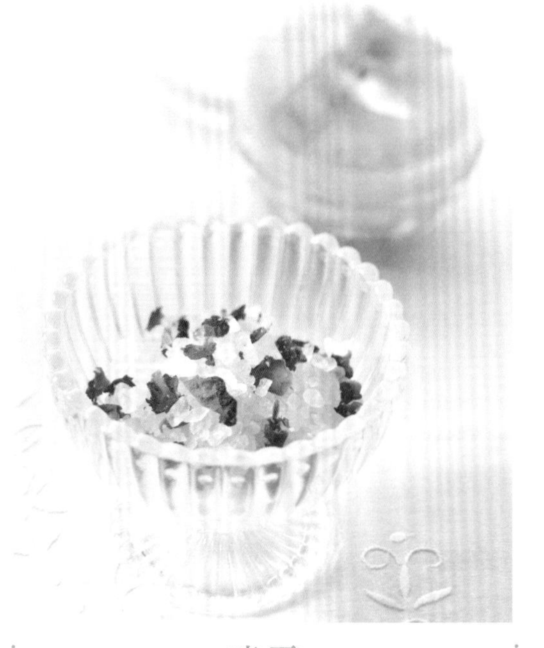

噴霧

只要學會基本的噴霧作法後就可以多方面的變化使用。除了可以用來清潔之外，不管是消臭、香水、化妝水等精油噴霧可以使用在不同用途上喔！

材料
- 精油……10滴
- 無水酒精……5mℓ
- 純水……45mℓ

製作方法
❶在燒杯內放入無水酒精後加入精油，以玻璃棒仔細攪拌混合。
❷加入純水後充分拌勻，再倒入噴霧容器內。

使用方法 使用前充分搖晃均勻，依使用目的噴上精油噴霧。

保存期間 置於陰暗處約可存放1個月。

重點提示 若是要清潔廚房及廁所等處，請使用檸檬或薄荷精油，再加入少量的檸檬酸或小蘇打粉。

MINI+COLUMN

只要混合就可完成的精油配方

除了精油小蘇打粉之外，也可以將精油加入市面上販售的無香料的材料中，混合後就可以使用。

●精油身體（FACE）粉

在30g的玉米粉或滑石粉內加入6滴精油，混合攪拌後即成。同時加入玉米粉和滑石粉，可以讓製作出來的粉末更滑溜，使肌膚觸感一級棒。

●精油洗髮精

在每100mℓ的無香料洗髮精或潤髮乳裡加入20滴的精油，混合後即成。

了解香味後 享受精油各種組合

精油的調配不單單只會產生新的香味，同時也可以期待，在其他效能上相乘的功效，所以請一定要嘗試看看精油調配的樂趣。

在本書中依照精油香味的特徵我們將精油分成「柑橘調」、「樹木調」、「香草調」、「花香調」、「東方調」、「樹脂調」、「辛香調」等7種不一樣的結構群。在同一結構群下的精油及下圖中相鄰組合的結構群，其香度的相容性是非常好的。再者，依照精油在空氣中揮發速度的快慢可以分成「高音」、「中音」、「低音」等三種，如果有技巧的好好調配，因為各個精油有不同的時間差，所以可以讓香味更加持久，也可以讓香味有更多的變化。

三種不同的揮發速度

高音

揮發性最高，塗抹上後馬上就會開始揮發香味，約可持續10至30分鐘左右。這是決定精油最初印象的香味。柑橘調及香草調的大多數精油都可分類在高音部中。

中音

這是精油調配的中心香味，持續時間約30分鐘至2個小時。也被稱之為中間音，大部分的花香調香味都屬於中音略偏低音種類。

低音

揮發速度最慢，香味可持續2小時至半天左右，因為香味持久之故，所以調配上只需要選擇一個種類即可。樹木調及樹脂調香味皆屬於此分類。

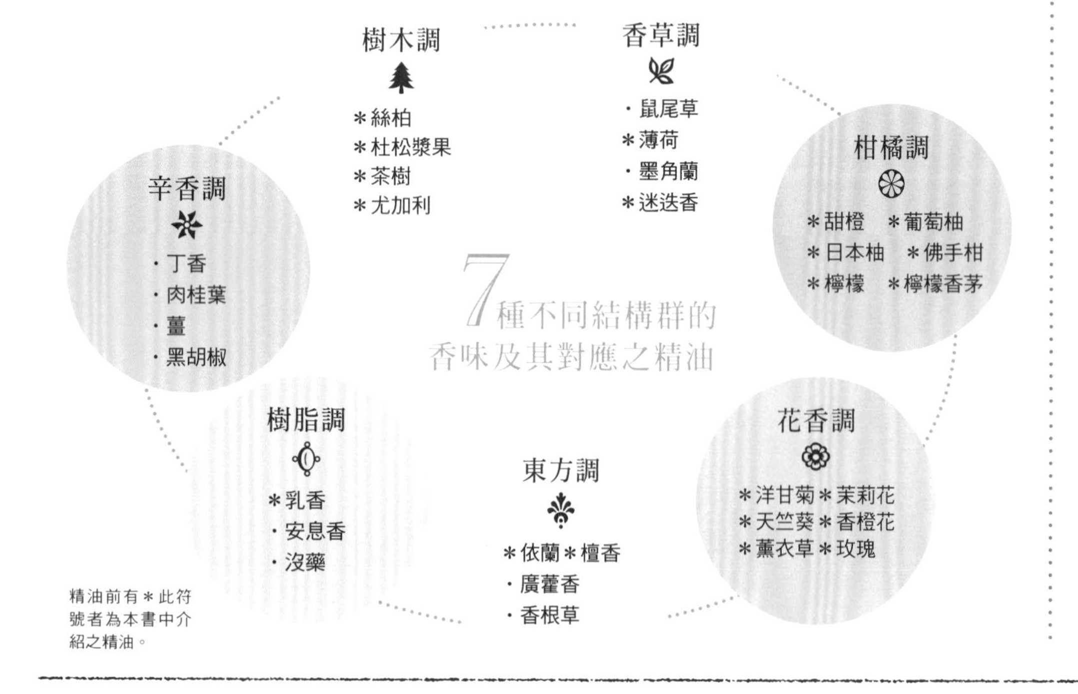

香味圖

為了要更加容易掌握香味的系統，所以我製作出主要的基本精油圖，想要依據香味尋找適合的精油時可以參考此張香味圖喔！

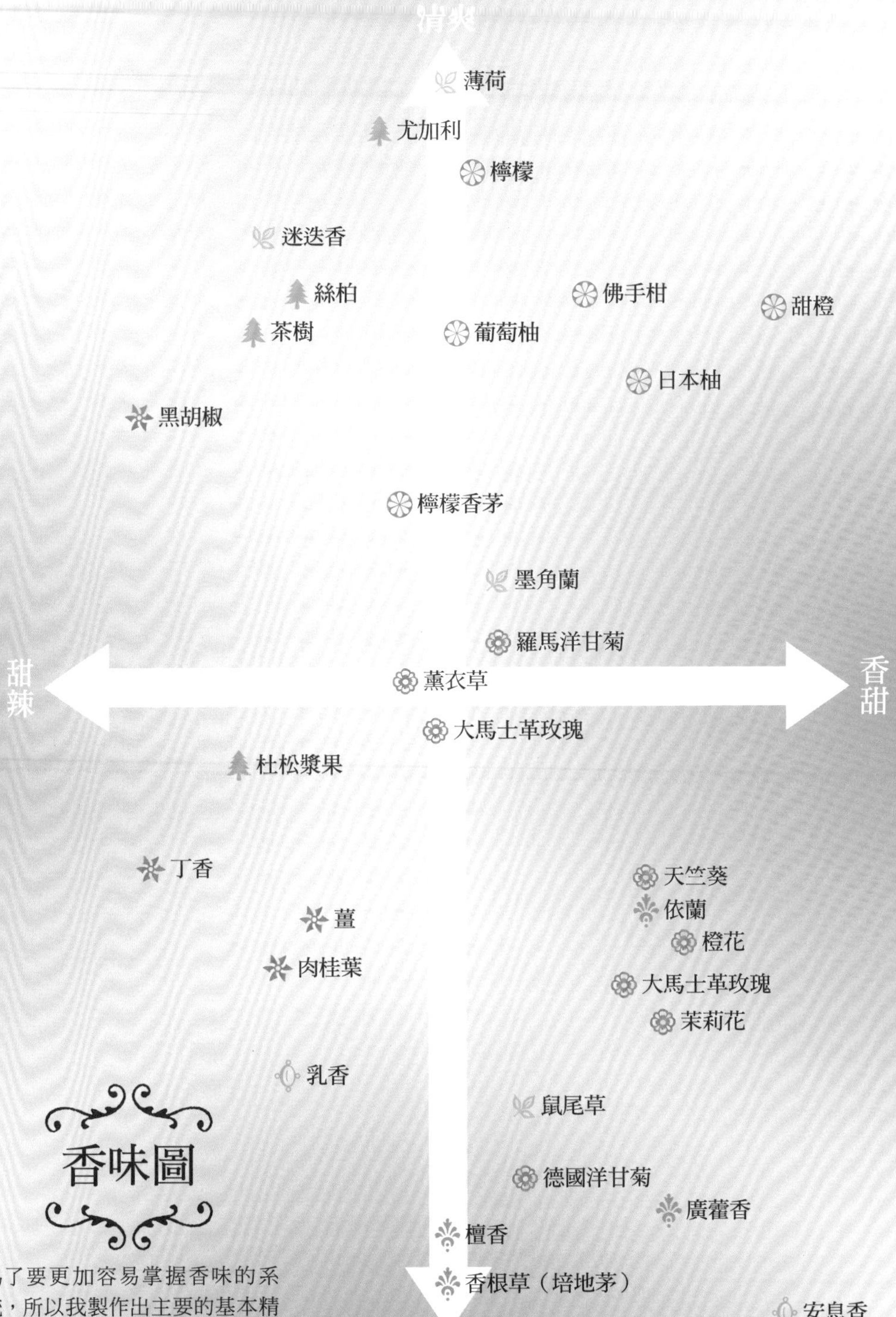

清爽

薄荷

尤加利

檸檬

迷迭香

絲柏

佛手柑

甜橙

茶樹

葡萄柚

日本柚

黑胡椒

檸檬香茅

墨角蘭

羅馬洋甘菊

甜辣

薰衣草

香甜

大馬士革玫瑰

杜松漿果

丁香

天竺葵

依蘭

薑

橙花

肉桂葉

大馬士革玫瑰

茉莉花

乳香

鼠尾草

德國洋甘菊

廣藿香

檀香

香根草（培地茅）

安息香

濃厚

調配精油3步驟

調配精油時，首要決定使用目的。如「要改善身體虛寒」，又或「想要與他有更進一步發展」，會比較容易作出選擇。

決定使用目的後，請選擇主體精油。像是若要改善虛寒，就需要促進血液循環，把功效當作關鍵詞找尋一下後，就可以很容易找出適用的精油。接著，請考慮精油的效用、精油所含成分及其精油比重、精油的香味構成體（P.26）等後，選出輔佐精油。精油初學者請盡量選擇與主體精油同一調性的精油，就不會有失敗的狀況喔！另外，從三個基調中各選出一種後，再進行組合調配就可以了喔！

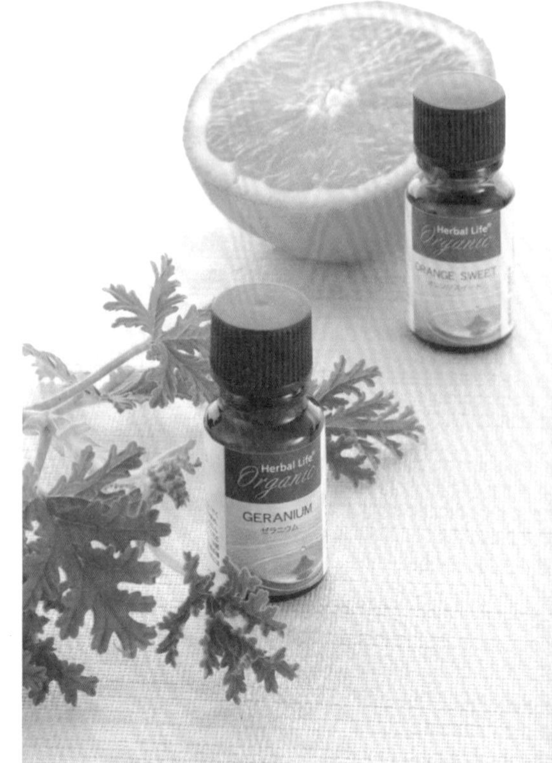

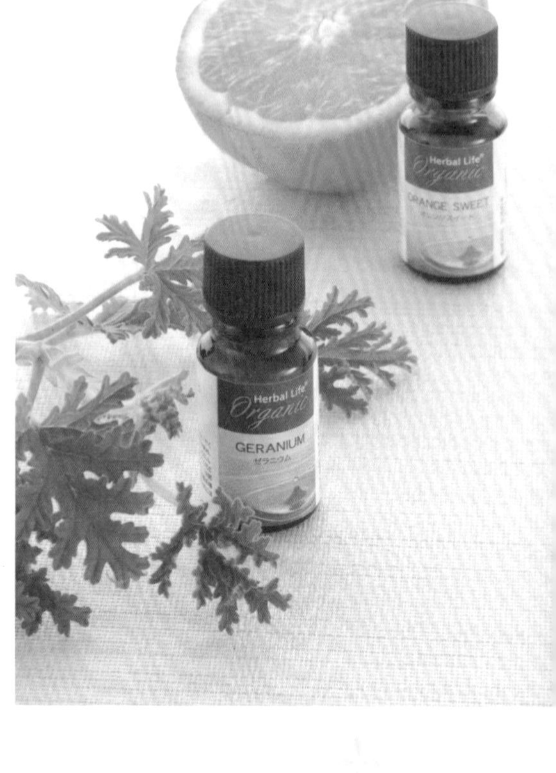

step 1 選擇主體精油

不管你是要挑選自己喜愛的香味，或要以精油功效為優先挑選條件都可以。先決定使用目的後，再選出一瓶主體精油吧！

以香味選擇？

以效能選擇？

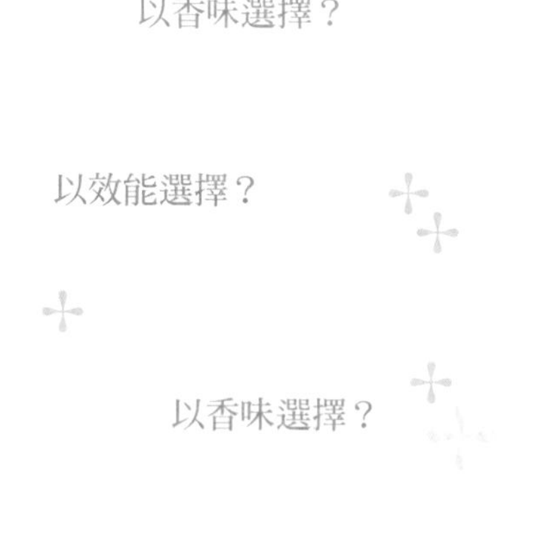

step 2 選擇搭配主體的精油

選擇與主體精油相似的精油，又或選擇與主體精油功效類似的精油，及請挑選與主體精油相合香味的精油。

以香味選擇？

step 3 選擇享受精油的方法

如果決定了自己原創的組合後，還可以選擇芳香浴、精油按摩、薰香等各種不一樣的精油享受方法，所以請依使用方法選擇適合的精油。

以效能選擇？

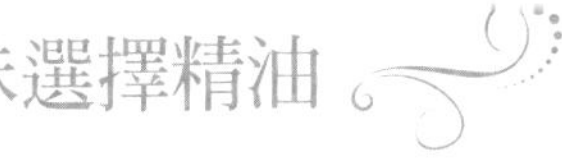

以香味選擇精油

具有「香味」療效的芳香療法，若是使用了自己不喜歡的香味，功效就會減半；如果使用的是自己喜歡的香味，功效就會提高。每個人喜歡的香味都有某個程度的傾向和特徵，建議不要把香味想得太複雜，輕鬆地選擇自己喜歡的香味，然後去調和它們，反倒會有意想不到的香味效果出現，也可以享受各種不同新香味喔！

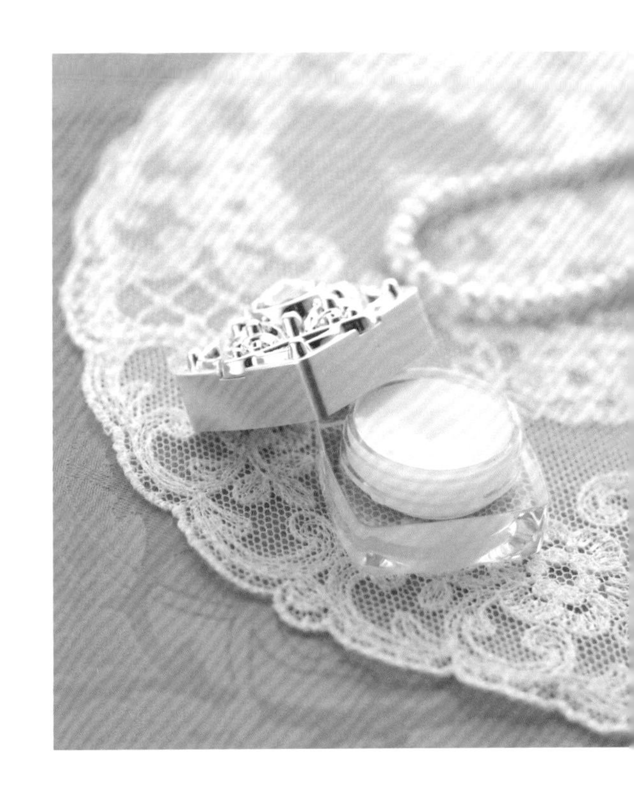

例 賦與你深度沉穩力量的練香 （→P.115）

以橙花為主軸，搭配上從天竺葵及依蘭依蘭等花材中取出的精油調配組合，充滿花香感的精油配方。

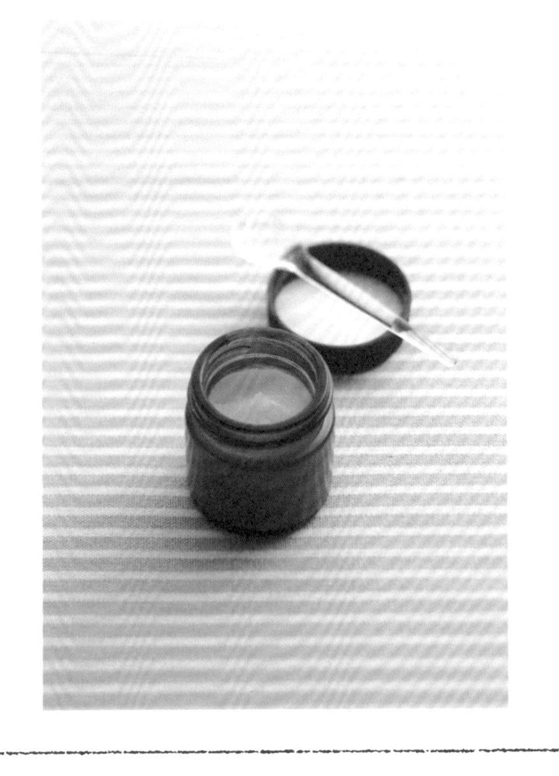

以功效選擇精油

喉嚨痛時選擇有抗發炎作用的精油，肩膀痠痛時選擇可以促進血液循環的精油……依照症狀及目的的不同，選擇出主軸的精油，再加上可以輔助主軸的精油，或香味可互相搭配的精油，可以享受各種不同精油變化的樂趣。請參考各種精油的「主要功用」及「精油功用一覽表」（P.116）。

例 喉嚨痛，想要鎮定咳嗽時的膏藥 （→P.87）

以改善呼吸器官問題著名的尤加利精油為主體，另外在搭配上具有同效果的茶樹精油，以及具有抗發炎、鎮定作用的薰衣草，這是一組非常重視效用的精油組合配方。

寫下屬於自己的精油組合

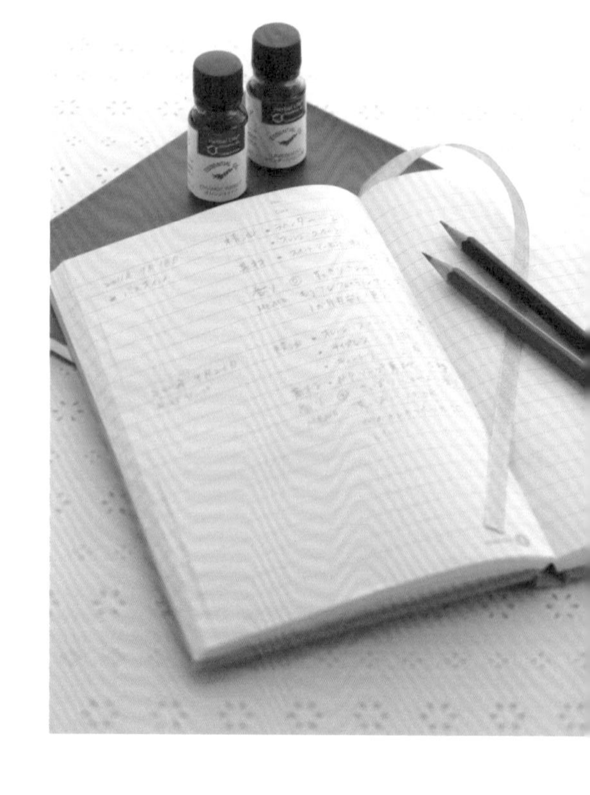

香味是非常微妙的。有時只需要點入一滴精油，就會轉變成為完全不一樣的香味，只是將原本的精油組合的比例稍作改變，整體香味就會大大的改變。而有些時候，明明就是你非常喜歡的同系列香味的精油，一旦加在一起後，味道卻變得不怎麼出色。

為了日後參考用，試著記錄下混合的精油配方，並且對於香味加入自己的感想吧！隨著配方的增加，就會開始瞭解相似度高的精油及自己偏愛的香味，可以讓自己所調配的精油配方更有新鮮度，也更貼近自己的喜愛。如此不斷地增加自己獨創的且專屬的精油配方，可以讓你不間斷的享受配合著目的和心情調配出的特色精油配方。

精油筆記範例

請多加使用右頁的表格（影印後使用）。
當然你也可以製作自己專屬的精油筆記喔！

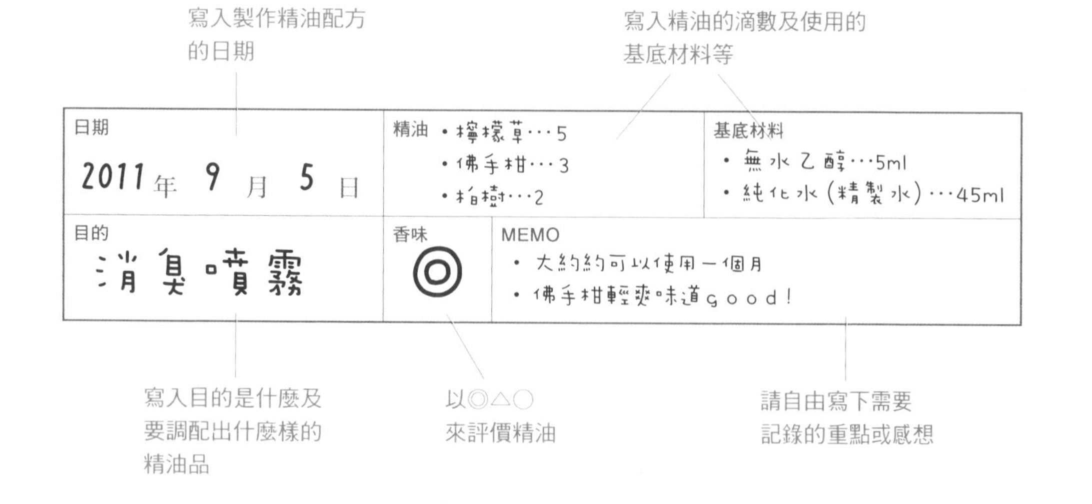

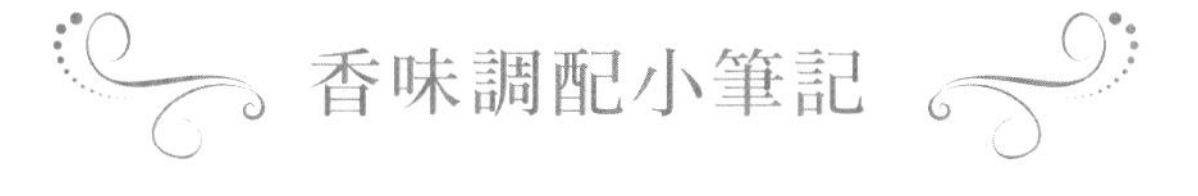

日期 年　月　日	精油	基底材料
目的	香味	MEMO
日期 年　月　日	精油	基底材料
目的	香味	MEMO
日期 年　月　日	精油	基底材料
目的	香味	MEMO
日期 年　月　日	精油	基底材料
目的	香味	MEMO
日期 年　月　日	精油	基底材料
目的	香味	MEMO
日期 年　月　日	精油	基底材料
目的	香味	MEMO

慢慢地追加不同香味的7種精油，完全熟悉精油的使用吧！

目前所知的精油的種類超過100種。不單單只是單純的以植物種類為原料，精油萃取的部位及萃取方法，精油的混合只要稍做改變，精油的香味及效能就會改變，精油的等級及價錢也會隨之不同。另外，又有一種稱之為精油化學種（chemotype）的精油，同樣的精油因精油原料的植物生長環境的不同，成分構造也會有所不同。

初學者要從這些精油當中選出適合自己的精油是很困難的。在本書中將分三個階段，每個階段特別介紹，精心挑擇的精油的香味及效能，以及如何使用不同種類的7種精油（PART 2&3&4）。在熟悉精油後，請務必好好享受芳香療法的樂趣。

在本書中介紹的精油配方分成活用精油本身的特色的「單方精油完全使用配方」及組合了數種精油互補作用的「精油組合配方」兩種。透過充分享受學習這些配方後，可以對精油有更進一步的了解，應該會讓你更愛精油。

本書並不是要你把所有介紹過的精油全都買齊喔！請選擇自己喜愛的香味才是最重要的。建議到專賣店實際聞香，再選擇出你認為最適合自己且喜愛的精油吧！

本書使用方法

Part2 首先是這個！

以基本款7種精油親近精油的芳香！

本書選擇出來的7種精油，香味是眾人喜愛且容易組合調配，效能也非常棒。

- 甜橙
- 葡萄柚
- 天竺葵
- 茶樹
- 薄荷
- 薰衣草
- 迷迭香

Part3 習慣了之後……

追加另7種精油，讓精油的世界更寬廣

帶有獨特香味，依照組合的方式不同可以變化成更有深度的精油，擁有著多種功效的7種精油。

- 依蘭
- 絲柏
- 杜松漿果
- 佛手柑
- 尤加利
- 檸檬
- 檸檬香茅

Part4 你就是精油上段者……

以高階的7種精油享受深度精油的樂趣

雖然價錢比較高些，但是也只有最高級香味才會有的特有功效的7種精油

- 洋甘菊
- 檀香
- 茉莉花
- 橙花
- 乳香
- 日本柚
- 玫瑰

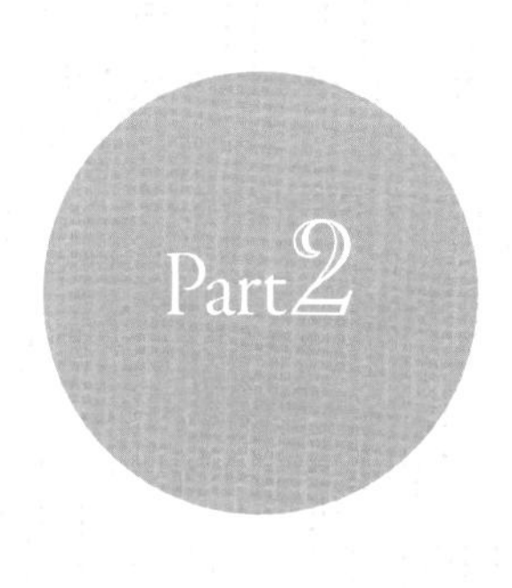

使用組合效用一級棒！

基本款精油 完全使用&組合配方

本單元介紹大家熟悉香味中的 7 種精油及其配方。
慢慢地接觸並了解各種精油的特性，
一起大步跨進芳香療法的世界吧！

7種基本款精油，讓你更貼近香氛世界

本單元將在此向精油芳香療法初學者的你推薦7種基本款精油，
讓你可以更貼進香氛世界。
這些精油都可以簡易的使用在日常生活中，
而且只要一瓶精油，就可以馬上享受各式不同的香氛組合配方喔！

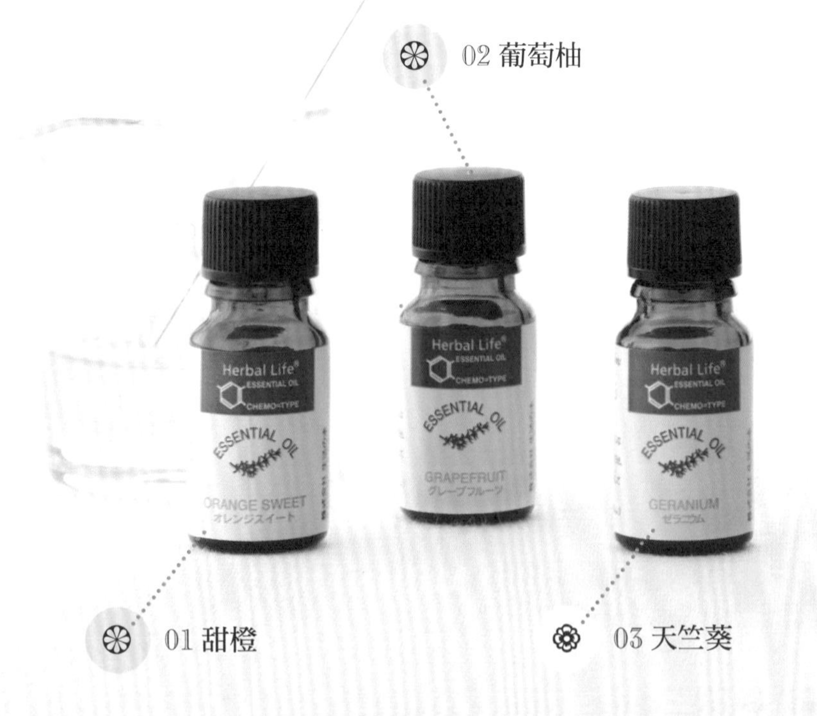

為什麼是7種精油呢？

之所以挑選了這7款精油，是因為這些精油的香味都是大眾喜愛的，不管是誰多少都曾經聞過一次的香味，且比較容易自行調配。

主要配方有：

由7種基本款精油搭配上水及基底油、天然鹽，只要將精油加上一種基底材料（P.150），就可以享受精油調配運用的樂趣。

＊精油小蘇打粉
＊吸入
＊按摩精油（Treatment oil）
＊溫濕布、冷濕布
＊全身浴、半身浴
＊手帕芳香浴

04 茶樹

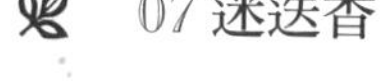
07 迷迭香

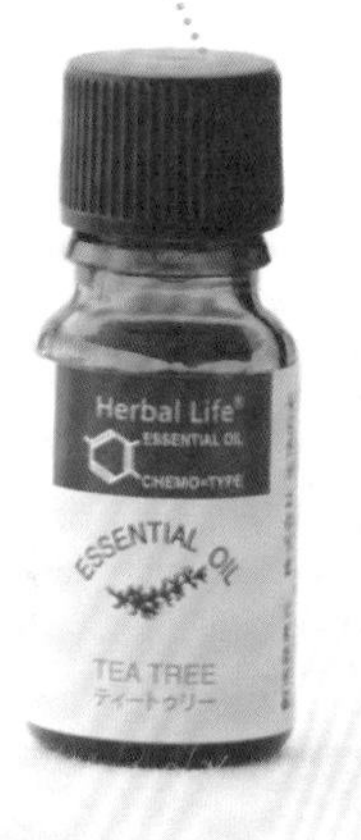

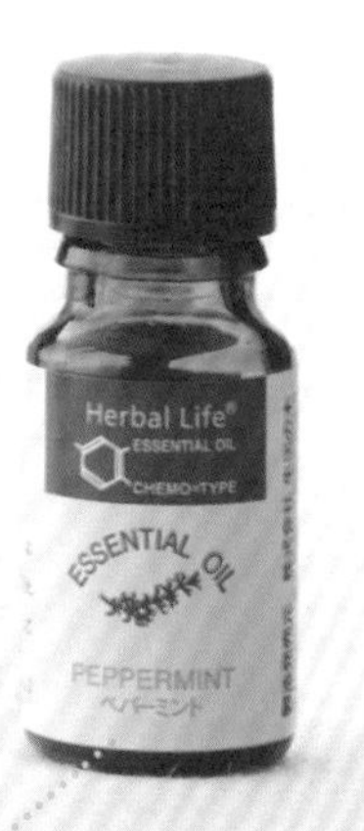

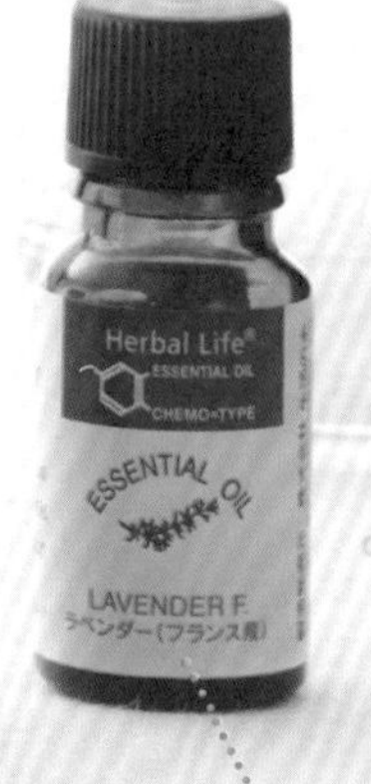

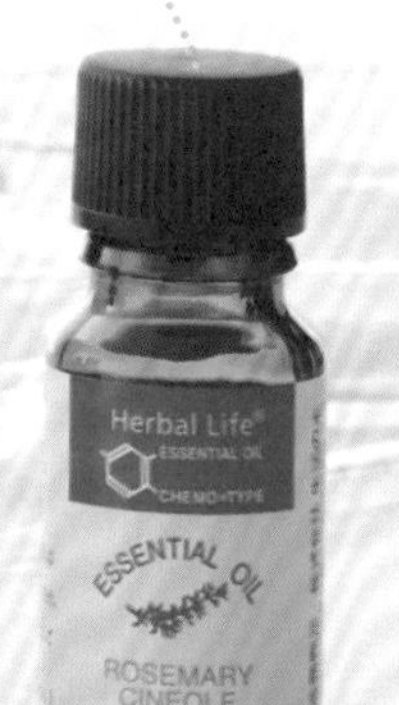

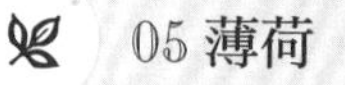
05 薄荷

06 薰衣草

no. 01

甜橙

ORANGE·SWEET

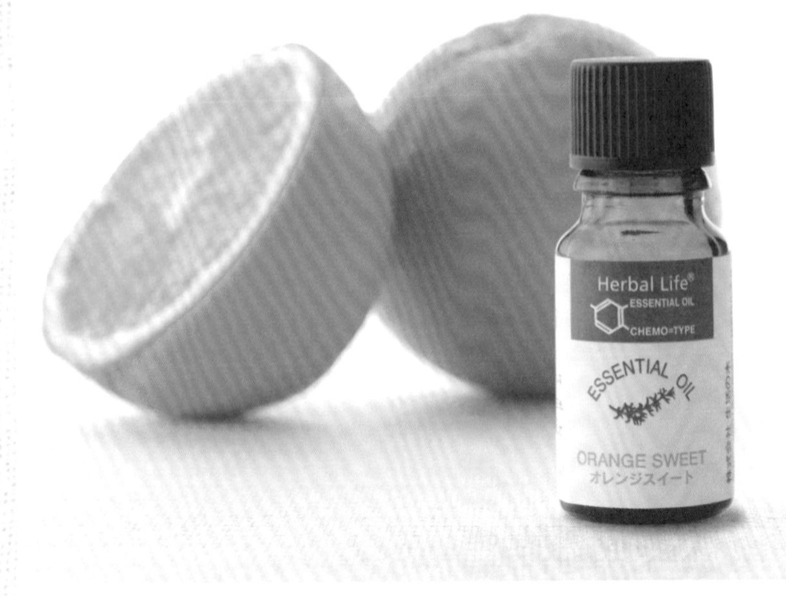

柑橘系

給人滿滿元氣的酸甜香味

甜橙的香味是直接將新鮮的橘果香濃縮凝結起的，不論是誰都喜愛。絕佳的放鬆效果可以使心情明亮開朗。甜橙精油用途非常廣泛且方便，但因為甜橙精油是從用於市售果汁中的橘果皮所製作出來的，所以價格較為低廉，也是一大特色喔！

使用療效

心理 放鬆情緒，讓心情變愉快。因為精油本身具有鎮定效果，所以可以緩和緊張及壓力，有助睡眠。

身體 改善消化器官系統的不適，同時也可以改善拉肚子及便祕、消化不良、食欲不振等症狀。可促進血液循環，對於手腳冰冷、肩膀僵硬痠痛及腰痛都很有效果。

肌膚 促進血液循環，讓肌膚充滿元氣。精油可以調整幾乎皮脂的分泌，所以對於油性肌膚及青春痘、老化、毛孔粗大等很有效果喔！

DATA

學名	*Citrus sinensis*
科別	芳香科
主要產地	義大利、美國、西班牙、巴西
萃取部位	果皮
萃取方法	壓榨法
揮發性及香味強度	快／中至微強
參考價格	5ml約1800至1500日幣

主要功效

驅風、解熱、健胃、抗菌、抗病毒、抗不安、促進消化、增強食欲、振奮精神、鎮靜作用、鎮定精神、止痛

使用注意事項：因為此精油有光敏性，所以敏感肌膚者要注意白天不要使用於皮膚上，再加上容易氧化的關係，盡可能在開封後的3至6個月之內使用完畢。

甜橙

單方精油完全使用

清潔 消除廚餘臭味&清掃廚房！

材料（容易製作的分量）
- 甜橙精油……20滴
- 小蘇打粉……200g

製作方法 ❶在碗盆容器內放入小蘇打粉，加入精油，以湯匙充分攪拌混合。
❷將小蘇打粉移至裝粉容器內放置數小時，讓香味更融合。

使用方法 使用前充分搖勻，灑在廚餘上可消臭。另外，在廚房水槽及廚房周圍灑上精油蘇打粉，以帶水的海綿刷洗，再以清水沖洗即可去除污垢。

保存期限 置於陰涼處約可保存1個月。

保健（溫濕布） 溫熱腹部可緩和便祕及拉肚子症狀

材料（一次用量）
- 甜橙精油……2滴
- 熱水……一個臉盆水量
- 毛巾……1條

製作方法 ❶在臉盆裡放入80℃的熱水後加入精油。
❷像是要將擴展在水面上的精油撈起般，抓著毛巾的兩端，讓毛巾的正中間浸水中後拿起擰乾，小心不要燙傷。

使用方法 將溫濕布覆蓋到腹部，溫暖腹部。

芳香浴 以清爽香味迎接來訪客人

材料（一次用量）
- 甜橙精油……5滴

製作方法 在蠟燭精油燈的水皿裡注入熱水後滴上精油，點上蠟燭，讓香氣擴散。

貼心叮嚀

蠟燭精油燈或薰香燈在使用後的殘留精油，可以紙巾沾點無水酒精後擦拭，就可以輕鬆去除。

泡澡時間（全身浴） 消除不安&憂鬱提高睡眠品質

材料（一次用量）
- 甜橙精油……3滴

製作方法 在浴缸內放入溫水，泡澡前加入精油加以混合。入浴時，放鬆心情，一邊深呼吸，一邊享受精油散發的香氣。

貼心小提醒

入浴時，閉上眼睛，一邊想像著香味成分直接從皮膚、從鼻子、從呼吸送至身體各處，這樣就更棒了！

no. 01

ORANGE·SWEET

以甜橙精油為主調的香氛配方

帶著清爽香氣的橘子
與相鄰的精油結構體的香草調及
花香調都非常相搭。
如果想要有更好的安眠效果，
可以與薰衣草香搭配。
想要重新振奮精神時，
則推薦使用天竺葵等精油。

芳香組合配方

香草調	花香調
薄荷	杜松漿果
迷迭香	薰衣草

效能組合配方

心中煩惱	身體煩惱
葡萄柚	杜松漿果
薰衣草	茶樹
	薄荷

帶給肌膚深層香味的滋潤香皂

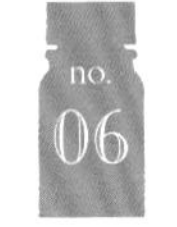

天竺葵　薰衣草

材料（容易製作的分量）
- 甜橙精油……8滴
- 天竺葵……6滴
- 薰衣草精油……6滴
- 無香料肥皂……200mℓ

製作方法
❶在燒杯中加入無香料的沐浴乳後加入精油。
❷以玻璃攪棒混合均勻，放入容器內。

使用方法 充分起泡後使用。

保存期限 置於常溫下約可保存1個月。

抑制酒後頭痛及腸胃不適感的滾珠精油瓶

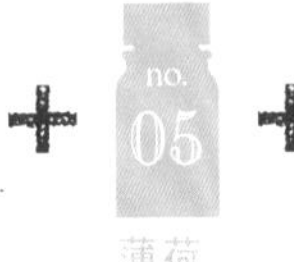

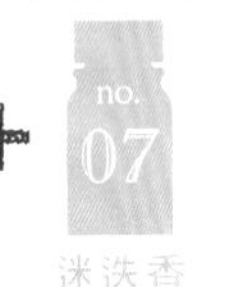

薄荷　迷迭香

材料（容易製作的分量）
- 甜橙精油……3滴
- 薄荷精油……2滴
- 迷迭香精油……1滴
- 基底油……10mℓ

製作方法
❶在燒杯內加入基底油，再加入精油，以玻璃攪棒混合均勻。
❷將混合好的精油與基底油裝入滾珠瓶內後，充分搖晃均勻。

使用方法 充分搖晃均勻，在手腕及耳後等抹上少量，重點式的使用，可讓身體充滿芳香。

保存期限 置於常溫下約可保存1個月。

緩和喉嚨不適&鼻塞，讓人神清氣爽

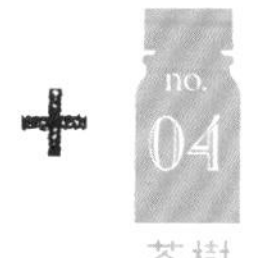

no.04

茶樹

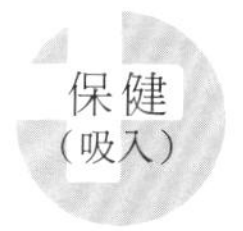

保健
（吸入）

材　料（一次用量）
- 甜橙精油……1滴
- 茶樹精油……1滴
- 熱水……一個臉盆水量

製作方法 在臉盆裡注入適溫的熱水後滴上精油。

使用方法 ❶以毛巾蓋住頭，不要讓蒸氣跑掉，再將毛巾浸入盆中。
❷閉上眼睛後深呼吸，讓蒸氣蒸全臉。

促進從腳底到全身的血液循環，讓身體暖呼呼

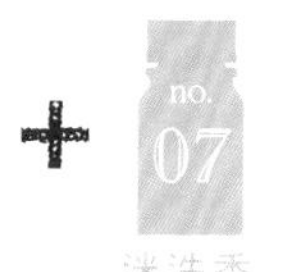

no.07

迷迭香

泡澡時間
（足浴）

材　料（一次用量）
- 甜橙精油……1滴
- 迷迭香精油……6滴
- 熱水……一個臉盆水量

製作方法 ❶在略大的臉盆內放入40℃至45℃的熱水，至可將腳踝完全浸泡。
❷以玻璃棒充分拌勻。

使用方法 在臉盆裡浸泡雙腳約5至10分鐘。

貼心叮嚀

如果集中在腳部的淋巴循環變好，會促進全身血液循環，不單只是溫熱身體，也可以消除肌肉僵硬及痠痛。

舒適且讓人安心的沐浴蜂蜜

no.06

薰衣草

泡澡時間
（全身浴）

材　料（一次用量）
- 甜橙精油……2滴
- 薰衣草精油……1滴
- 蜂蜜……2大匙

製作方法 ❶在玻璃容器內放入蜂蜜後，滴入精油。
❷以玻璃棒充分拌勻。

使用方法 在注入熱水的浴缸內，加入精油蜂蜜後充分攪拌再入浴。請在當天將精油蜂蜜使用完畢。

貼心叮嚀

蜂蜜含有保濕成分，所以可讓肌膚有彈性且充滿水分！

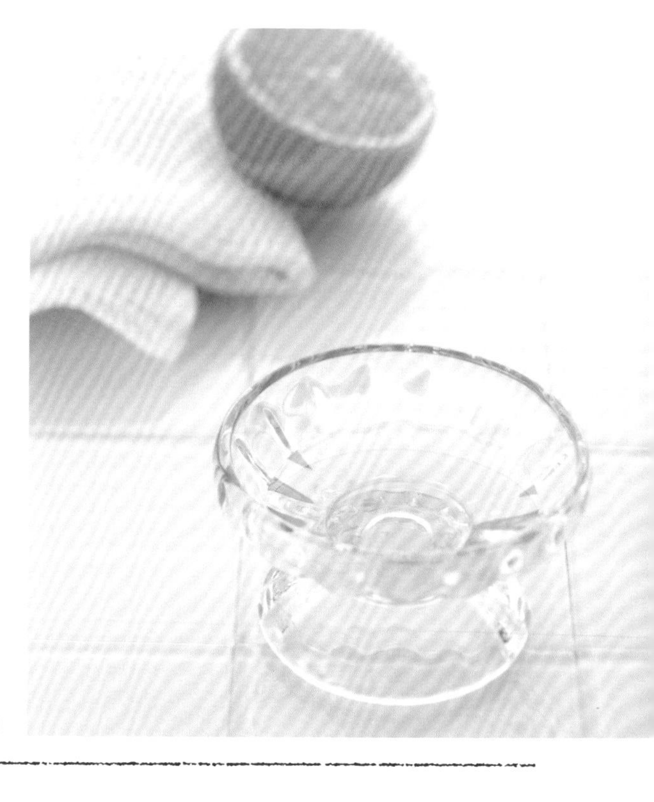

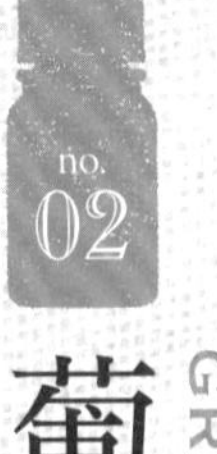

葡萄柚
GRAPE FRUIT

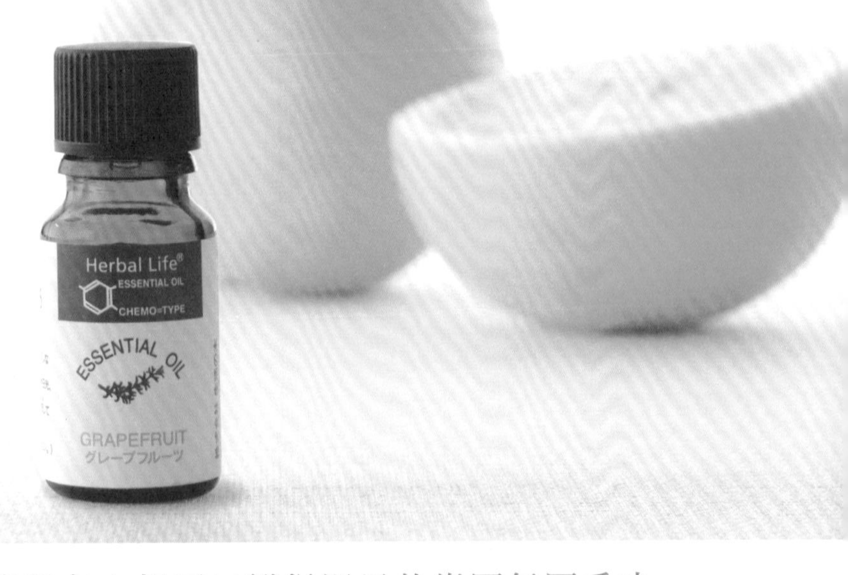

讓所有人都可以變得溫柔的樂園氛圍香味

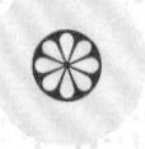

柑橘調

在餐桌上大家很熟悉的葡萄柚，從18世界在西印度群島被發現後，據說把它製成精油商品化約在1930年代，是屬於比較新的精油。這個精油的香氣非常有名的功效就是可以促進分解、燃燒體脂肪的賀爾蒙的分泌。並可促進新陳代謝，也有預防水腫及消脂的作用。

使用療效

心理 可以讓振奮精神，讓心情變得正向。也可以讓緊張或擔心的灰暗情緒變得比較光明向陽，恢復自信及元氣。

身體 促進血液及淋巴的循環，可促使讓身體排出老廢物質，除了有預防水腫及肥胖、預防及消除橘皮組織形成，還可改善手腳冰冷的症狀。

肌膚 因為具有收斂效果，所以除了對痘痘肌膚及油性肌膚有效果之外，還有優秀的除臭效果，可以抑止汗臭味，預防體臭。

DATA

學名	*Citrus paradisi*
科別	芳香科
主要產地	以色列、巴西、美國、阿根廷
萃取部位	果皮
萃取方法	壓榨法
揮發性及香味強度	高音／中至微強
參考價格	5mℓ約800至1800日幣

主要功效

去瘀血、驅風、降低血壓、促進血液循環、健胃、抗憂鬱、抗發炎、抗菌、促進消化、振奮精神、強化免疫力、利尿

使用注意事項：因為此精油會刺激肌膚，所以肌膚敏感者要特別小心。因為有具有光敏性，所以使用在肌膚後請盡量避免日曬以免造成傷害。由於此精油易氧化，所以請在開封後的3至6個月內使用完畢。

葡萄柚

單方精油完全使用

保健（吸入）以香味來擊退湧現的食欲！

材料（一次用量） ●葡萄柚精油……2滴

製作方法 在手帕上灑上精油，然後深深吸入手帕上的精油香味。

貼心叮嚀

請在減肥時試試此精油配方。因為會留下痕跡，請使用弄髒也沒有關係的手帕或紙巾。

泡澡時間（全身浴）促進血液循環，排出老廢物質的浴鹽

材料（兩次用量） ●葡萄柚精油……10滴 ●天然鹽……100g

製作方法 ❶將天然鹽放入盆子內，加入精油後以湯匙充分攪拌。
❷將作好的浴鹽放入容器中保存，蓋上蓋子後，再充分搖晃均勻。

使用方法 在浴缸裡裝滿熱水後，以湯匙放入約一半兩的浴鹽，充分攪拌後再入浴泡澡。

保存期限 置於常溫下約可保存1個月。

芳香浴 以清爽香味迎接來訪客人

材料（一次用量） ●葡萄柚精油……3滴

製作方法 在蠟燭精油燈的水皿裡注入熱水，滴上精油，蠟燭點火，讓香氣擴散。

貼心叮嚀

特別推薦在疲勞、心情低落時使用

精油按摩（身體）燃燒脂肪&排毒精油按摩

材料（一次用量） ●葡萄柚精油……3滴 ●基底油……25mℓ

製作方法 ❶在燒杯內放入基底油後加入精油。
❷以玻璃攪棒混合均勻後將按摩精油放入容器內。

使用方法 充分搖晃均勻，取少量精油至雙手，於在意的橘皮組織處輕推，進行按摩。

保存期限 置於常溫下約可保存1個月。

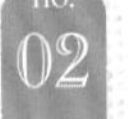

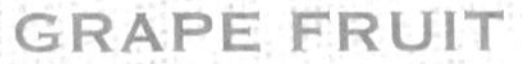

以葡萄柚精油為主調的香氛配方

清爽的香甜味中，混合著略帶苦味的葡萄柚精油。我通常推薦以香草調及花香調搭配葡萄柚精油，而且與樹木調精油相容度絕佳，因此只要以樹木調精油稍微加上柑橘調精油，就可以讓我們帶來開朗的、正向的情緒。

芳香組合配方

香草調	花香調
薄荷	杜松漿果
迷迭香	薰衣草

效能組合配方

心中煩惱	身體煩惱
甜橙	茶樹
天竺葵	薰衣草
薰衣草	迷迭香

想吃甜食的衝動就以雙重柑橘精油來阻擋！

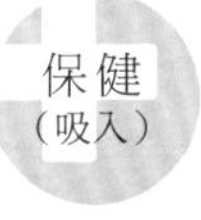

材　料（一次用量）
- 葡萄柚精油……1滴
- 甜橙……1滴

使用方法 在手帕上滴上精油，再吸入手帕上的精油香氣。

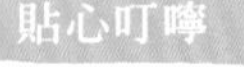

手帕會因精油沾染上顏色，建議使用即使弄髒了也不在意的手帕或紙巾。也請注意精油的原液請不要沾染到臉上。

以充滿清爽&豐富香味的家庭派對歡迎客人的到訪

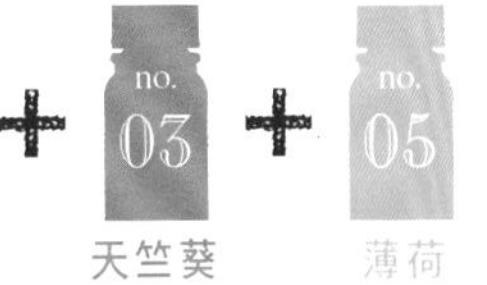

材　料（一次用量）
- 葡萄柚精油……3滴
- 薄荷精油……1滴
- 天竺葵精油……2滴

使用方法 在蠟燭精油燈的水皿裡注入熱水，滴上精油，蠟燭點火，讓香氣擴散。

貼心叮嚀

加入天竺葵精油會讓整個香氣更豐富，最適合在歡迎客人的家庭派對中使用。精油燈冉冉上升的蠟燭搖曳起更是個美麗的派對點綴！

想要在去除指甲乾皮後
在指甲邊緣抹上指緣油

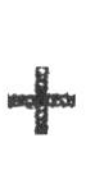

茶樹

美容

材　料（容易製作的分量）
- 葡萄柚精油……1滴
- 茶樹精油…1滴
- 基底油……10mℓ

製作方法
❶在燒杯內加入基底油，再加入精油，以玻璃棒攪拌均勻。
❷將混合好的精油與基底油裝入滾動棒容器內後，充分搖晃均勻。

使用方法 充分搖晃，取出少量精油，輕輕擦到指尖上。

保存期間 常溫下約可保存1個月。

促進血液循環
消除肩膀痠痛的手浴

迷迭香

泡澡時間（手浴）

材　料（一次用量）
- 葡萄柚精油……1滴
- 迷迭香精油……1滴
- 熱水……一個臉盆的量

製作方法
❶在臉盆裡放入約40℃至45℃的熱水，將兩手浸泡至手腕處。
❷加入精油後混合。

使用方法 將兩手浸泡在臉盆裡約5至10分鐘。

貼心叮嚀

藉由手浴可以讓集中在手腕處的淋巴循環變好，促進全身血液循環。

運動時聞香深呼吸&調整心情

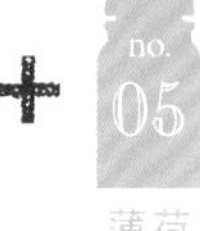

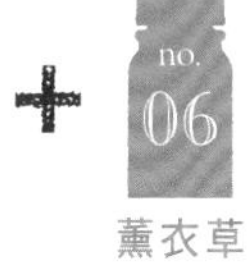

薄荷　薰衣草

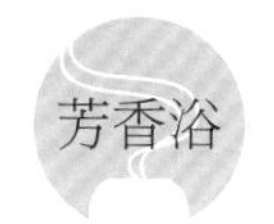

芳香浴

材　料（一次用量）
- 葡萄柚精油……1滴
- 薄荷精油……1滴
- 薰衣草精油……1滴

使用方法 在掛在脖子上的運動毛巾及手腕帶上滴上精油，一邊運動一邊深度感受香氣。

貼心叮嚀

特別推薦在覺得非常疲倦已經沒有辦法再繼續跑下去，或感覺就快要輸掉比賽，希望可以讓心情回復振奮時使用。毛巾及腕帶上都會沾上精油，請注意喔！也請不要讓精油直接接觸到皮膚。

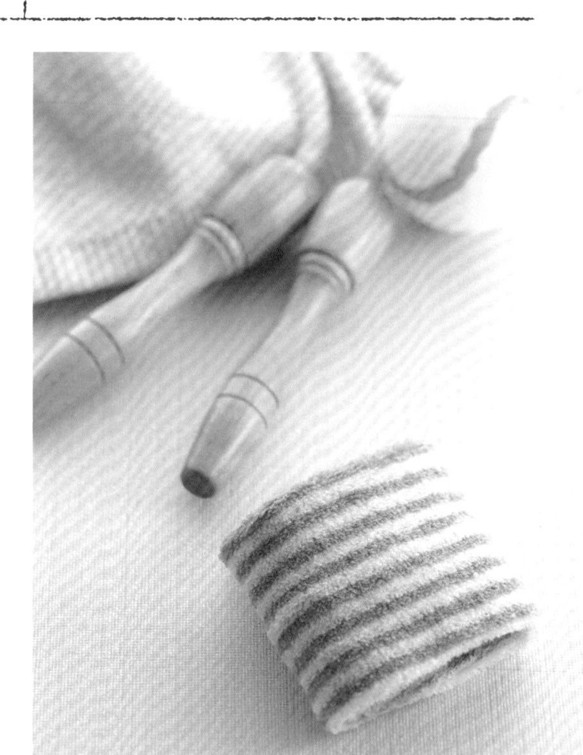

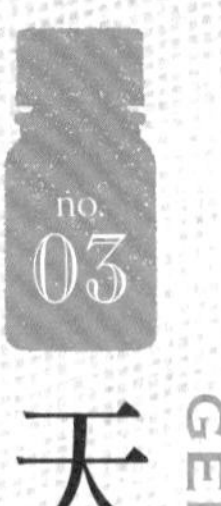

no. 03

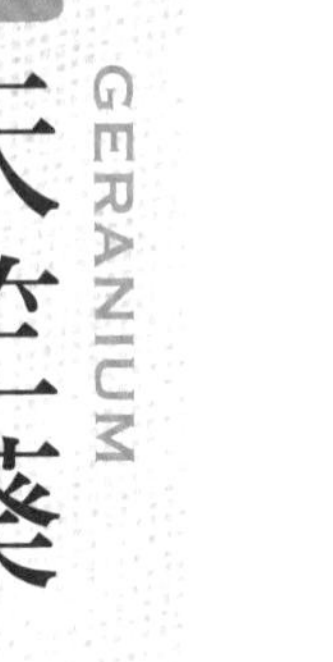

天竺葵 GERANIUM

甜美的香味是女性最好的夥伴

聽說具有可以調整身心平衡作用，特別是對於賀爾蒙的調整，可緩和各種女性特有的症狀及不適。花和葉的部分有著和玫瑰相似的芳香成分，而與玫瑰有著類似的優雅香味，也因此被稱之為「玫瑰天竺葵」。

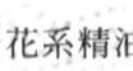
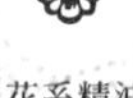

花系精油

使用療效

心理 調整賀爾蒙分泌及自律神經，鎮定不安及憂鬱的情緒，獲致心靈的平衡。對於壓力性的不適症狀也頗有效用。

身體 除了可以緩和經前症候群（PMS）、經痛、經期不順等的女性特有症狀之外，也可以排出體內多餘的水分，消除水腫。

肌膚 調整油性皮膚使之達到平衡，因為對於乾燥肌膚及油性肌膚都有良好的效果，所以經常被使用在美容上。也可以緩和濕疹、燒燙傷等發炎症狀。

DATA

學名	*Pelaregonium gravelens, Pelargonium odoratissimum*
科別	牻牛兒苗科
主要產地	法國、埃及、摩洛哥、馬達加斯加、留尼汪島（Reunion Island）等
萃取部位	葉
萃取方法	水蒸氣蒸餾法
揮發性及香味強度	中音／強
參考價格	5mℓ約200至1500日幣

主要功效

降低血糖值、抗病菌、抗憂鬱、抗發炎、抗菌、抗真菌、收斂、調整自律神經、鎮靜作用、鎮定疼痛、調整皮膚油脂分泌、保濕

使用注意事項：懷孕初期請避免使用。

天竺葵

單方精油完全使用

精油按摩（身體） 調整皮膚油脂 達到平衡的按摩精油

材料（一次用量） ●天竺葵精油……2滴 ●基底油……25mℓ

製作方法 ❶在燒杯內加入基底油，再加入精油，以玻璃攪棒混合均勻
❷將混合好的精油與基底油裝入容器內後，充分搖晃均勻。

使用方法 充分搖晃均勻，再將精油倒入手中，以手掌的溫度溫熱精油後，將精油輕輕推抹到全臉。

保存期限 置於常溫下約可保存1個月。

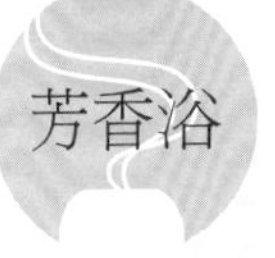

芳香浴 讓名片或錢包 散發出精緻優雅的香氣

材料（一次用量） ●天竺葵精油…1滴

使用方法 在化妝棉或衛生紙上滴上1滴精油，放進名片夾或錢包中。如果精油直接接觸紙張會產生小污垢，請注意。

貼心叮嚀

在與人交換名片時，收到名片者一定也會非常開心！

保健（吸入） 以一條手帕創造出 屬於自己特有的優雅空間

材料（一次用量） ●天竺葵精油……1滴

使用方法 在手帕上灑上精油，然後深深吸入手帕上的精油香味。

貼心叮嚀

因會沾染顏色，請使用弄髒了也不在意的手帕或紙巾等會比較適合

泡澡時間（半身浴） 閉上眼就感覺 好似人在花田般的精油鹽

材料（2次用量） ●天竺葵精油……6滴 ●天然鹽……100 g

製作方法 ❶將天然鹽放入盆內，加入精油。
❷也可以加入香草，以湯匙充分攪拌。將作好的浴鹽放進容器中保存。

使用方法 在浴缸注入熱水至可作半身浴泡澡的分量，再放入約一半的浴鹽，充分將攪拌後再入浴泡澡。

保存期限 置於陰涼處約可保存2星期。

貼心叮嚀

香草的顏色可以混進天然鹽裡讓天然鹽出色漂亮，但為了不要讓香草散的到處都是，所以將香草裝入茶包等中後再放入浴缸，這樣泡澡後的清理也會變得比較輕鬆喔！

no. 03 GERANIUM

以天竺葵精油為主調的香氛配方

有著與玫瑰一樣的甜美香氣，所以天竺葵與花香調的精油相搭效果超群！但同時也帶有一點像薄荷般的香草調的香氣，所以與香草調及柑橘調的相配度也很高。如果想要讓香氣更加提升時，可以加入一些薄荷，香味更舒爽！

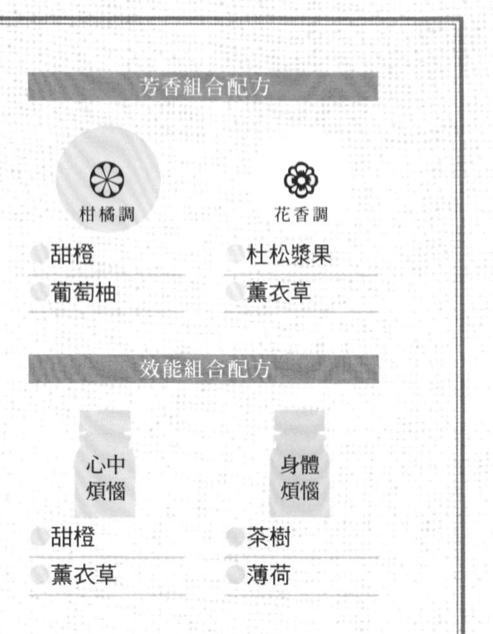

芳香組合配方
柑橘調
甜橙
葡萄柚
花香調
杜松漿果
薰衣草
效能組合配方
心中煩惱
甜橙
薰衣草
身體煩惱
茶樹
薄荷

帶有沉穩溫柔香味的香氛配方

no. 06

薰衣草

芳香浴

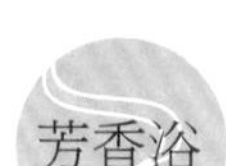

材料（一次用量）
- 天竺葵精油……6滴
- 薰衣草……4滴
- 基底油……10mℓ（推薦荷荷巴油）

製作方法
❶在燒杯內加入基底油，再加入精油，以玻璃棒攪拌均勻。
❷將混合好的精油與基底油裝入滾動棒容器內後，約放置2星期，等待精油熟成。（一天混合搖晃瓶身一次）

使用方法 在耳後及手腕處仔細但少量地塗抹。

保存期限 常溫下約可保存1個月。

振奮沮喪心情的入浴精油

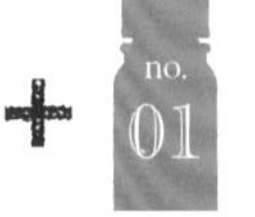

no. 01

天竺葵

泡澡時間
（全身浴）

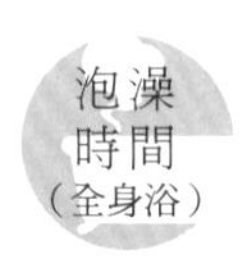

材料（一次用量）
- 天竺葵精油……3滴
- 甜橙精油……2滴
- 基底油……10mℓ

製作方法
❶在燒杯內加入基底油，再加入精油。
❷以玻璃棒攪拌均勻。

使用方法 在要入浴前將精油倒進注入熱水的浴缸內，充分攪拌。

讓房間的臭味徹底消除的精油鹽

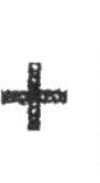 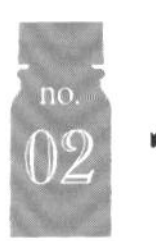 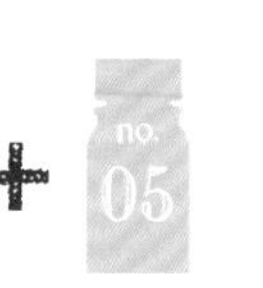 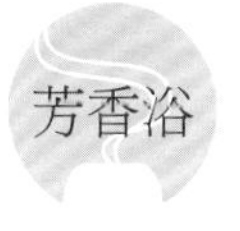

葡萄柚　薄荷

材料（容易製作的分量）
- 天竺葵精油……4滴
- 葡萄柚精油……3滴
- 薄荷精油……3滴
- 天然鹽……100 g

製作方法 ❶將天然鹽放入盆內，加入精油。
❷也可以加入香草後以湯匙充分攪拌。將作好的浴鹽放進容器中保存。

使用方法 裝到器皿上，放置在房間的角落處。

保存期限 常溫下約可保存1個月。

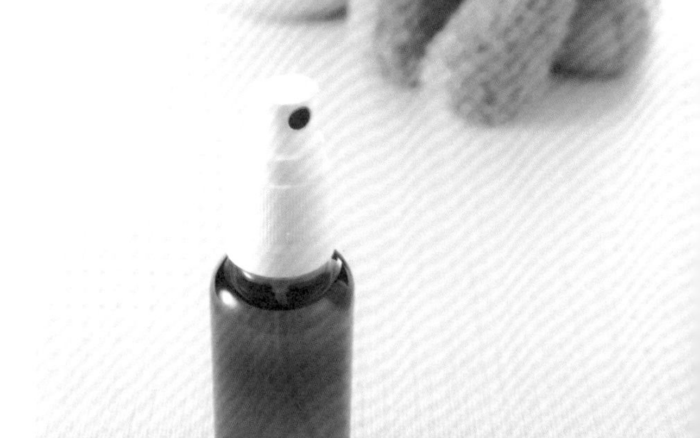

以精油來好好按摩因曝曬受到傷害的身體

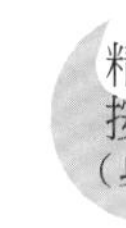  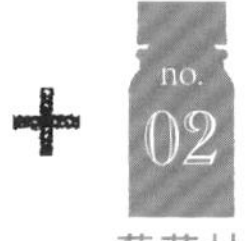

薰衣草　薰衣草

材料（容易製作的分量）
- 天竺葵精油……2滴
- 茶樹精油……1滴
- 薰衣草精油……2滴
- 基底油……25mℓ

製作方法 ❶在燒杯內加入基底油，再加入精油。
❷以玻璃棒攪拌均勻，將混合好的精油與基底油裝入容器內保存。

使用方法 充分搖晃容器，精油倒入手中用手掌的溫度溫熱精油後，將精油輕輕推抹到身體上。

保存期限 置於陰涼處約可保存1個月。

從浴室到房間，散發出淡淡的芳香

葡萄柚

材料（一次用量）
- 天竺葵精油……3滴
- 葡萄柚精油……2滴

使用方法 在浴室洗臉槽裡注入熱水後滴入精油。讓香氣往房間整體擴散，等水溫度降至常溫後，將洗臉槽水排掉。

貼心叮嚀

可以在旅行地的飯店裡，在一開始入住時就可以進行這個精油芳香浴。旅行時帶上一瓶喜愛的精油可讓你的旅途更加愉快喔！

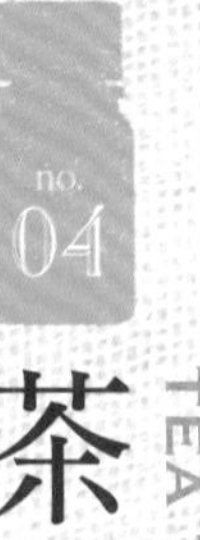

茶樹 TEA TREE

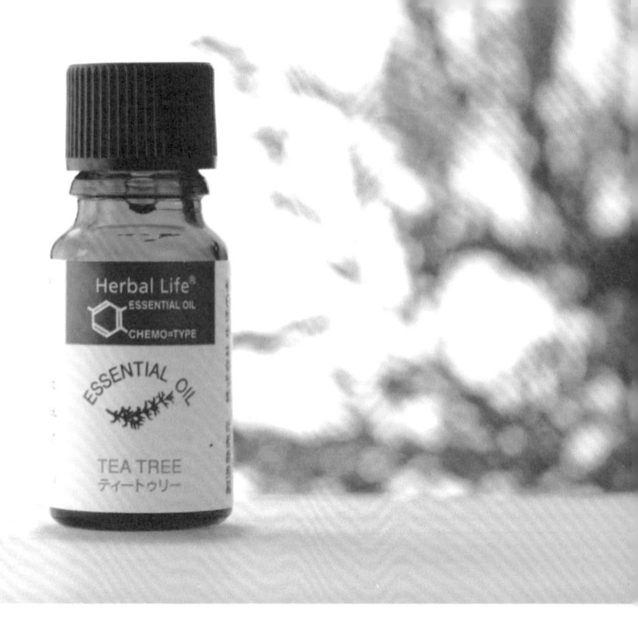

暢快精神&舒緩皮膚紅腫不適的萬用精油

樹木調

殺菌力強，及具有提高免疫力的作用，還有醒腦舒爽的香味是這個精油的特徵。澳洲的原住民在很早就知道茶樹的功用，所以將茶樹當作傷藥使用。另外，在二次世界大戰時，法國的珍・瓦涅醫生（Jean Valnet），將茶樹精油使用在治療傷兵上也是非常有名的。

使用療效

心理 在因慢性的壓力及疲勞使的心情煩躁無奈時，又或在傷心時使用，可以提升低沉的心情。

身體 有著極佳的抗感染作用，除了可預防感冒等之外，對於緩和呼吸系器官的疼痛及發炎症狀也非常的有效果。對於花粉症也有效用喔！

肌膚 藉由抗菌及抗真菌等效用可以治療青春痘及香港腳等症狀，對於割傷及蚊蟲咬傷的治療，還有鎮定燒燙傷及曬傷等發炎症狀都相當有效果。

DATA

學名	*Mentha alrernifolia*
科別	桃金孃科
主要產地	澳洲辛巴威、中國等
萃取部位	全株藥草
萃取方法	水蒸氣蒸餾法
揮發性及香味強度	中音／強
參考價格	5mℓ約1000至2000日幣

主要功效

去除淤血、祛痰、抗病毒、抗感染、抗菌、抗真菌、清晰頭腦、強化免疫力、促進傷口癒合

 使用注意事項：因為此精油會刺激肌膚，敏感肌膚者要注意。

茶樹

單方精油完全使用

清潔 預防感染&除菌的精油抹布及精油濕毛巾

材料（一次用量） ●茶樹精油……3滴 ●清水……一個臉盆量

製作方法 ❶在臉盆裡放入清水後滴入精油。❷將抹布及毛巾放入，浸泡後擰乾。

使用方法 以抹布擦拭餐桌及廚房周圍精油濕毛巾可在賓客來訪時給客人擦拭用，又或帶便當時可以帶著一起使用。

清潔 寵用精油紙巾、精油緞帶來消臭&清淨空氣 清掃

材料（一次用量） ●茶樹精油……1滴

使用方法 將滴上精油的紙巾讓吸塵器吸入，以吸塵器清掃時，香味會隨同吸塵器的排氣，一起擴散至整個空間。

保健（吸入） 緩和花粉症狀&預防感冒

材料（一次用量） ●茶樹精油……1滴

使用方法 在手帕上滴上1滴精油，也可以滴在口罩上，然後深深吸入手帕及口罩上的精油香味。

貼心叮嚀

在口罩上滴上精油時，請不要直接讓精油與肌膚接觸，所以將精油滴在不與肌膚接觸的另一面。因為滴完的精油香氣與布料的結合約10分鐘，所以在使用前就可以先將精油滴上。

保健（蒸氣） 以蒸臉清潔毛孔進行青春痘的殺菌治療

材料（一次用量） ●茶樹精油……2滴 ●熱水……一個臉盆量

製作方法 在臉盆內注入熱水後滴入精油。

使用方法 ❶以毛巾覆蓋頭部，不要讓蒸氣跑掉。❷閉上眼睛深呼吸，讓蒸氣蒸全臉。

貼心叮嚀

也推薦使用在日曬後的肌膚保養上喔！

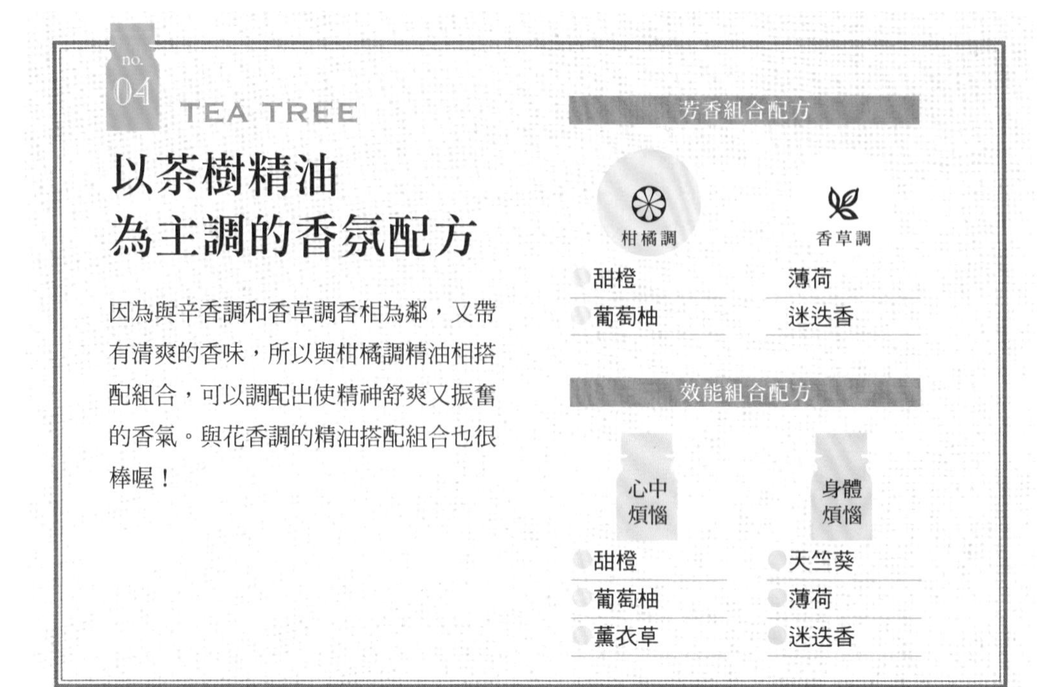

no. 04 TEA TREE

以茶樹精油為主調的香氛配方

因為與辛香調和香草調香相為鄰，又帶有清爽的香味，所以與柑橘調精油相搭配組合，可以調配出使精神舒爽又振奮的香氣。與花香調的精油搭配組合也很棒喔！

芳香組合配方

柑橘調	香草調
甜橙	薄荷
葡萄柚	迷迭香

效能組合配方

心中煩惱	身體煩惱
甜橙	天竺葵
葡萄柚	薄荷
薰衣草	迷迭香

以精油霧化器享受香氣&除蟲

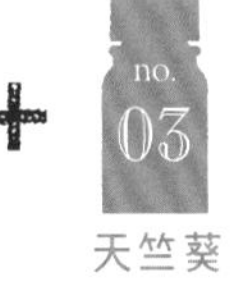

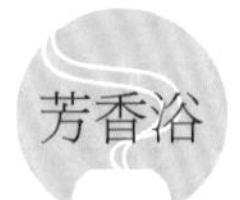

材料（一次用量）
- 茶樹精油……2滴
- 天竺葵精油……1滴

使用方法 依精油霧化器的使用方法調節精油的分量後，讓香味擴散。

貼心叮嚀

茶樹精油及天竺葵精油都具有除蟲效果

可以放鬆身心&預防香港腳的精油浴

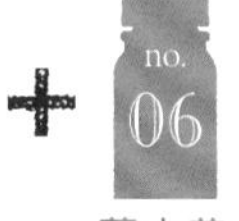

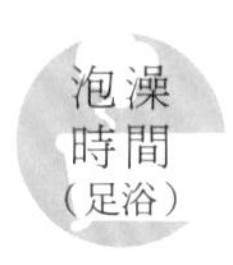

材料（一次用量）
- 茶樹精油……1滴
- 薰衣草精油……1滴
- 熱水……一個臉盆量

製作方法
❶在較大尺寸的臉盆裡放入約40℃至45℃的熱水，將兩腳浸泡至腳踝處。
❷加入精油後混合。

使用方法 將兩手浸泡在臉盆裡約5至10分鐘。

在玄關及鞋櫃裡擺上消臭精油小蘇打粉

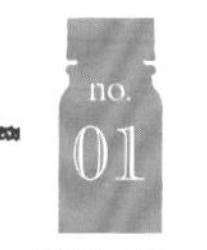

no. 01 葡萄柚

芳香浴

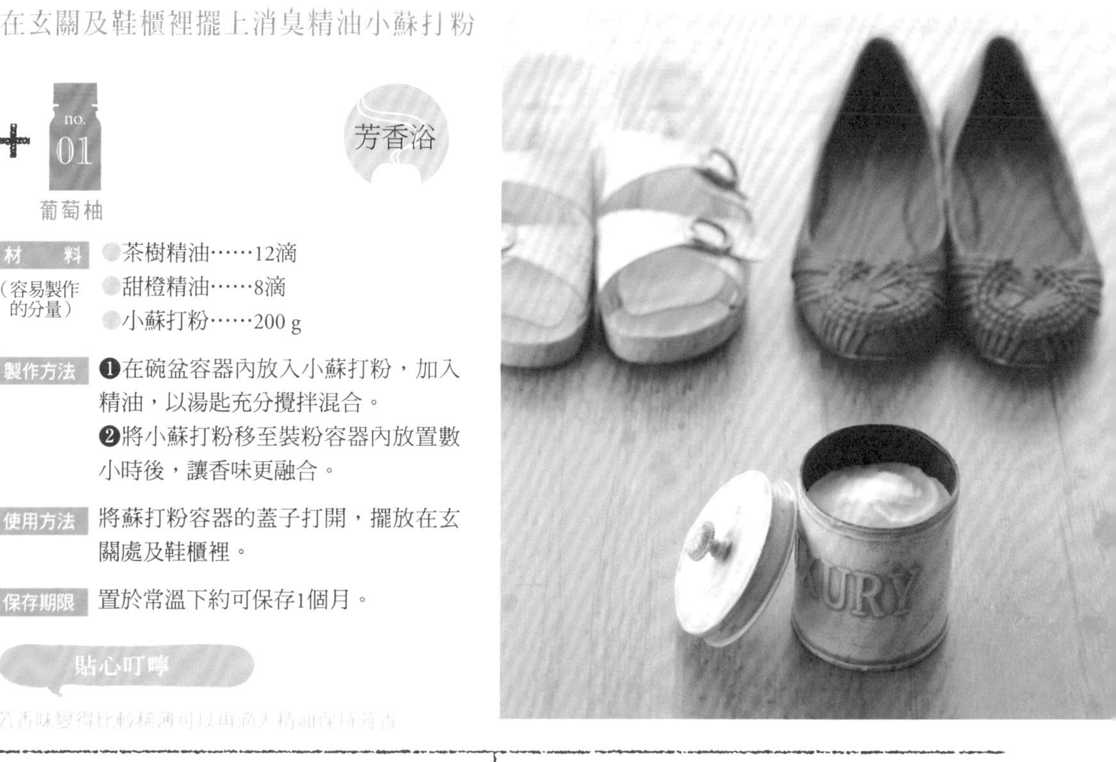

材料（容易製作的分量）
- 茶樹精油……12滴
- 甜橙精油……8滴
- 小蘇打粉……200 g

製作方法
❶在碗盆容器內放入小蘇打粉，加入精油，以湯匙充分攪拌混合。
❷將小蘇打粉移至裝粉容器內放置數小時後，讓香味更融合。

使用方法 將蘇打粉容器的蓋子打開，擺放在玄關處及鞋櫃裡。

保存期限 置於常溫下約可保存1個月。

貼心叮嚀
若香味變得比較稀薄可以再滴入精油保持芳香

促進血液循環！舒緩肩膀痠痛及肌肉疲勞的按摩油

no. 07 迷迭香

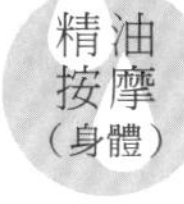

精油按摩（身體）

材料（容易製作的分量）
- 茶樹精油……3滴
- 迷迭香精油……2滴
- 基底油……25mℓ

製作方法
❶在燒杯內放入基底油後加入精油。
❷以玻璃棒攪拌均勻，將按摩精油放入容器內。

使用方法 充分搖晃均勻後，取適量精油至雙手，輕輕地將精油推送到全身進行按摩。

保存期限 置於陰涼處約可保存1個月。

振奮精神舒緩想睡情緒的冷濕布

no. 05 薄荷

保健（冷濕布）

材料（一次用量）
- 茶樹精油……1滴
- 薄荷精油……1滴
- 清水……一個洗臉盆量
- 毛巾……1條

製作方法
❶在洗臉盆裡放清水滴上精油。
❷將毛巾浸泡進1裡後擰乾使用。

使用方法 將冷濕布貼上在眼皮到額頭的位置。

貼心叮嚀
睡意濃或在會議前希望可以集中精神時使用

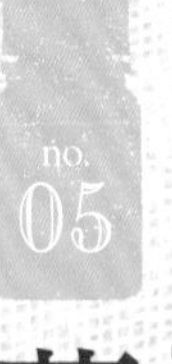

no. 05

薄荷 PEPPERMINT

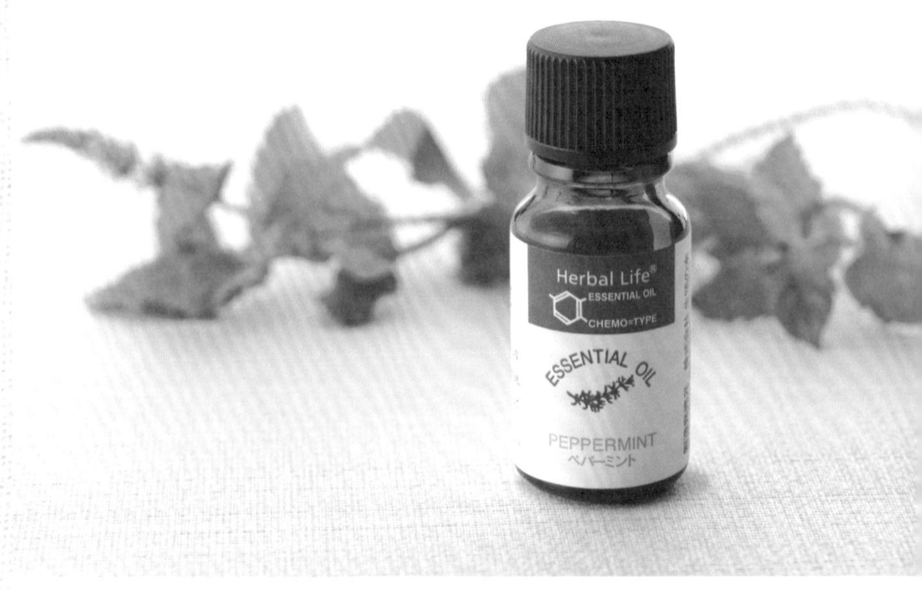

香草調

清爽涼快&振奮精神的首選最佳精油

薄荷醇的香味使用在各式商品的香味提升上，常見的薄荷茶便是其中一種，但是薄荷精油成分效果更強，香味更加刺激。所以除了可以在睡意濃厚及宿醉時使用之外，在夏天時可用於止汗，冬天時使用則可暖和身體。

使用療效

心理 刺激腦部以讓意識清醒，振奮精神。也可緩和因怒氣帶來的亢奮感及精神上的疲倦感。

身體 可活絡消化器官，所以可緩和拉肚子、嘔吐、暈車、暈船等症狀。對於花粉症及鼻塞等症狀也有緩和效果。

肌膚 有鎮定青春痘及日曬的發炎症狀，對蚊蟲咬傷、蕁麻疹、遺傳性過敏等皮膚發炎症狀都有抑制搔癢的效果。

DATA

學名 *Mentha piperita*
科別 唇形科
主要產地 美國、法國、西班牙、義大利等
萃取部位 葉
萃取方法 水蒸氣蒸餾法
揮發性及香味強度 中音／強
參考價格 5mℓ約900至1500日幣

主要功效

收縮血管、解熱、健胃、抗發炎、殺菌、收斂作用、清晰頭腦、殺菌、收斂、止吐、陣痛、通經、冷卻

❗ 使用注意事項：此精油對於皮膚、粘膜的刺激較為強烈，敏感性肌膚者在使用上要特別留意。請勿用於懷孕時、哺乳期、幼兒、癲癇者。

薄荷

單方精油完全使用

保健（冷濕布） 以冷濕布緩和全身跌打損傷的痠痛及肌肉痛

材料（一次用量）
- 薄荷精油……2滴
- 清水……一個洗臉盆量
- 毛巾……1條

製作方法 ❶在洗臉盆裡放清水滴上精油。
❷將毛巾浸泡進❶裡後擰乾使用。

使用方法 在跌打損傷處及肌肉痠痛處敷上毛巾。

清潔 放入有點味道的靴子裡可除臭

材料（鞋子一雙用量）
- 薄荷精油……20滴
- 小蘇打粉……200g
- 布袋或茶包袋……2個

製作方法 ❶在盆子裡放入小蘇打粉後加入精油混合。
❷放置數小時，讓精油與蘇打粉完全混合後放入布袋中。

使用方法 以緞帶緊緊將香包口束緊，務必讓小蘇打粉不會從香包中漏出，再放入靴子或鞋子中。

保存期限 置於常溫下約可保存1個月。

芳香浴 搧動扇子帶來清爽香氣

材料（一次用量）
- 薄荷精油……1滴
- 扇子（或圓形扇子）……1把

使用方法 在展開的扇子上滴上一滴精油，搧風時可使香氣擴散。

貼心叮嚀

每一次搧風時都可以帶來清爽的香味，特別在炎熱的夏天時可以帶來清涼的感受喔！

精油按摩（身體） 在炎熱時以薄荷的清涼感按摩全身

材料（容易製作的分量）
- 薄荷精油……5滴
- 基底油……25mℓ

製作方法 ❶在燒杯內放入基底油後加入精油。
❷以玻璃棒攪拌均勻後將按摩精油放入容器內。

使用方法 充分搖晃均勻後，取適量精油至雙手，輕輕地將精油推送到全身進行按摩。

保存期限 置於陰暗處約可保存1個月。

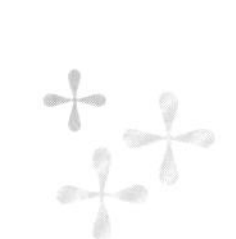

no. 05 TEA TREE

以薄荷精油為主調的香氛配方

與同為唇形科植物為中心的香草調精油，及茶樹精油為中心的樹木調精油搭配度高。另外，在有著舒暢感及清爽感香味的花香調精油及柑橘調精油裡加上一點點薄荷精油，能更顯現出香味特色。

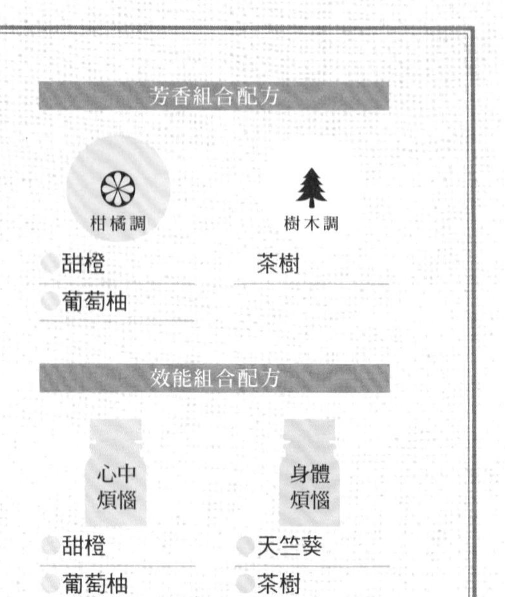

芳香組合配方

柑橘調	樹木調
甜橙	茶樹
葡萄柚	

效能組合配方

心中煩惱	身體煩惱
甜橙	天竺葵
葡萄柚	茶樹
薰衣草	迷迭香

抑制焦躁感，讓人變得更加開朗且情緒穩定的芳香精油鹽

+ no. 06 薰衣草

材料（一次用量）
- 薄荷精油……6滴
- 薰衣草精油……4滴
- 天然鹽……50g

製作方法
❶將天然鹽放入盆子內，加入精油後以湯匙充分攪拌。
❷將作好的浴鹽放進容器中保存，蓋上蓋子後，再充分搖晃均勻。

使用方法 放置房間角落，精油香氣就會擴散。

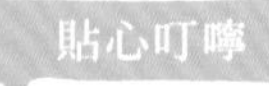

與帶著顏色的香草（玫瑰、蘭錦葵等）混合，香草上的顏色會被鹽分吸收，讓天然鹽產生顏色看起來更漂亮，所以當作房間的裝飾物也很棒！

緩和生理期前頭痛的精油按摩

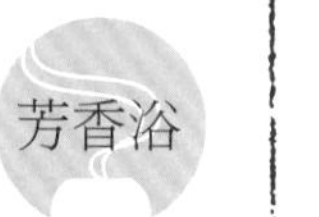

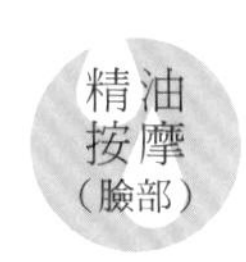

+ no. 03 天竺葵

材料（容易製作的分量）
- 薄荷精油……3滴
- 天竺葵精油……2滴
- 基底油……25mℓ

製作方法
❶在燒杯內放入基底油後加入精油。
❷以玻璃棒攪拌均勻，將按摩精油放入容器內。

使用方法 充分搖晃均勻後，取適量精油至雙手，緩慢且仔細地將精油施用於疼痛部位進行按摩。

保存期限 置於陰涼處約可保存1個月。

暈車時以手帕吸入精油

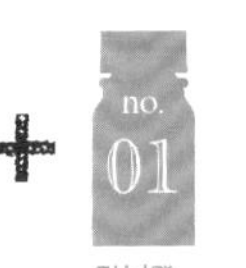

甜橙

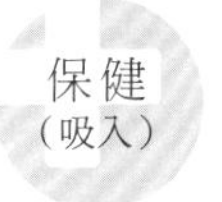

材　料（一次用量）
- 薄荷精油……1滴
- 甜橙精油……1滴

使用方法 在手帕上灑上精油，深呼吸以吸入手帕上的精油香味。

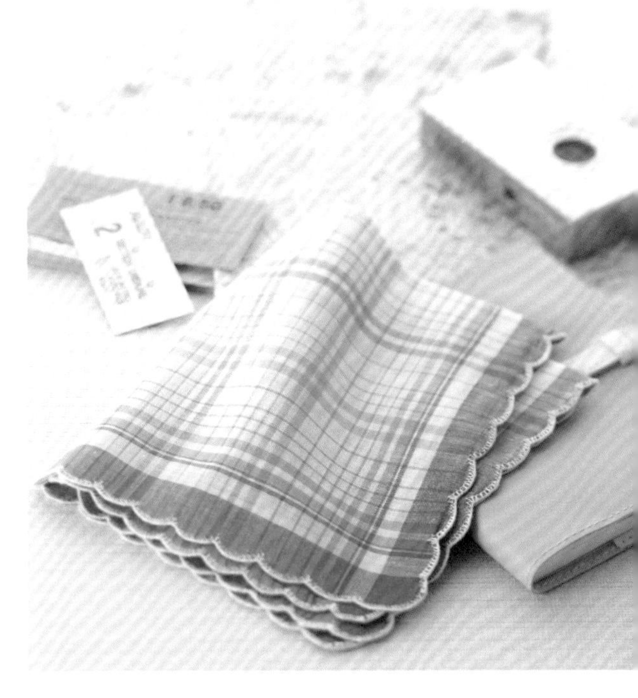

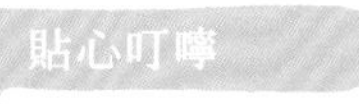

在需要長時間乘車的旅途中，精油是珍貴好用的隨身物品！

預防香港腳的清爽足浴

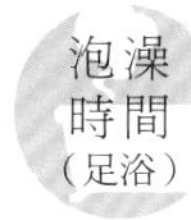

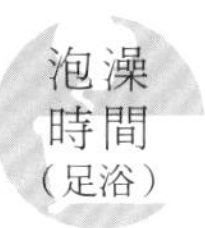

no. 04 茶樹

材　料（一次用量）
- 薄荷精油……1滴
- 茶樹精油……1滴
- 熱水……一個臉盆量

製作方法
❶在臉盆裡放入約40℃至45℃的熱水，將兩腳浸泡至腳踝處。
❷加入精油後混合。

使用方法 將兩腳浸泡在臉盆裡約5至10分鐘。

讓頭髮&頭皮都再度舒活的髮油

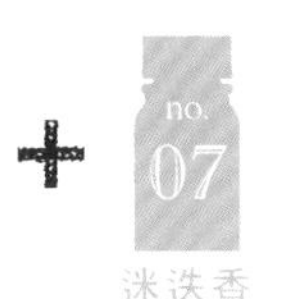

迷迭香

材　料（容易製作的分量）
- 薄荷精油……3滴
- 迷迭香精油……2滴
- 基底油……25mℓ（推薦茶花油）

製作方法
❶在燒杯內放入基底油後加入精油。
❷以玻璃棒攪拌均勻，將按摩精油放入容器內。

使用方法 充分搖晃均勻後，取少量的精油至雙手，以手心熱度溫熱精油，再適度地將精油推揉進頭皮及頭髮（特別是頭皮）。

保存期限 置於陰涼處約可保存1個月。

薰衣草 LAVENDER

誰都想要在家中擺放一瓶的經典款精油

具有絕佳的鎮定效果，除了主要的鎮痛及殺菌之外，也能使用在各種用途上的薰衣草精油，可以說是精油療法中最基本的精油了。因為低刺激性，所以可安心使用在孩童身上，也被稱之為「萬用精油」。其安眠效果也非常聞名。

花香調

使用療效

心理 緩和緊張及不安等的情緒性的壓力，有讓心情變得較為輕鬆的效果。會刺激副交感神經使之活躍，所以對於安眠效果很有幫助。

身體 改善消化性器官拉肚子、便祕、消化不良、食欲不振等不適症狀。也可促進血液循環，對於手腳冰冷及肩膀僵硬痠痛、腰痛等有具有效用。

肌膚 促進血液循環，所以可以讓肌膚變的更加有年輕有彈性。能調整肌膚油脂的分泌，所以對於油性皮膚、青春痘、肌膚老化、毛孔粗大等也具有效用。

DATA

學名	*Lavandula officinalis Lavadula angustifolia*
科別	唇形科
主要產地	法國、保加利亞、澳洲、英國、日本等
萃取部位	花與葉
萃取方法	水蒸氣蒸餾法
揮發性及香味強度	中音／中
參考價格	5mℓ約800至1500日幣

主要功效

鬆弛肌肉、降低血壓、抗病毒、抗發炎、抗真菌、催眠、調整自律神經、鎮靜、鎮定疼痛、防止瘀痕形成、活化皮膚細胞、保濕、促進傷口癒合

使用注意事項：懷孕初期不宜使用。

薰衣草
單方精油完全使用

精油按摩（身體） 緩和緊張情緒的精油按摩

材　料（容易製作的分量）
- 薰衣草精油……5滴
- 基底油……25mℓ

製作方法 ❶在燒杯內放入基底油後加入精油。❷以玻璃棒攪拌均勻後將按摩精油放入罐裝容器內。

使用方法 充分搖晃均勻後，取少量的精油至雙手，以手心熱度溫熱精油，緩慢地將精油施用至全身進行按摩，可讓身體完全放鬆。

保存期限 置於陰涼處約可保存1個月。

泡澡時間（全身浴） 以精油浴來療癒疲勞一整天的身心

材　料（6次用量）
- 薰衣草精油……20滴
- 天然鹽……300g

製作方法 ❶將天然鹽放入盆子內，加入精油後以湯匙充分攪拌。❷將作好的浴鹽放進瓶子等的容器中保存，蓋上蓋子後，再充分搖晃均勻。

使用方法 在浴缸裡裝滿熱水後，放入3大匙的精油浴鹽，充分攪拌後全身泡澡。

保存期限 置於常溫下約可保存1個月。

芳香浴 讓心情穩定 享受平和的休息時間

材　料（一次用量）
- 薰衣草精油……1至3滴

使用方法
- 在化妝棉或紙巾上滴上精油後，擺在枕頭邊或桌子上。
- 在裝有熱水裡的馬克杯或盆子內，滴入1至3滴精油。
- 在蠟燭精油燈的水皿裡注入熱水後，滴上精油。

貼心叮嚀
閉上眼睛，以深呼吸來沉穩心情

保健（蒸氣） 以蒸氣呵護因發炎引起的乾燥肌膚

材　料（一次用量）
- 薰衣草精油……2滴
- 熱水……一個洗臉盆量

製作方法 在臉盆裡注入溫熱的清水後滴入精油。

使用方法 ❶以毛巾蓋住頭，不要讓蒸氣跑掉。❷閉上眼睛，深呼吸，讓蒸氣薰蒸全臉。

貼心叮嚀
進行薰蒸3至5分後，臉上敷上冰水或化妝水，來調整肌膚狀況

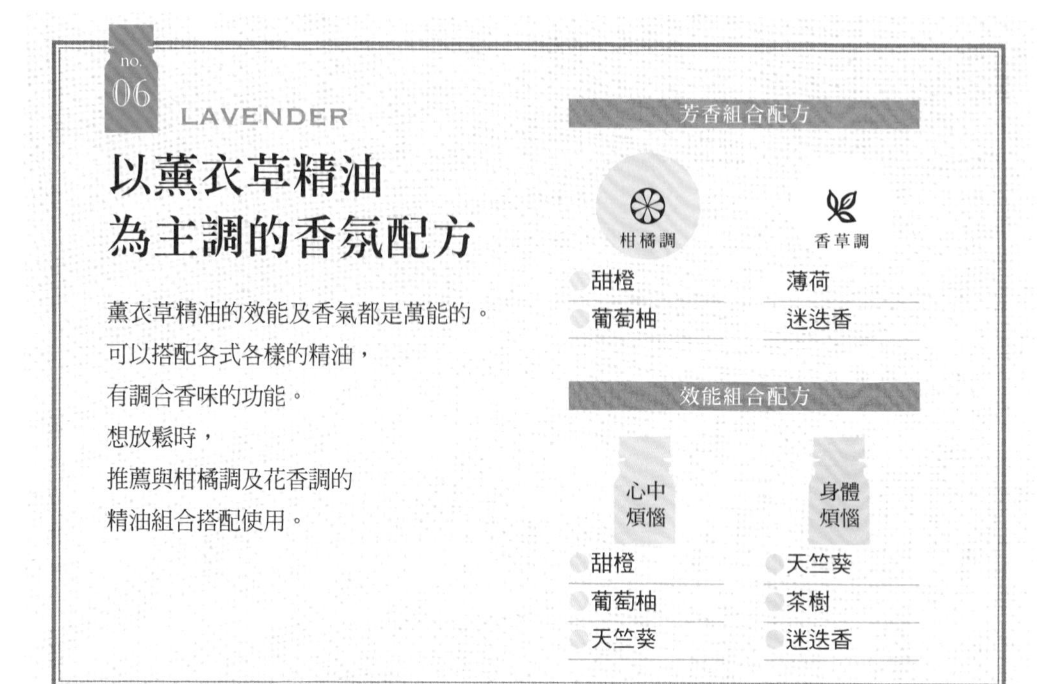

no. 06 LAVENDER

以薰衣草精油為主調的香氛配方

薰衣草精油的效能及香氣都是萬能的。
可以搭配各式各樣的精油，
有調合香味的功能。
想放鬆時，
推薦與柑橘調及花香調的
精油組合搭配使用。

芳香組合配方

柑橘調	香草調
甜橙	薄荷
葡萄柚	迷迭香

效能組合配方

心中煩惱	身體煩惱
甜橙	天竺葵
葡萄柚	茶樹
天竺葵	迷迭香

有著讓人著迷效果的滋潤精油浴

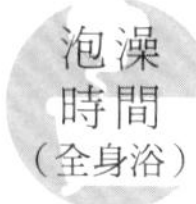
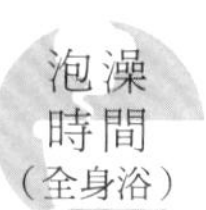
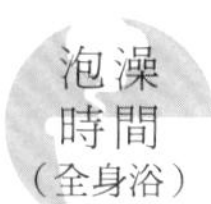

材　料（6次用量）
- 薰衣草精油……9滴
- 天竺葵精油……6滴
- 基底油……25mℓ

製作方法
❶在燒杯內加入基底油，再加入精油，以玻璃棒攪拌均勻。
❷將混合好的精油與基底油裝入容器內後，充分搖晃均勻。

使用方法 在浴缸熱水內倒入1小茶匙的沐浴精油，混合攪拌後入浴。

保存期限 置於陰涼處約可保存1個月。

貼心叮嚀

特別推薦用於經前症候群、PMS。

以鎮靜效果高的溫濕布來緩和頭痛

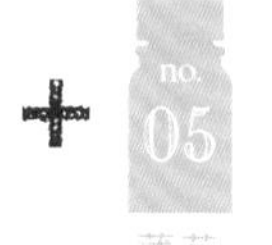

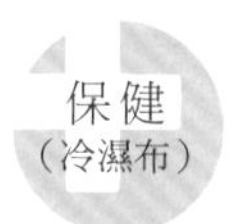

材　料（容易製作的分量）
- 薰衣草精油……1滴
- 薄荷精油……1滴
- 清水……一個洗臉盆量
- 毛巾……1條

製作方法
❶在臉盆裡放入80℃的熱水，加入精油。
❷抓著毛巾的兩端，讓毛巾的正中間浸水中，像是要將擴展在水面上的精油撈起般，再拿起擰乾，小心不要燙傷。

使用方法 將溫濕布覆蓋到肩膀及頸部。若有偏頭痛時，熱敷會造成疼痛更劇烈，請避免使用。

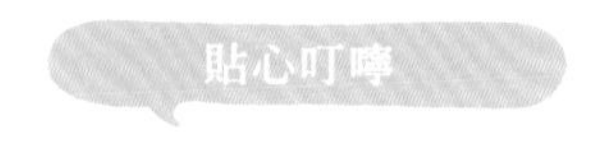

以精油來製作讓人安心的地毯清潔粉

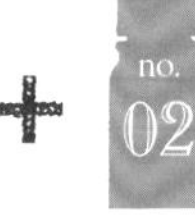
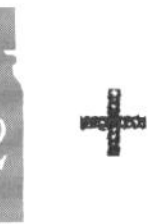

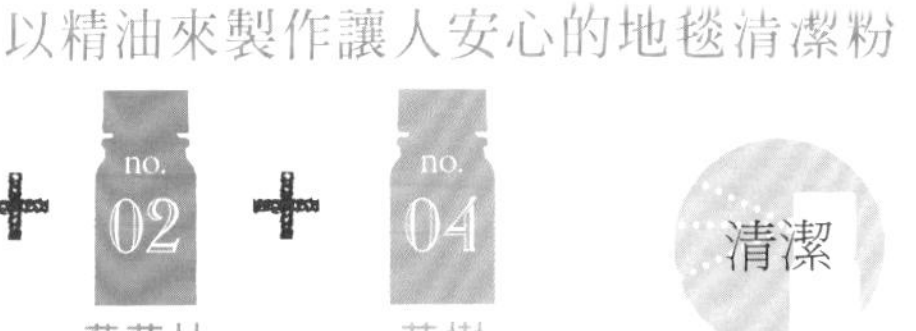

葡萄柚　茶樹

材料（容易製作的分量）
- 薰衣草精油…10滴
- 葡萄柚精油…5滴
- 茶樹精油…5滴
- 小蘇打粉…200g

製作方法
❶將天然鹽放入盆子內，加入精油後以湯匙充分攪拌。
❷將作好的浴鹽放入容器中保存，蓋上蓋子後充分搖晃均勻。

使用方法
❶使用前充分混搖後，在地毯等處灑上精油小蘇打粉。
❷稍微等待一下後，以吸塵器將小蘇打粉吸除乾淨。

保存期限 置於陰涼處約可保存1個月。

滋潤頭髮&活化頭皮的髮油

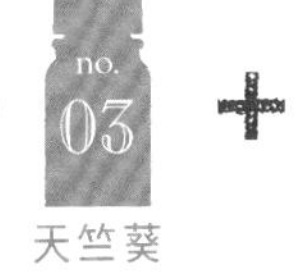

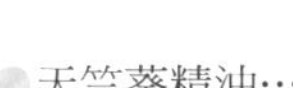
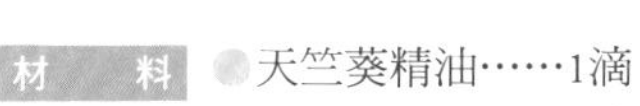

天竺葵　迷迭香

材料（容易製作的分量）
- 天竺葵精油……1滴
- 迷迭香精油……2滴
- 薰衣草精油……2滴
- 基底油……25mℓ

製作方法
❶在燒杯內放入基底油後加入精油。
❷以玻璃棒攪拌均勻後將按摩精油放入容器內。

使用方法 充分搖晃均勻後，將精油倒入手中，以手心溫度溫熱精油後，緩慢地將精油推揉進頭皮及頭髮（特別是頭皮）。

保存期限 置於陰涼處約可保存1個月 。

以深呼吸來穩定心情

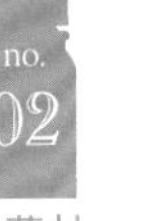
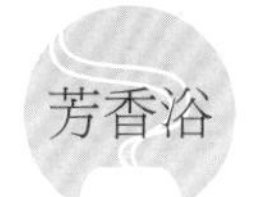

葡萄柚

材料（一次用量）
- 薰衣草精油……2滴
- 葡萄柚精油……1滴

使用方法 在蠟燭精油燈的水皿裡注入熱水，滴上精油，蠟燭點火，讓香氣擴散。

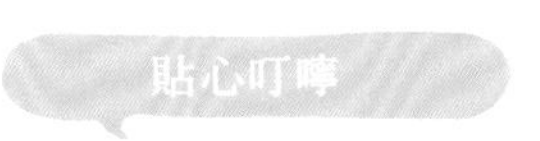

在睡不著的晚上讓薰衣草香氣充滿房間，可以有較好的睡眠品質喔！

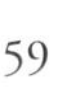

迷迭香

ROSEMARY

香草調

讓頭腦及肌膚都可以重回青春的夢幻精油

迷迭香精油有著清涼感的刺激香味，在提高集中力和記憶力非常著名。匈牙利王后伊莉莎白愛用的「匈牙利水」中也有使用迷迭香成分，迷迭香在肌膚的保養上的效用也是相當棒的。此款香水中，也內含樟樹、馬鞭草的萃取物（P.32）。

使用療效

心理 可以刺激頭腦讓你醒腦除去睡意，也有提升記憶力的功效。在沒有什麼精力，記憶力、注意力不振時使用。

身體 可以活化血液循環，緩和肌肉僵硬及肌肉痠痛等症狀。對於感冒及支氣管炎、鼻塞等呼吸道不舒服的症狀也相當有效果。

肌膚 有著高度的收斂作用，所以針對皮膚鬆弛及皺紋都相當有效。也可以使用在消除水腫、改善頭皮屑及消除毛囊的紅腫。

DATA

學名	*Rosmarinus officinalis*
科別	唇形科
主要產地	義大利、美國、西班牙、巴西等
萃取部位	全株藥草
萃取方法	水蒸氣蒸餾法
揮發性及香味強度	中／中至微強
參考價格	5mℓ約800至1500日幣

主要功效

去除淤血、強化記憶、集中力、強化肝臟、鬆弛肌肉、提高血壓、抗病毒、收斂作用、清晰頭腦、鎮定痙攣、通經、利尿

使用注意事項：此精油會刺激肌膚，敏感肌膚者要慎用。再加上容易氧化的關係，因此建議盡可能在開封後3至6個月內使用完畢。

迷迭香

單方精油完全使用

芳香浴 提高記憶力及集中力的救世主

材料（一次用量）
- 迷迭香精油……1至3滴

使用方法
- 在化妝棉或紙巾上滴上精油後，擺在枕頭邊或桌子上。
- 在裝有熱水裡的馬克杯或盆子內，滴入1至3滴精油
- 在蠟燭精油燈的水皿裡注入熱水後，滴上精油。

泡澡時間（全身浴） 以泡澡來溫暖身體的沐浴精油鹽

材料（2次用量）
- 迷迭香精油……10滴
- 天然鹽……100g

製作方法
❶將天然鹽放入盆子內，加入精油後以湯匙充分攪拌。
❷將作好的浴鹽放入容器中保存，蓋上蓋子後充分搖晃均勻。

使用方法 在浴缸裡裝滿熱水，以湯匙放入約一半量的浴鹽，充分攪拌後再入浴泡澡。

保存期限 置於陰涼處約可保存2週。

精油浴（手浴） 促進血液循環 消除手腳冰冷！

材料（一次用量）
- 迷迭香精油……2滴
- 熱水……一個臉盆的量

製作方法
❶在臉盆裡放入40℃至45℃的熱水，將兩手浸泡至手腕處。
❷加入精油後混合。

使用方法 將兩手浸泡在臉盆裡約5至10分鐘。

貼心小提醒

集中在手部的淋巴循環變好，就可以促進全身的血液循環，不只可以暖和身體，還可以緩和僵硬痠痛喔！

精油按摩（臉部） 拉提&防止老化的精油按摩

材料（容易製作的分量）
- 迷迭香精油……2滴
- 基底油……25mℓ

製作方法
❶在燒杯內放入基底油後加入精油。
❷以玻璃棒攪拌均勻後將按摩精油放入容器內。

使用方法 充分搖晃均勻後，取少量的精油至雙手，以手心溫度溫熱精油後，緩慢地將精油推至全臉，在較為在意的部位特別按摩。

保存期限 置於陰涼處約可保存1個月。

no. 07

ROSEMARY

以迷迭香精油為主調的香氛配方

迷迭香有多種精油化學型態組成，(chemo-type)所以充滿著清新及清爽的香味，且與相鄰的樹木調精油及柑橘調精油很相搭，若與花香調精油相搭配，會更加提昇香味特色喔！

芳香組合配方
柑橘調
甜橙
葡萄柚
樹木調
茶樹
效能組合配方
心中煩惱
甜橙
葡萄柚
天竺葵
身體煩惱
天竺葵
茶樹
薄荷
迷迭香

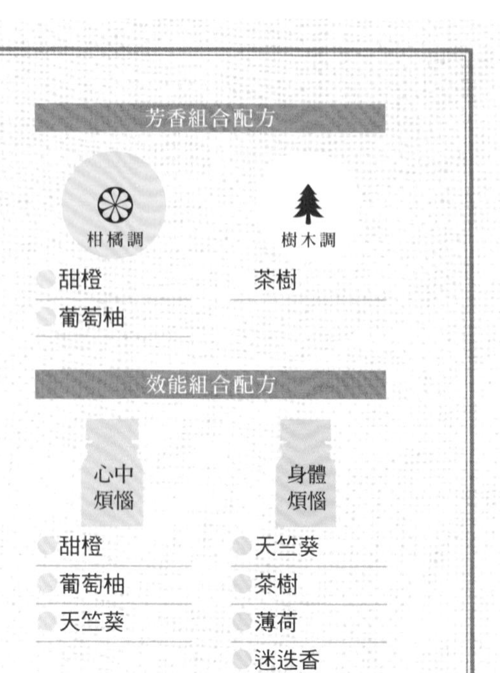

滋養頭皮&促進毛髮生長的洗髮乳&護髮乳

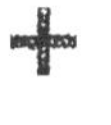

no. 06

薰衣草

美容

材料（容易製作的分量）
- 迷迭香精油……12滴
- 薰衣草精油……8滴
- 無香料洗髮乳（護髮乳）……100mℓ

製作方法
❶在燒杯內放入無香料洗髮乳（護髮乳）後加入精油，以玻璃棒攪拌均勻。
❷將精油洗髮乳放入罐裝容器內。

使用方法 洗髮乳充分起泡後使用。護髮乳可以讓頭髮更加水潤。

保存期限 置於常溫下約可保存1個月。

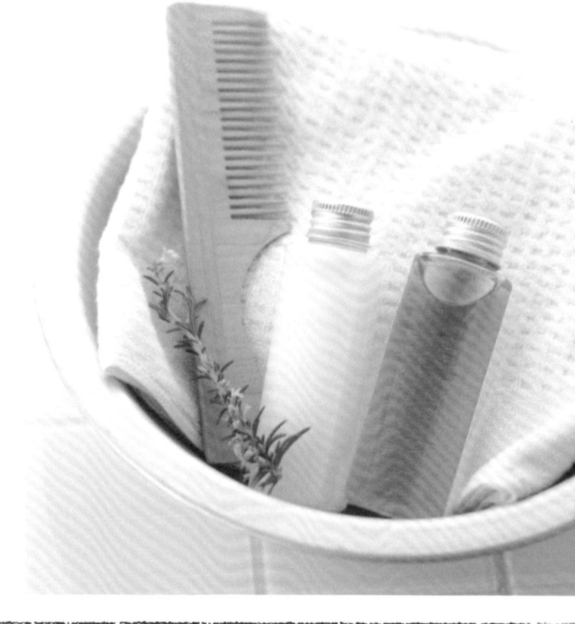

讓下雨天的外出變輕鬆愉快的香氣

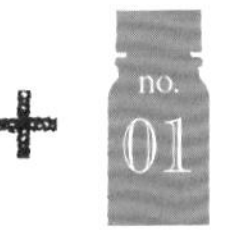

芳香浴

甜橙

材料（一次用量）
- 迷迭香精油……1滴
- 甜橙精油……1滴

使用方法
- 在紙巾上滴上精油
- 在雨傘裡放入精油紙巾後，將雨傘收起。等要使用時打開雨傘就會散發出香氣。
- 出門前在雨鞋裡放入精油紙巾。在穿時把紙巾拿出即可。

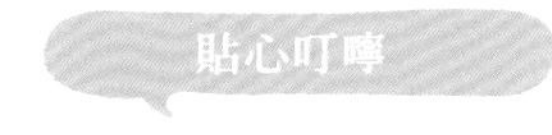

將精油紙巾放入雨鞋時，請不要讓精油原液直接接觸到肌膚或雨鞋，建議將有滴到精油那一側的紙巾包起，將紙巾揉成圓狀放入雨鞋中

讓肌膚重現青春的臉部蒸氣

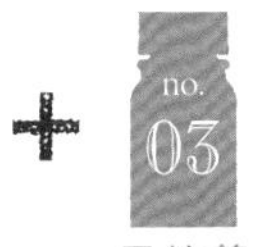

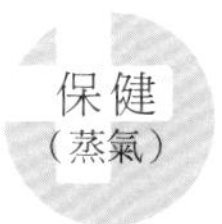

天竺葵

材料（一次用量）
- 天竺葵精油……1滴
- 迷迭香精油……1滴
- 熱水……一個洗臉盆量

製作方法 於裝滿熱水的臉盆中滴入精油。

使用方法
❶以毛巾蓋住頭，不要讓蒸氣跑掉。
❷閉上眼睛，深呼吸，讓蒸氣蒸全臉。

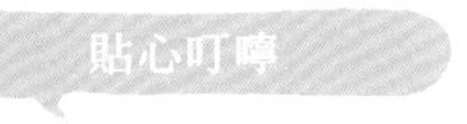

因為蒸氣可以讓毛孔的髒污變得容易去除，所以在蒸氣後洗臉會讓整體效果更加棒喔！

在無法止咳時推薦使用的沐浴精油

泡澡時間（全身浴）

茶樹

材料（一次用量）
- 迷迭香精油……2滴
- 茶樹精油……1滴
- 基底油……10mℓ

製作方法
❶在燒杯內加入基底油，再加入精油。
❷以玻璃棒攪拌混合，充分搖晃均勻。

使用方法 於注入熱水的浴缸內，放入精油後充分混合再入浴泡澡。

提神醒腦的精油滾珠瓶配方

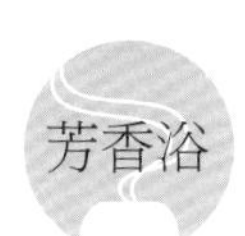

薄荷

材料（容易製作的分量）
- 迷迭香精油……3滴
- 薄荷精油……2滴
- 基底油……8mℓ
- 無水乙醚……2mℓ

製作方法
❶在滾珠瓶內加入基底油及無水乙醚，蓋上蓋子輕輕搖晃。
❷加入精油，蓋上蓋子充分搖晃均勻。
❸放置在陰暗處2星期，使精油熟成（一天搖晃瓶身一次）。

使用方法 充分搖混精油後，在手腕及耳後塗上精油，使之芳香。

保存期限 置於常溫下約可保存1個月。

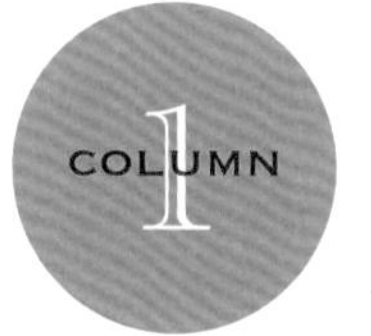

調配精油Q&A

不同的精油功效不同，
將各種精油搭配組合之後，
便可以享受更多不一樣變化樂趣。
所以，先來看看幾個對於精油搭配的Q&A吧！

Q 什麼是適合自己的精油組合？

A 精油有著各式各樣的作用。但是最重要的是，選擇自己喜愛的香味精油。即便精油本身擁有著非常有用的效果，但若不是自己喜歡的香味，效果就會減半。相反的，如果是自己中意的香味，效用就會提昇。建議與專賣店的店員討論，找出適合自己且喜愛的香味精油。而同樣的香氣，也會因為當天的心情及身體狀況感受程度會有所不同，所以可依照不同的時間點及不同的身體狀況挑配適合自己的精油才是選擇的重點喔！

Q 如果在將精油混合前，就想先試聞組合後的香味該怎麼做？

A 將想要試用的聞香精油瓶拿起，放在稍離鼻子有點距離的位置，然後將蓋子打開，輕輕地搧風，可以讓精油的香氣散發在空氣中。試聞的精油數控制在五瓶左右。也可以在試香紙（可以在精油專賣店購入）或紙巾上滴上一滴所選擇的精油，將揉捏或摺疊起來後試聞也是OK的，再將試香紙疊合試著聞香，就可以找出最適合自己也是最喜愛的香味組合喔！

Q 精油搭配組合的訣竅是什麼呢？

A 在本書中介紹的7種同調性精油（→P.26）中，同一調性的精油及相鄰調性的精油相配性較佳，所以首先就以這些相近或相鄰調性為主來考慮想要搭配的精油。如果精油萃取的部位相同，搭配起來的效果都是不錯的，最需要注意的是精油的強弱程度。若香味較為強烈的精油不搭配少一點，就會掩蓋過其他精油的香味。

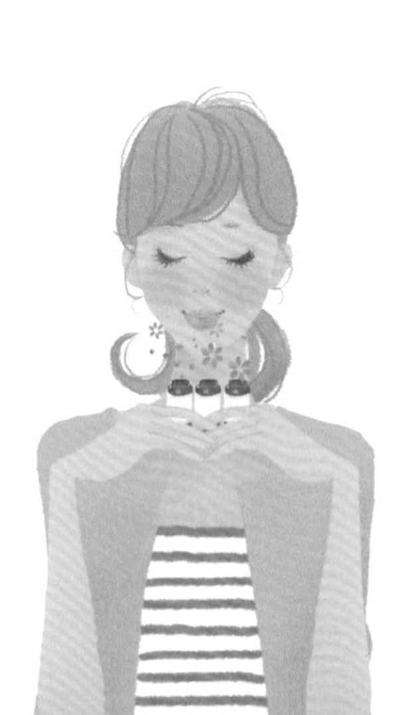

讓精油的世界更廣闊！

進階款精油
完全使用&組合配方

本章節要為大家介紹
如何使用進階款 7 種香味，
來享受更多不同的精油香氛。
藉由稍微多加一點不同的搭配功夫，
可以讓芳香療法的世界更美麗多彩！

7種進階款精油 擴展你的芳香世界

在習慣了使用芳香療法之後，再推薦7種不同的精油。
在這些精油裡，有香味較為獨特的，有些精油給人的香味喜惡較為明顯，
但只要再加入一些不同的基底材料，就可以增加更多不同享受精油的樂趣。
所以，請與我一起來找出自己喜歡的精油，
輕鬆享受精油帶來的各種變化吧！

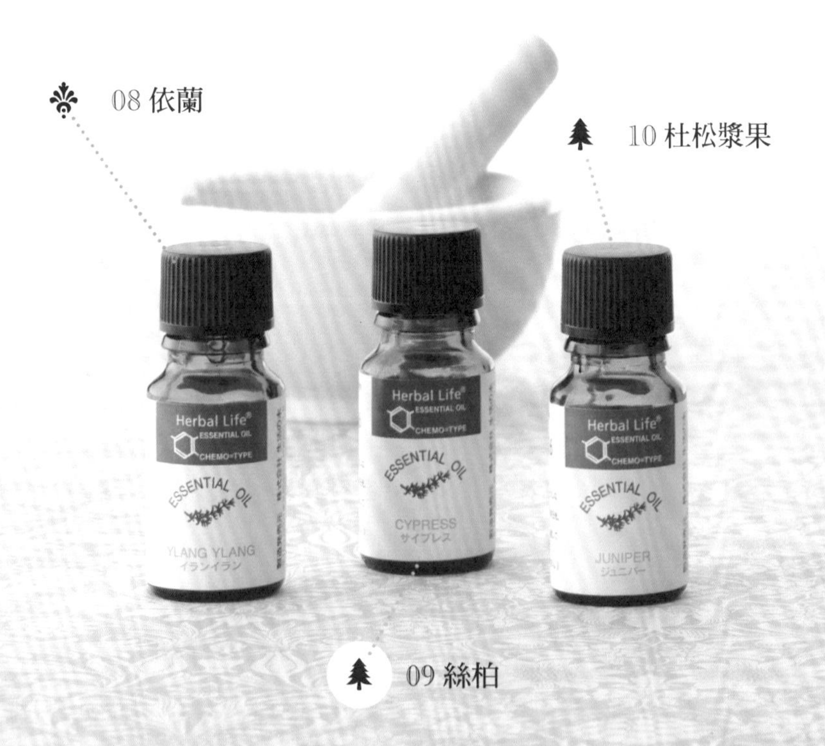

與基本款的7種精油相比，在進階款精油中有像絲柏或杜松漿果，讓將使用者的喜惡分別相當清楚的精油。不僅是香味、效能都是非常多樣化的「好用」精油。與基本款相互搭配，可以讓香味產生豐富的立體感，讓使用者更能充分享受精油的世界。

PART3中的主要配方

在此介紹使用了兩種以上的基底材料（→P150）的配方。但是即便只是使用精化水也可以作出潤膚水、消臭噴霧劑、香水……。另外，也介紹比之前更多的精油噴霧及精油薰香蠟等，讓你更能貼近精油的製作品喔！

＊精油蠟燭　＊精油噴霧劑
＊MP皂　＊精油薰香蠟
＊精油黏土面膜　＊精油滾珠瓶

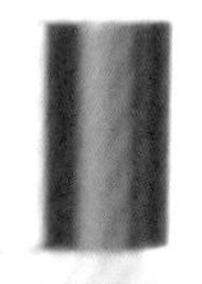
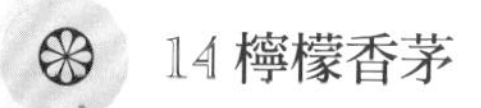
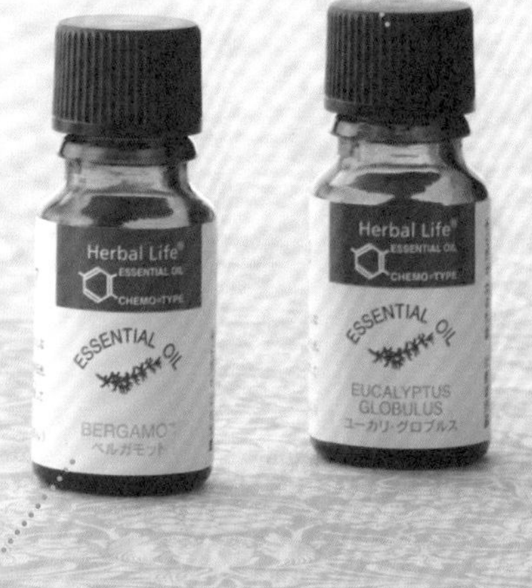
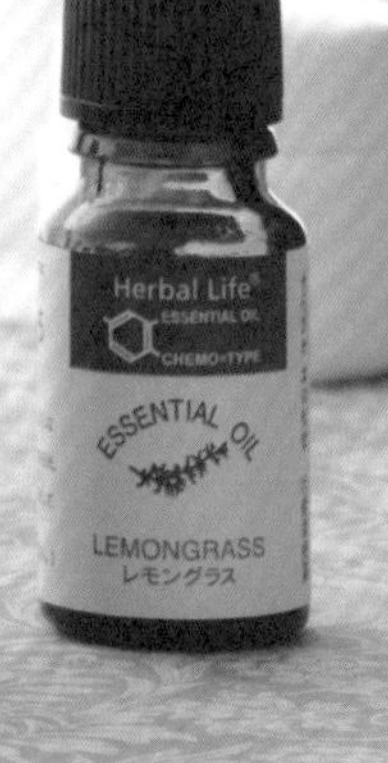
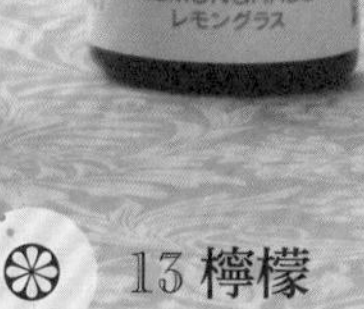

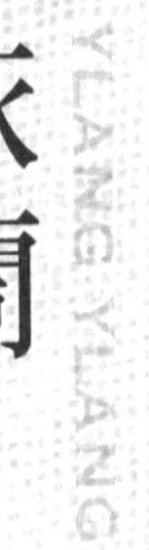

依蘭

YLANG YLANG

東方調

官能度強的芳香花味給你幸福感

依蘭自古即有「花中花」之稱號，甘甜濃厚的香味自古以來便被作為香水原料使用，其中催情作用更是聞名。依蘭精油是將材料長時間的蒸餾抽取後製作而成，所以依據蒸餾的階段，成分、香味及價格都會有所不同，最一開始蒸餾出的最高級品又被稱之為特級精油（extra）。

心理 緩和極度緊張及壓力，鎮定憤怒及恐慌情緒。讓人重新獲得自信及信賴感，藉由其催情作用也會提升性欲。

身體 能降低血壓，並且有改善壓力性的心律不整及心悸效用。對於更年期女性的不適及性冷感、勃起障礙等都有效果。

肌膚 調整皮脂平衡，除了對所有的肌膚都有美容的效果之外，對於受傷的頭髮及促進毛髮生長都有相當的效果。

學名	*Cananga odorata*
科別	番荔枝科
主要產地	馬達加斯加、菲律賓、印尼、科摩羅群島、留尼旺島
萃取部位	花朵
萃取方法	水蒸氣蒸餾法
揮發性及香味強度	中音至低音／中至微強
參考價格	5mℓ約500至3000日幣

主要功效

降低血壓、促進血液循環、抗病毒、抗憂鬱、抗發炎、抗菌、催情、振奮精神、活絡賀爾蒙

❗ 使用注意事項：如果高濃度使用此精油會產生頭痛及嘔吐之可能性。在如開車或是需要集中精神時不宜使用。

單方精油完全使用

芳香浴 以濃郁的花香味來鎮定心靈的精油香膏

材料（容易製作的分量）
依蘭精油……12滴
蜜蠟……5 g
基底油…15mℓ

製作方法
❶在燒杯中加入蜜蠟及基底油後隔水加熱融化。
❷將❶中隔水加熱的蜜蠟融化後放進乳液容器，以竹籤充分攪拌混合。
❸在熱氣稍微散去後，加入精油再度拌勻。冷卻後凝固即可使用。

使用方法 塗抹於手腕及耳後、胸前等處。

保存期限 常溫下約可保存1個月。

泡澡時間（全身浴） 調整賀爾蒙平衡的精油浴

材料（一次用量）
依蘭精油……3滴

使用方法 在浴缸裡放入熱水，在泡澡前，滴入精油後充分攪拌混合。以著悠閒的心情，一邊深呼吸同時享受精油香氣。

芳香浴 解決男女之間爭執的精油蠟燭

材料（一次用量）
依蘭精油……30滴
蜜蠟……70 g
基底油……1小茶匙
蠟燭臺 蠟燭芯（或粗麻線）

製作方法
❶在燒杯中加入蜜蠟及基底油後隔水加熱融化。
❷將❶中隔水加熱的蜜蠟內加入精油，以竹籤充分攪拌混合。
❸在準備好蠟燭心的蠟燭容器裡倒入2後，冷卻後凝固即可使用。

使用方法 想要抑制憤怒或想要醞釀好氣氛時，可以點上燭火。

美容 調整肌膚油脂分泌的黏土面膜

材料（一次用量）
依蘭精油……1滴
黏土粉……1大匙
純水（或花水）……1大匙
基底油……1小匙

製作方法
❶將黏土放入搗藥臼中。加入純水後稍微放置。等水分完全進透了入黏土粉後，以杵充分搗勻。
❷加入基底油後搗勻，再加入精油後均勻攪拌。

使用方法 避開敏感的眼睛及嘴邊周圍，將黏土精油面膜塗滿整臉。約5分鐘之後，清洗乾淨。

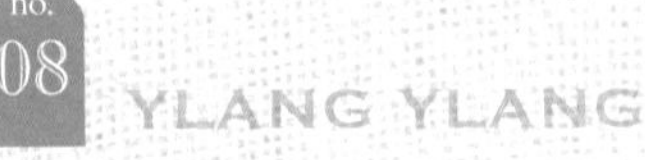

以依蘭精油 為主調的香氛配方

濃厚的花香與屬於同樣花香調及香味醒腦的香草調精油相當搭配。如果覺得香為過重時，可以添加一些甜橙、檸檬等清爽的柑橘調精油作搭配，也是不錯的選擇喔！

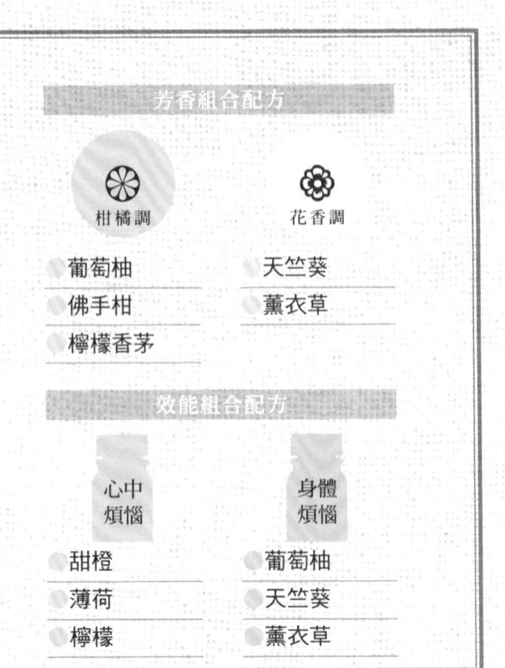

深度滋潤乾燥毛髮的洗髮精&護髮乳

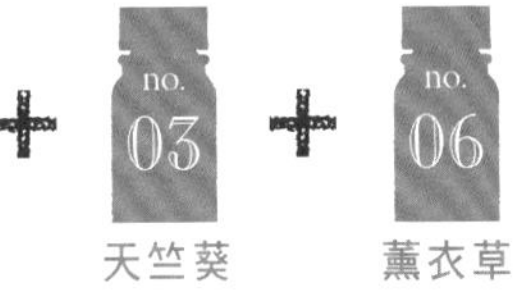

美容

材料（容易製作的分量）
- 依蘭精油……4滴
- 天竺葵……3滴
- 薰衣草精油……3滴
- 無香料洗髮精（或護髮乳）…100mℓ

製作方法
❶在燒杯中加入無香料洗髮精（或護髮乳）後，滴入精油，以玻璃棒攪拌充分拌勻。
❷玻璃攪棒充分拌勻，將混合好後的精油及無香料洗髮精（或護髮乳）倒入容器內保存。

使用方法 充分起泡後使用。護髮乳請塗抹在頭髮，讓頭髮充分吸收。

保存期限 置於常溫下約可保存1個月。

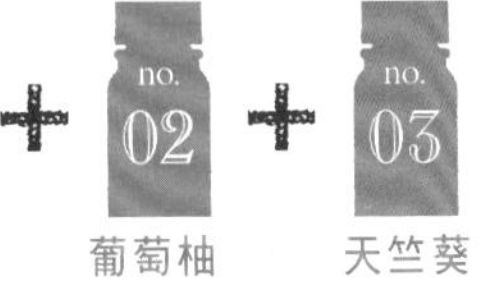

精油按摩（身體）

材料（容易製作的分量）
- 葡萄柚精油……1滴
- 天竺葵精油……2滴
- 依蘭精油……2滴
- 基底油……25mℓ

製作方法
❶在燒杯中加入基底油後滴入精油。
❷以玻璃棒攪拌充分拌勻，將混合好後的精油倒入容器內後保存。

使用方法 充分搖晃均勻後，取適量精油至雙手，緩慢地將精油推送到全身進行按摩。

保存期限 置於常溫下約可保存1個月。

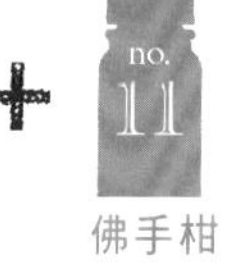
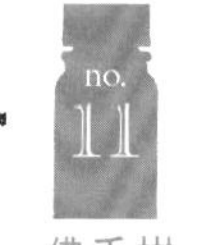
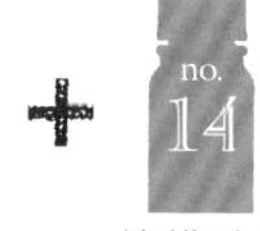

佛手柑 檸檬香茅

芳香浴

材　料（一次用量）
依蘭精油……10滴
佛手柑精油……5滴
檸檬香茅精油……5滴
無水乙醇……5mℓ
純水……45mℓ

製作方法
❶在燒杯中加入無水乙醇後滴入精油，以玻璃棒攪拌充分拌勻。
❷加入純水後充分混合後，將精油倒入噴霧容器內。

使用方法 充分搖混瓶身後，在房間及窗簾、抱枕等的生活空間裡噴上精油噴霧。

保存期限 置於常溫下約可保存1個月。

甜橙 薄荷

美容

材　料（一次用量）
依蘭精油……10滴
甜橙精油……6滴
薄荷精油……4滴
MP皂……100 g

製作方法
❶在燒杯裡擺MP皂後，放入微波爐加熱（500瓦約20秒）
❶等MP皂充分融化後從微波爐中取出，加入精油後，倒進容器內。
❶冷卻定型後從容器中拿出，放置數日使之乾燥。

使用方法 充分起泡後使用。

保存期限 陰暗處或冰箱約半年。

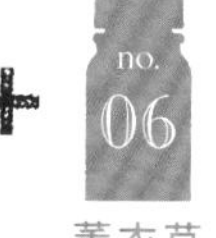
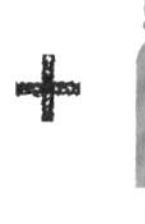

薰衣草 檸檬

芳香浴

材　料（一次用量）
依蘭精油……6滴
薰衣草精油……2滴
檸檬精油……2滴
無水乙醇……2mℓ
基底油……8mℓ

製作方法
❶在滾棒容器內加入基底油及無水乙醇，蓋上蓋子輕輕搖晃。
❷在❶裡加入精油，蓋上蓋子充分搖晃均勻。
❸放置在陰暗處2星期，使精油熟成（一天搖晃瓶身一次）。

使用方法 充分搖混精油後，在手腕及耳後塗上精油，使之芳香。

保存期限 置於常溫下約可保存1個月。

no. 09

絲柏

CYPRESS

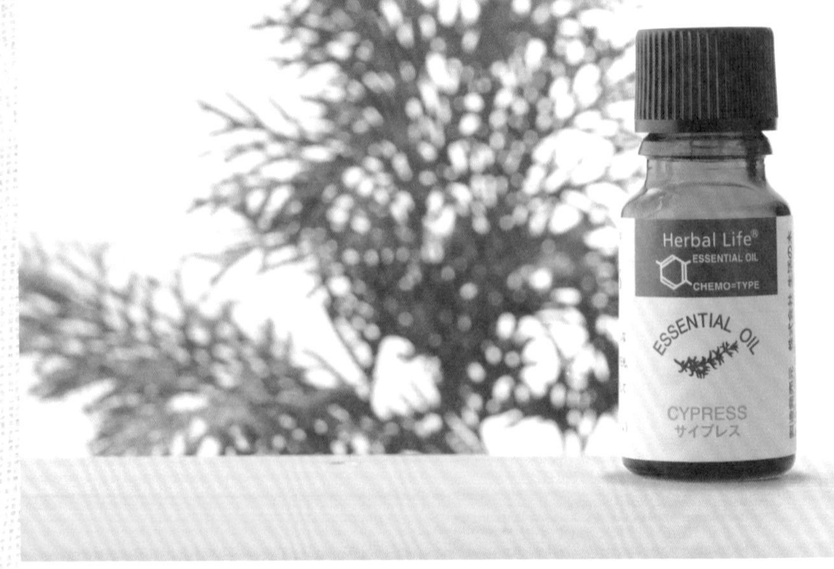

樹木調

可抑制出汗及臭味，在夏天大活躍！

醒腦的香味作於止汗及除臭上作用絕佳，再加上有緊實身體線條的作用，所以用於精油浴及精油按摩上非常的有效果。自古此種精油與文化及宗教有相當深厚的關係，在古埃及及古羅馬，絲柏都被推崇為神聖的樹木，據說地中海的塞普路斯島（Cyprus）的名稱也是取自此種樹木的名稱而來。

心理 樹香濃厚及清爽的香味能夠讓集中精神，達到冷靜判斷的功效。非常適合使用在心情煩躁時，可以幫助回復冷靜情緒。

身體 藉由去瘀血、利尿、及收斂等作用，可以減輕身體的浮腫及橘皮組織的形成，還有消脂作用。因為具有收縮血管的特性，也有預防靜脈瘤的作用。

肌膚 改善皮膚的鬆弛及毛孔粗大、油性肌膚等問題。止汗除臭的作用也相當出色，使用在油性肌膚上效果佳。

學名	*Cupressus sempervirens*
科別	柏科
主要產地	西班牙、法國、義大利、德國、摩洛哥
萃取部位	葉片 果實
萃取方法	水蒸氣蒸餾法
揮發性及香味強度	中音／中
參考價格	5mℓ1000至2000日幣

主要功效

去瘀血、促進血液循環、抗憂鬱、收斂、調整自律神經、止汗、鎮咳、鎮痙、鎮定精神、利尿、調整賀爾蒙、強化免疫力

使用注意事項：因為此精油會刺激肌膚，敏感肌膚者要注意。懷孕期間請不宜使用。

單方精油完全使用

保健　清爽&舒適的制汗噴霧

材　料（容易製作的分量）
絲柏精油……10滴
無水乙醇……10mℓ
純水……40mℓ

製作方法
❶在燒杯中加入無水乙醇後滴入精油，以玻璃棒攪拌充分拌勻。
❷加入純水後充分混合後，將精油倒入噴霧容器內。

使用方法 充分搖晃均勻，在較為在意的部位噴上噴霧。注意不要噴進眼睛及嘴巴裡。

保存期限 置於陰暗處約可保存1個月。

泡澡時間（半身浴）　促進充分出汗的精油浴鹽

材　料（使用2次用量）
絲柏精油……10滴
天然鹽……100g

製作方法
❶將天然鹽放入盆子內，加入精油後以湯匙充分攪拌。
❷將作好的浴鹽放入容器中保存，蓋上蓋子後充分搖勻。

使用方法 在浴槽裡裝滿熱水，放入約一半量的浴鹽，充分攪拌後再入浴泡澡。

保存期限 置於陰暗處約可保存兩星期。

芳香浴　以芳香的森林浴來安定情緒

材　料（1次用量）
絲柏精油……3滴

使用方法 在蠟燭精油燈的水皿裡注入熱水後，滴上精油。然後蠟燭點火，讓香氣擴散，放鬆身心。

保健　讓黏膩肌膚變滑嫩的精油身體粉

材　料（容易製作的分量）
絲柏精油……6滴
滑石粉……15 g
太白粉……15 g

製作方法
❶將滑石粉及太白粉放入盆子容器內以湯匙混合後，在加入精油拌勻。
❷將混合好的精油放入裝粉容器內，蓋上蓋子搖晃均勻。

使用方法 在剛洗完澡或覺得身體黏膩時，將汗擦乾後，在身體比較在意的地方用手或化妝棉撲上精油粉。

保存期限 置於常溫下約可保存1個月。

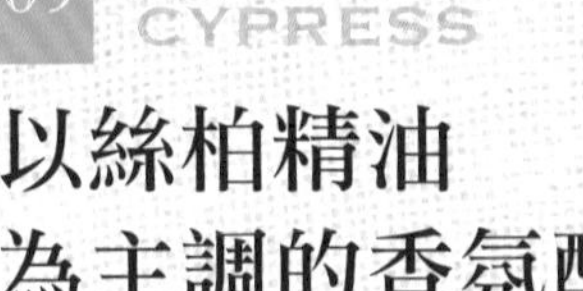

CYPRESS

以絲柏精油為主調的香氛配方

讓人放鬆穩定的樹香味，搭配同調性的杜松漿果是最佳組合。另外，絲柏與香草調、花香調及柑橘調等各種香味都很容易與絲柏相容搭配。想要集中精神、緊實身體時，請大膽的搭配自己喜歡的香味試試看吧！

芳香組合配方

樹木調	柑橘調
杜松漿果	甜橙
茶樹	葡萄柚
尤加利	檸檬香茅

效能組合配方

心中煩惱	身體煩惱
天竺葵	薄荷
薰衣草	迷迭香
檸檬	尤加利

消除橘皮組織最適用的身體去角質鹽

+ no.02 葡萄柚 + no.07 迷迭香　美容

材料（一次用量）
葡萄柚精油……2滴
絲柏精油……3滴
迷迭香精油……1滴
天然鹽（顆粒較細的）……50 g
基底油…20mℓ

製作方法
❶將天然鹽放入搗藥臼中，以杵將鹽充分搗細。
❷加入基底油後混合。
❸加入精油後再度攪拌混合。

使用方法
在身體的脂肪處及比較在意的水腫部位，像將鹽揉進身體內般溫柔的按摩後，以清水清洗。

讓空間充滿森林香氣的地毯去污粉

+ 甜橙 + 茶樹　清潔

材料（容易製作的分量）
絲柏精油……10滴
甜橙精油……5滴
茶樹精油……5滴
小蘇打粉……200 g

製作方法
❶在碗盆容器內放入小蘇打粉、加入精油後以湯匙充分攪拌混合。
❷將小蘇打粉移至裝粉容器內放置數小時後，讓香味更加融合。

使用方法
❶充分搖晃均勻後，將精油小蘇打灑在地毯上。
❷放置一些時間後，再以吸塵器將蘇打粉清掃吸除乾淨。

保存期限
置於常溫下約可保存1個月。

薄荷　薰衣草

美容

材料（容易製作的分量）

絲柏精油……5滴
薰衣草精油……3滴
薄荷精油……2滴
黃原膠…… ½小匙
花水……50ml
甘油……¼小匙

製作方法

❶在燒杯中依照順序放入甘油、精油、花水，一邊加入一邊混合攪拌。
❷在❶裡一邊攪拌一邊再加入黃原膠，讓黃原膠充分的與其他材料完全混合。
❸將❷的材料裝到管狀或乳液容器內後關緊瓶蓋。每隔15分鐘搖勻材料約20次左右，一直到沒有任何顆粒狀為止。

使用方法 在身體出油或汙垢部分，取適量的凝膠塗抹上後用清水洗淨。

保存期限 置於冰箱中約可保存兩星期。

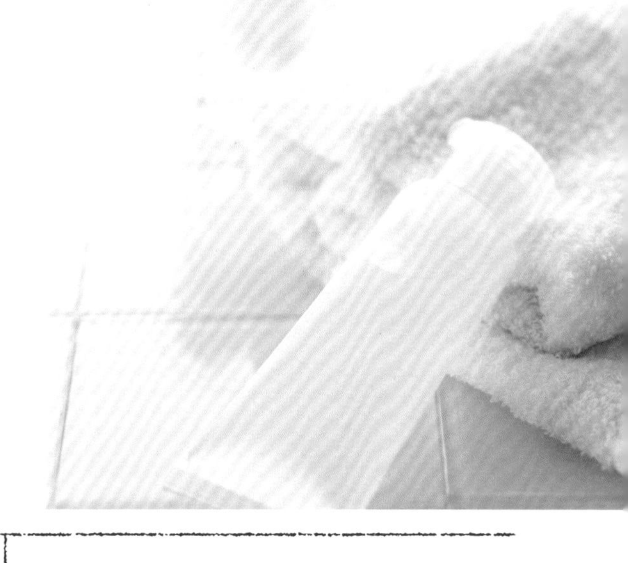

利用泡澡來提高新陳代謝的沐浴鹽

迷迭香

泡澡時間（全身浴）

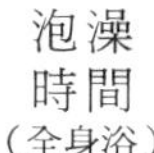
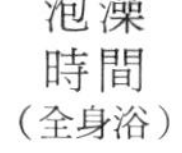

材料（6次用量）

絲柏精油……6滴
迷迭香精油……6滴
基底油……25mℓ

製作方法

❶在燒杯內放入基底油後加入精油。
❷以玻璃棒攪拌均勻後將按摩精油放入容器內。

使用方法 在注入熱水的浴缸裡，入浴前放入1小茶匙的精油鹽後充分拌勻。

保存期限 置於陰暗處約可保存1個月。

調整賀爾蒙
克服女性特有煩惱的精油香水

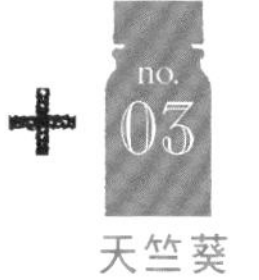
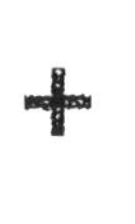
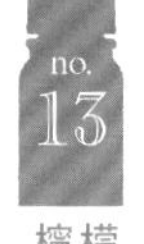
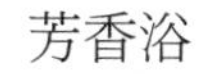

天竺葵　檸檬

芳香浴

材料（一次用量）

天竺葵精油……4滴
絲柏精油……4滴
檸檬精油……2滴
無水乙醇……2mℓ
純水……8mℓ

製作方法

❶在燒杯中加入無水乙醇後滴入精油，以玻璃棒攪拌充分拌勻。
❷加入純水後充分混合後，將精油倒入噴霧容器內。

使用方法 充分搖晃均勻，噴於手腕及耳後，使之芳香。

保存期限 置於陰暗處約可保存1個月。

no. 10

杜松漿果

JUNIPER BERRY

樹木調

排出老廢物質，排毒效果絕佳精油

一般我們認為杜松漿果精油有著「淨化」身心的作用，自古杜松漿果在歐洲就以「驅除惡魔的香草」知名。在法國，醫院為了要預防感染，也把杜松漿果用於空氣淨化。杜松漿果用於琴酒的香氣提味上也相當知名，此酒原為17世紀荷蘭醫生所製作的藥酒，而後才開始流行於一般飲用。

使用療效

心理 可以刺激神經，藉以振奮精神，讓心情更加積極正向。同時有讓頭腦清醒且提高精神集中力的效果。

身體 排出身體的老廢物質，消除水腫。藉由這種排毒效果，可以緩和肩膀僵硬痠痛及肌肉痛、疲勞等症狀。

肌膚 調整皮脂的平衡，改善油性肌膚，防止青春痘、及臉部的暗瘡、粉刺等。對於青春痘肌膚平緩後的肌膚修復也有效果喔！

學名　*Juniperus communis*
科別　柏科
主要產地　義大利、匈牙利、法國、澳洲、加拿大
萃取部位　漿果
萃取方法　水蒸氣蒸餾法
揮發性及香味強度　中音／中
參考價格　5mℓ 500至3000日幣

主要功效

強壯、抗病毒、抗發炎、抗菌、刺激、收斂、調整自律神經、安定精神、鎮痙、鎮痛、發汗、利尿

使用注意事項：因為此精油會促進身體排出水份。懷孕期間請不宜使用。有嚴重的腎臟疾病者也不宜使用。

單方精油完全使用

泡澡時間（半身浴） 在家中享受精油澡同時進行解毒療效

材料（1次用量） 杜松漿果精油……3滴

使用方法 入浴前，注入熱水的浴缸內滴入精油充分攪拌後泡澡，悠閒地一邊深呼吸一邊享受檜木香氣。

貼心叮嚀

可以滴入1至2滴精油作半身浴，使身體大量出汗，可以達到更佳的解毒效果喔！

精油按摩（身體） 進行全身精油按摩克服手腳冰冷症狀！

材料（容易製作的分量） 杜松漿果精油……3滴
基底油……25mℓ

製作方法
❶在燒杯內放入基底油後加入精油。
❷以玻璃棒攪拌均勻後將按摩精油放入容器內。

使用方法 充分搖晃均勻後，取適量精油至雙手。緩慢地將精油推送全身進行按摩。

保存期限 置於常溫下約可保存1個月。

芳香浴 讓全家沉浸在木質調的溫柔香味中

材料（1次用量） 杜松漿果精油……2滴

使用方法 在蠟燭精油燈的水皿裡注入熱水後滴上精油。然後蠟燭點火，利用香氣發散及蠟燭的燭火療癒效果來放鬆身心。

貼心叮嚀

唪蠟燭精油燈可以為我們帶來溫暖的光線。在歡迎朋友或迎接家人回家時，可以點個蠟燭精油燈讓香味溫暖朋友與家人。

美容 促進排尿，排出身體多餘水分的去角質精油鹽

材料（1次量） 杜松漿果精油……2滴
天然鹽（使用顆粒較細的天然鹽）……2大匙
基底油……2大匙

製作方法
❶將天然鹽放入搗藥臼中，以杵充搗碎天然鹽使之變細滑。
❷加入基底油後再度搗勻混合
❸再加入精油後均勻攪拌。

使用方法 於脂肪堆積較多及水腫部位以鹽摩擦後再以清水沖洗。

貼心叮嚀

皮膚較薄處及關節上方請溫柔且小心地推擦按摩。

no. 10 JUNIPER BERRY

以杜松漿果精油為主調的香氛配方

帶著木質香味的杜松漿果如果與同為樹木調精油組合，可以讓人如享受森林浴般地輕鬆舒適。如果是與絲柏、天竺葵、葡萄柚等相互搭配，則可以獲得的排毒與身體肌膚緊緻之雙重效果喔！

芳香組合配方

柑橘調	香草調
葡萄柚	薄荷
佛手柑	迷迭香
檸檬	

效能組合配方

心中煩惱	身體煩惱
甜橙	絲柏
薰衣草	天竺葵
迷迭香	尤加利

精油按摩（身體）

＋ 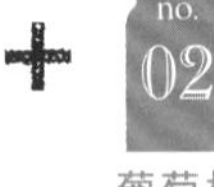

葡萄柚

＋ 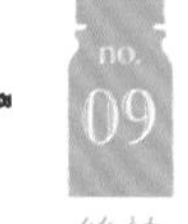

絲柏

材料（容易製作的分量）
葡萄柚精油……1滴
杜松漿果精油……3滴
絲柏精油……1滴
基底油……25mℓ

製作方法
❶在燒杯內放入基底油後加入精油。
❷以玻璃棒攪拌均勻後將按摩精油放入罐裝容器內。

使用方法 使用前充分搖晃容器後，將精油倒在雙手上，於在意的部分塗抹上精油後按摩。

保存期限 置於陰暗處約可保存1個月。

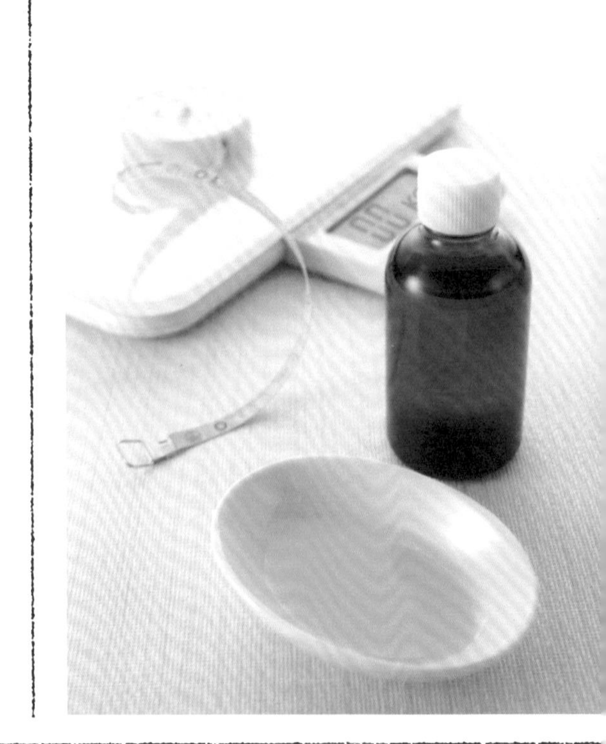

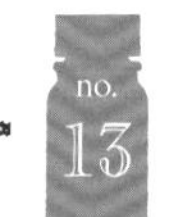

保健（蒸氣）

材料（一次用量）
杜松漿果精油……1滴
檸檬精油……1滴
熱水……一個洗臉盆量

製作方法 在臉盆裡放入熱水後滴入精油。

使用方法 ❶以毛巾蓋住頭，不要讓蒸氣跑掉。
❷閉上眼睛深呼吸，同時讓蒸氣蒸全臉。

芳香浴

材料（容易製作的分量）
杜松漿果精油…6滴
迷迭香精油…4滴
純水…45mℓ　無水乙醇…5mℓ

製作方法 ❶在燒杯中加入無水乙醇後滴入精油，以玻璃棒攪拌充分拌勻。
❷加入純水後充分混合後，將精油倒入噴霧容器內。

使用方法 充分搖晃均勻噴在衣服及手腳處。

保存期限 置於陰暗處約可保存1個月。

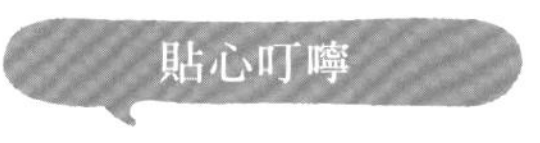

在運動前作準備運動時可以先噴上一些精油水來提高士氣喔！

森林浴氛圍的精油香包

芳香浴

材料（一次用量）
杜松漿果精油……2滴
尤加利精油……1滴
碎木片……2大匙
布袋或茶包袋……1個

製作方法 ❶將碎木片放入布袋中
❷在❶裡加入精油後充分混合。

使用方法 為了不讓碎木片不會從布袋中漏出，建議以緞帶緊緊地將布袋口束緊後，再放至在客廳等地。

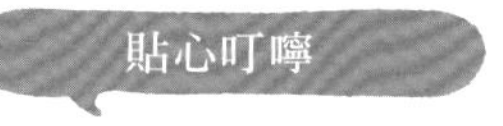

碎木片在家具大賣場的烤肉用品專區裡有販售，是熏烤過的木頭碎片。如果香味消除了，可以再滴入精油繼續使用。

香氛美容卸妝油

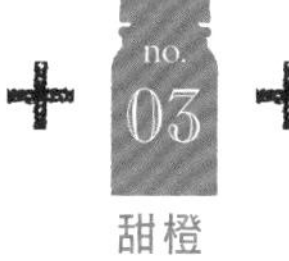

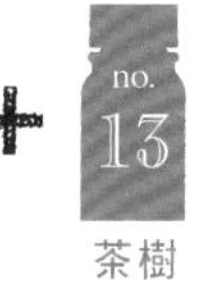

美容

材料（容易製作的分量）
杜松漿果精油……2滴
天竺葵精油……1滴
檸檬精油……1滴
基底油……25mℓ

製作方法 ❶在燒杯中加入基底油後滴入精油，以玻璃棒攪拌充分拌勻。
❷將混合好後的精油倒入容器內後再度搖晃均勻。

使用方法 充分搖晃後將精油倒入手中，以手掌的溫度溫熱精油，再將精油輕輕推抹到臉整體上。臉上妝容浮起後，用化妝棉或衛生紙擦拭掉或用清水沖洗皆可。

保存期限 置於常溫下約可保持2星期。

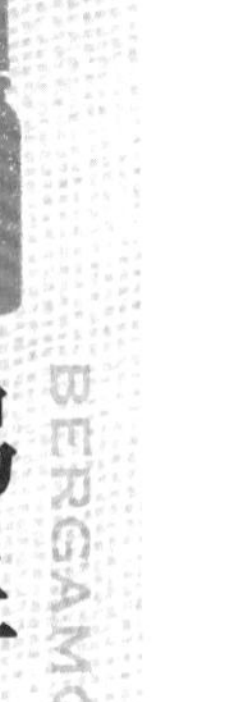

佛手柑

BERGAMOT

可以穩定心神的香甜味道

柑橘調

佛手柑是柑橘調精油裡，有著最精緻的香味且最受歡迎的精油。佛手柑與其他的大部分精油相容性高，所以廣泛的被使用在香水的原料中。另外，與其他精油搭配，可以很容易產生相乘的雙倍效果，此點是佛手柑精油最大的魅力之一。佛手柑也可使用在伯爵茶的提味上。

使用療效

心理 在心情沮喪想要提起精神作點什麼時，又或想要緩和憂鬱情緒及不安、緊張時都非常的有效果。也具有鎮定的效果可以促進睡眠。

身體 柑橘調的香味會刺激腸胃，可以幫助消化且增進食欲。也可改善呼吸系統的不適症狀，鎮定喉嚨的疼痛。

肌膚 改善油性肌膚，鎮定青春痘及濕疹、粉刺、暗瘡等引起的肌膚發炎，改善症狀。據說對於帶狀性泡疹也有效。

學名　*Citrus bergamia*
科別　芸香科
主要產地　義大利、摩洛哥、突尼西亞、幾內亞
萃取部位　果皮
萃取方法　壓榨法
揮發性及香味強度　高音／弱
參考價格　5mℓ約1500至2500日幣

主要功效

驅風、解熱、健胃、抗病毒抗憂鬱、抗發炎、抗菌、殺菌、促進消化、鎮痙、鎮靜振奮精神

使用注意事項：因為此精油會有光敏性，所以在使用後請勿接觸日曬。因為氧化速度較快，所以請盡可能在開封後的3至6個月內使用完畢。

佛手柑

單方精油完全使用

泡澡時間（足浴） 以足浴來放鬆&消毒殺菌

材料（1次用量） 佛手柑精油……1滴
熱水……一個洗臉盆量

製作方法 ❶在臉盆裡放入約40℃至45℃的熱水，將兩腳浸泡至腳踝處。
❷加入精油後混合。

使用方法 將兩腳浸泡在臉盆裡約5至10分鐘。

清潔 消除料理異味的廚房用精油噴霧

材料（容易製作的分量） 佛手柑精油……10滴
無水乙醇……5mℓ
純水……45mℓ

製作方法 ❶在燒杯中加入無水乙醇後滴入精油，以玻璃棒攪拌充分拌勻。
❷加入純水後充分混合後，將精油倒入噴霧容器內。

使用方法 充分搖晃均勻，在廚房及廚房地毯上噴上精油。注意不要噴到餐具上。

保存期限 置於陰暗處約可保存1個月。

芳香浴 以芳香浴讓你帶著幸福感沉睡

材料（使用一次分量） 佛手柑精油……1滴

使用方法 在紙巾上滴上精油，放在枕頭邊讓香味擴散。

貼心叮嚀

佛手柑具有促進安眠作用的效果。在就寢時，建議精油霧化器或精油燈，預先將精油香氣擴散在整個寢室中。

保健 鎮定身體黏膩感&發炎症狀的精油身體粉

材料（容易製作的分量） 佛手柑精油……6滴
滑石粉……15 g
太白粉……15 g

製作方法 ❶在盆中放入滑石粉及太白粉，加入精油，以湯匙充分拌勻。
❷拌勻後倒入容器內，蓋上蓋子後搖混瓶身使之混合。

使用方法 在洗完澡後或再覺得身體黏黏不舒服時，把汗擦乾後在身體較在意之處，以手或海綿撲等將精油粉輕拍到身上。

保存期限 置於常溫下約可保存1個月。

貼心小提醒

佛手柑的舒爽香味能讓人全身清爽不黏膩。因為佛手柑有鎮定發炎的效果，所以對於背上的青春痘也有效用喔！

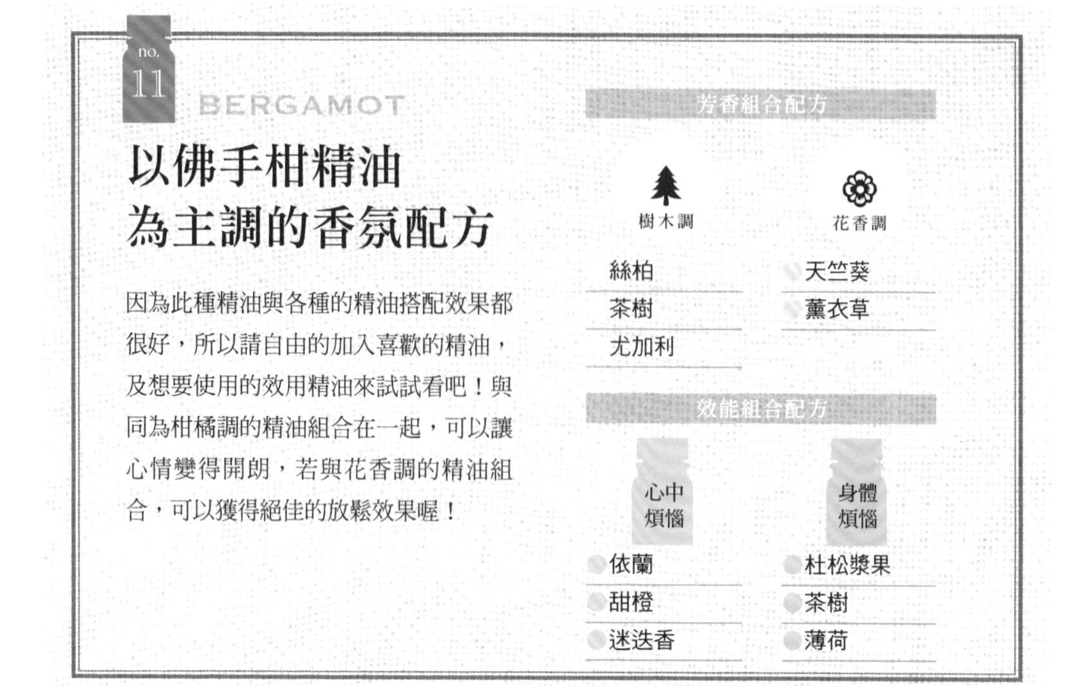

no. 11 BERGAMOT

以佛手柑精油為主調的香氛配方

因為此種精油與各種的精油搭配效果都很好，所以請自由的加入喜歡的精油，及想要使用的效用精油來試試看吧！與同為柑橘調的精油組合在一起，可以讓心情變得開朗，若與花香調的精油組合，可以獲得絕佳的放鬆效果喔！

芳香組合配方

樹木調	花香調
絲柏	天竺葵
茶樹	薰衣草
尤加利	

效能組合配方

心中煩惱	身體煩惱
依蘭	杜松漿果
甜橙	茶樹
迷迭香	薄荷

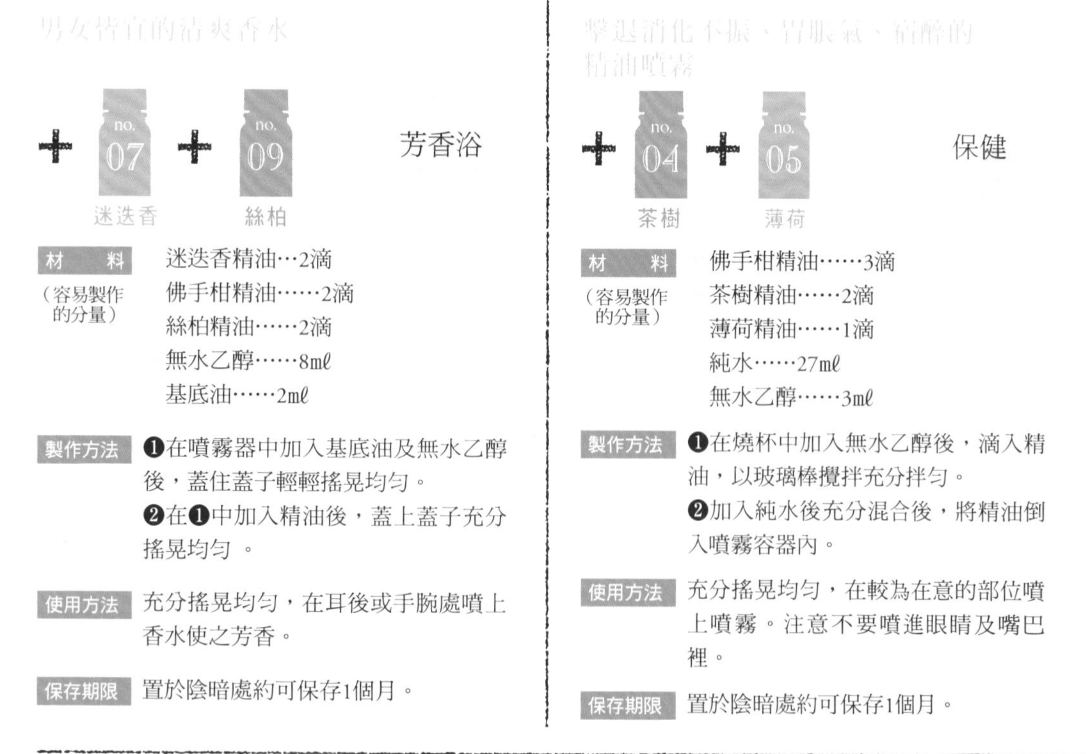

男女皆宜的清爽香水

＋ no.07 迷迭香 ＋ no.09 絲柏　芳香浴

材料（容易製作的分量）

迷迭香精油…2滴
佛手柑精油……2滴
絲柏精油……2滴
無水乙醇……8mℓ
基底油……2mℓ

製作方法 ❶在噴霧器中加入基底油及無水乙醇後，蓋住蓋子輕輕搖晃均勻。
❷在❶中加入精油後，蓋上蓋子充分搖晃均勻 。

使用方法 充分搖晃均勻，在耳後或手腕處噴上香水使之芳香。

保存期限 置於陰暗處約可保存1個月。

擊退消化不振、胃脹氣、宿醉的精油噴霧

＋ no.04 茶樹 ＋ no.05 薄荷　保健

材料（容易製作的分量）

佛手柑精油……3滴
茶樹精油……2滴
薄荷精油……1滴
純水……27mℓ
無水乙醇……3mℓ

製作方法 ❶在燒杯中加入無水乙醇後，滴入精油，以玻璃棒攪拌充分拌勻。
❷加入純水後充分混合後，將精油倒入噴霧容器內。

使用方法 充分搖晃均勻，在較為在意的部位噴上噴霧。注意不要噴進眼睛及嘴巴裡。

保存期限 置於陰暗處約可保存1個月。

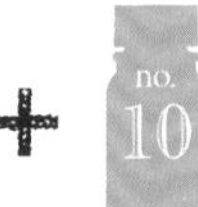

杜松漿果

保健（蒸氣）

材料（使用1次分量）

佛手柑精油……1滴
杜松漿果精油……1滴
熱水……一個洗臉盆量

製作方法 在臉盆裡注入適溫的熱水後滴上精油。

使用方法
❶以毛巾蓋住頭，不要讓蒸氣跑掉。
❷閉上眼，深呼吸，讓蒸氣蒸全臉。

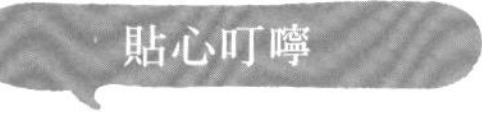

貼心叮嚀

蒸完後可以讓污垢更容易清除，所以在蒸後清洗臉部對於臉部的清潔，會有更好的效果喔！

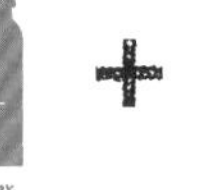
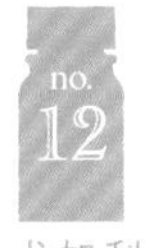

甜橙　尤加利

美容

材料（製作2個的分量）

甜橙精油……6滴
佛手柑……10滴
尤加利精油……4滴
皂基（白色皂基）……100 g
清水（或微溫熱水）……適量（約10mℓ）

製作方法
❶將兩個重疊的塑膠袋內放入皂基。
❷將水加入1裡，輕輕揉捏至皂基有如耳朵般的柔軟。
❸在❷裡加入精油後繼續揉捏。讓精油與皂基均等的混合後從袋子中取出，整理成型，放涼後乾燥3至5日。

使用方法 充分起泡後使用。

保存期限 置於陰暗處或冰箱約可保存半年。

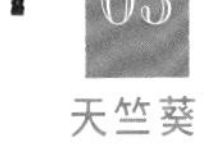

天竺葵　薰衣草

芳香浴

材料（容易製作的分量）

天竺葵精油……2滴
佛手柑精油……7滴
薰衣草精油……3滴
蜜蠟……5g
基底油……15mℓ

製作方法
❶在燒杯中加入蜜蠟及基底油後隔水加熱融化。
❷將❶中隔水加熱後的蜜蠟與基底油加入精油裝到容器內，以竹籤充分攪拌混合。
❸等到熱氣稍退散後加入精油，再度混合。冷卻凝固後即可使用。

使用方法 塗在手腕及耳後、胸口等喜歡處。

保存期限 置於陰暗處約可保存1個月。

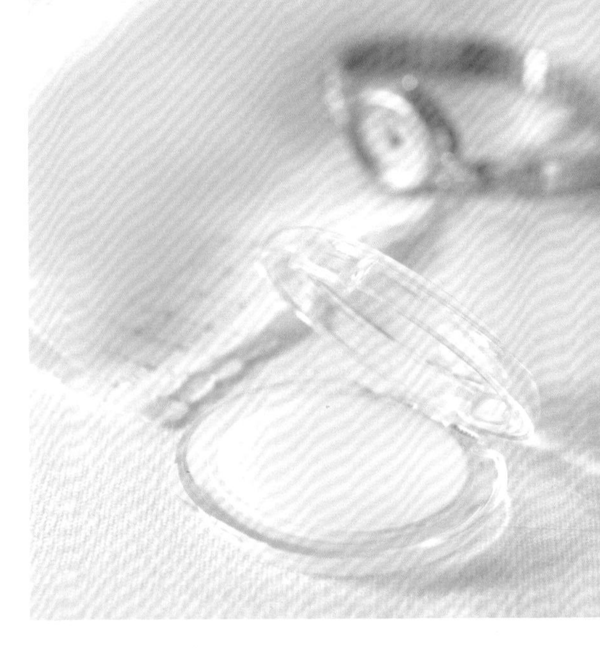

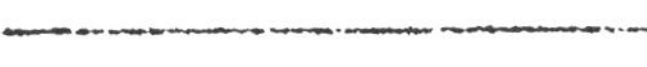

no. 12

尤加利

EUCALYPTUS

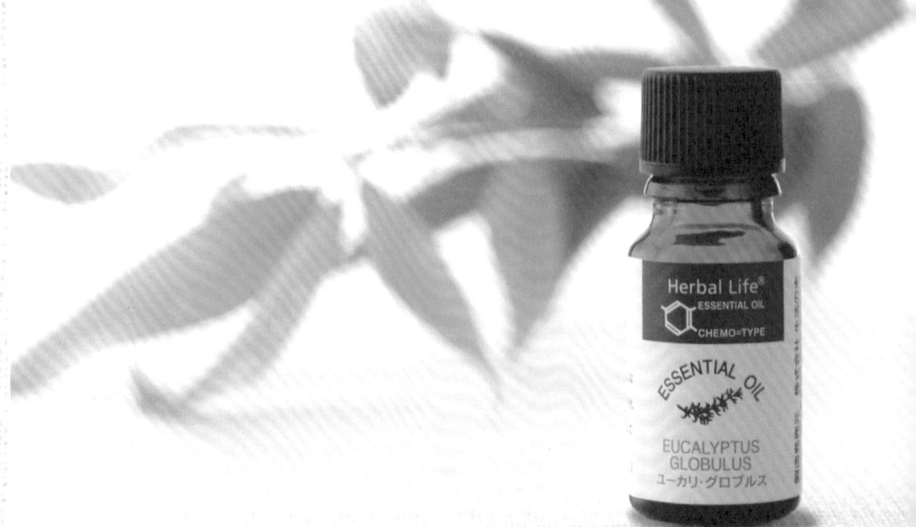

樹木調

帶給心靈活力的醒腦香味

具有強烈殺菌作用，且對於花粉症及感冒所引起的呼吸器官各種症狀都有效果，澳洲的先住民們自古就把尤加利樹的葉子當作藥草使用。在化學種（chemo-type）的精油中（P.32），尤加利精油是最常見的。檸檬尤加利具有驅除蚊蟲的作用，低刺激性的石蒜適合用在孩童及高齡者身上。

使用療效

心理 幫助回復不安定的情緒，讓情緒取得平衡，並且可緩和精神的疲倦。可以刺激腦部，有著提高集中力的效果。

身體 預防感染症狀，提升呼吸器官機能，改善咳嗽及痰、喉嚨疼痛、鼻水、鼻塞等症狀，也能緩和肩膀僵硬痠痛及肌肉痛等症狀。

肌膚 除了具有改善青春痘及油性肌膚的效果之外，對於油性髮質及頭皮老化的預防，促進毛髮生長等的頭部保健也有相當效果。

DATA

學名	*Eucalyptus globulus*
科別	桃金孃科
主要產地	澳洲、西班牙、葡萄牙、馬達加斯加、中國、法國
萃取部位	葉子
萃取方法	水蒸氣蒸餾法
揮發性及香味強度	高音／強
參考價格	5mℓ 600至2000日幣

主要功效

強壯、祛痰、降低血壓、抗病菌、抗菌、殺菌、刺激、清晰頭腦、鎮咳、鎮痛、強化免疫力、利尿

❗ 使用注意事項：請詢問專業芳療師後使用，並盡量避免用於孩童及有高血壓人身上。

尤加利

單方精油完全使用

芳香浴　利用免疫力UP及空氣清淨的功效來預防感染症狀

材料（1次用量）　尤加利精油……3滴

使用方法　在蠟燭精油燈的水皿裡注入熱水後，滴上精油，蠟燭點火，讓香氣擴散整個空間。

保健（吸入）　以吸入來緩和鼻塞&咳嗽

材料（1次用量）　尤加利精油……1滴
熱水……一個洗臉盆量

製作方法　在臉盆裡注入適溫的熱水後，滴上精油。

使用方法　❶以毛巾蓋住頭，不要讓蒸氣跑掉。
❷閉上眼睛，深呼吸，讓蒸氣蒸全臉。

保健（吸入）　以一滴精油來緩和花粉症引起的咳嗽！

材料（一次用量）　尤加利精油……1滴

使用方法　在口罩上滴上一滴精油後，一邊深呼吸，一邊享受口罩散發出的精油香氣。

貼心小提醒

為了讓肌膚部會直接接觸到精油原液，請將精油滴在不接觸肌膚的外側口罩上。因為香氣與滴在布上的精油需要時間融合，所以建議在使用前10分鐘就先滴上精油喔！

清潔　抹布輕輕擦拭也可以有抗菌&殺菌作用！

材料（一次用量）　尤加利精油……1滴
清水……一個水桶量

製作方法　在水桶裡注入清水後滴入精油，像是要將擴展在水面上的精油撈起般的，讓抹布浸水中後拿起擰乾。

使用方法　在地板及牆壁等想要清掃乾淨處以用抹布擦拭。

貼心小提醒

再多加上一滴檸檬精油，除了更添清爽香氣之外，也可以讓殺菌&抗菌功能大大提升喔！

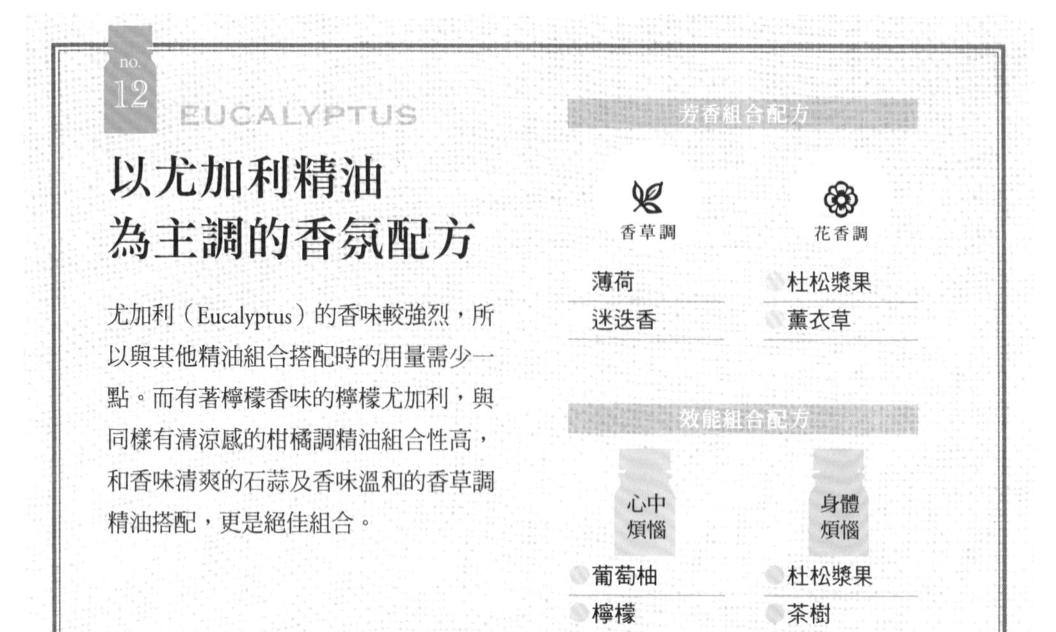

no. 12 EUCALYPTUS

以尤加利精油為主調的香氛配方

尤加利（Eucalyptus）的香味較強烈，所以與其他精油組合搭配時的用量需少一點。而有著檸檬香味的檸檬尤加利，與同樣有清涼感的柑橘調精油組合性高，和香味清爽的石蒜及香味溫和的香草調精油搭配，更是絕佳組合。

芳香組合配方

香草調	花香調
薄荷	杜松漿果
迷迭香	薰衣草

效能組合配方

心中煩惱	身體煩惱
葡萄柚	杜松漿果
檸檬	茶樹
迷迭香	薰衣草

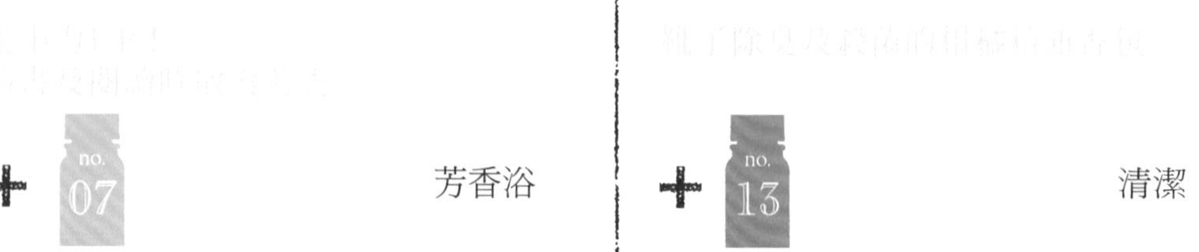

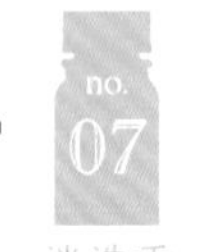

＋ no. 07 迷迭香　芳香浴

材料（容易製作的分量）
迷迭香精油……1滴
尤加利精油……1滴
熱水……一個馬克杯（盆子）量

使用方法 在放入熱水的馬克杯及盆子中滴入精油，放在桌邊讓香味擴散。

貼心小提醒

要小心不要在太過於集中看書或學習時，一個不小心將馬克杯的熱水喝掉。

＋ no. 13 檸檬　清潔

材料（一雙用量）
尤加利精油……7滴
檸檬精油……3滴
小蘇打粉……200 g
布袋或茶包袋……2個

製作方法
❶在盆子裡放入小蘇打粉後加入精油混合。
❶放置數小時讓精油與蘇打粉完全混合後放入布袋中。

使用方法 以緞帶緊緊地將香包口束緊後，再放入靴子或鞋子中。

保存期限 置於常溫下約可保存1個月。

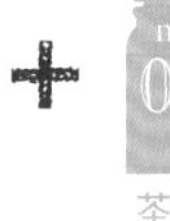
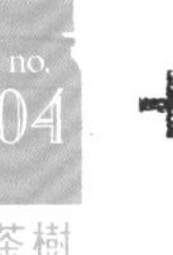
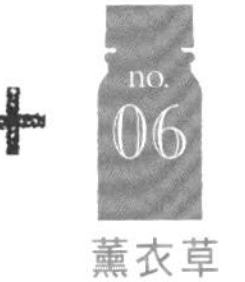

保健

茶樹　薰衣草

材料（容易製作的分量）

尤加利精油……2滴
茶樹精油……2滴
薰衣草精油……1滴
蜜蠟……3 g
基底油……20mℓ
純水……1mℓ

製作方法

❶在燒杯中加入蜜蠟及基底油後隔水加熱融化。
❷將❶中隔水加熱後的蜜蠟和基底油加入精油裝到容器內，以竹籤充分攪拌混合。
❸等到熱氣稍退散後加入精油，再度混合。冷卻凝固後即可使用。

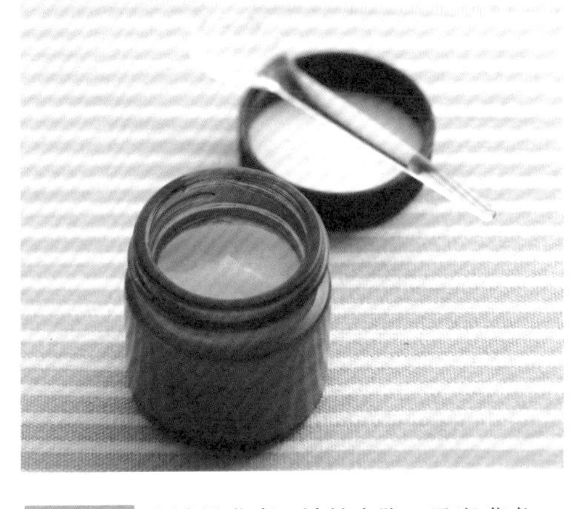

使用方法 取適量乳膏，塗抹在胸口及喉嚨處。

保存期限 置於常溫下約可保存1個月。

貼心小提醒

藉由調整純水的量，可以調整乳膏的軟硬程度。也可以以花水來取代純水使用。

充滿清潔感香味的廁所清理用精油噴霧

no. 02 葡萄柚　no. 05 薄荷

清潔

材料（容易製作的分量）

尤加利精油……10滴
葡萄柚精油……5滴
薄荷精油……5滴
小蘇打粉……1大匙
純水……100mℓ

製作方法

❶在燒杯中加入小蘇打粉後滴入精油，以玻璃棒攪拌充分拌勻。
❷加入純水後充分混合後，將精油倒入噴霧容器內。

使用方法 充分搖晃均勻，在馬桶及廁所裡噴上噴霧。注意不要噴進眼睛及嘴巴。

保存期限 置於陰暗處約可保存1個月。

清潔毛孔髒污&油脂的頭皮清潔液

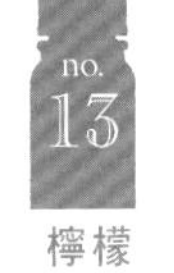

迷迭香　檸檬

美容

材料（容易製作的分量）

尤加利精油……10滴
迷迭香精油……6滴
檸檬精油……4滴
純水……95mℓ　無水乙醇……5mℓ
黃原膠……1／16小匙

製作方法

❶在燒杯中依序放入無水乙醇、精油、純水，一邊加一邊攪拌。
❷在❶裡一邊攪拌一邊再加入黃原膠，讓黃原膠與其他材料完全混合。每隔15分鐘搖晃約20次左右，直到沒有任何顆粒狀為止。

使用方法 洗髮前取清潔液塗抹在乾的頭皮上，以指腹按摩2至3分鐘後清洗乾淨。

保存期限 置於冰箱中約可保存2週。

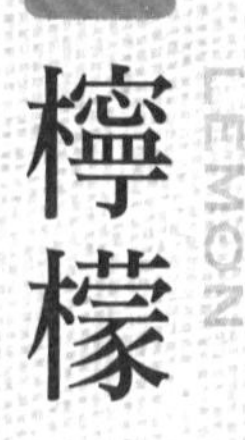

檸檬

LEMON

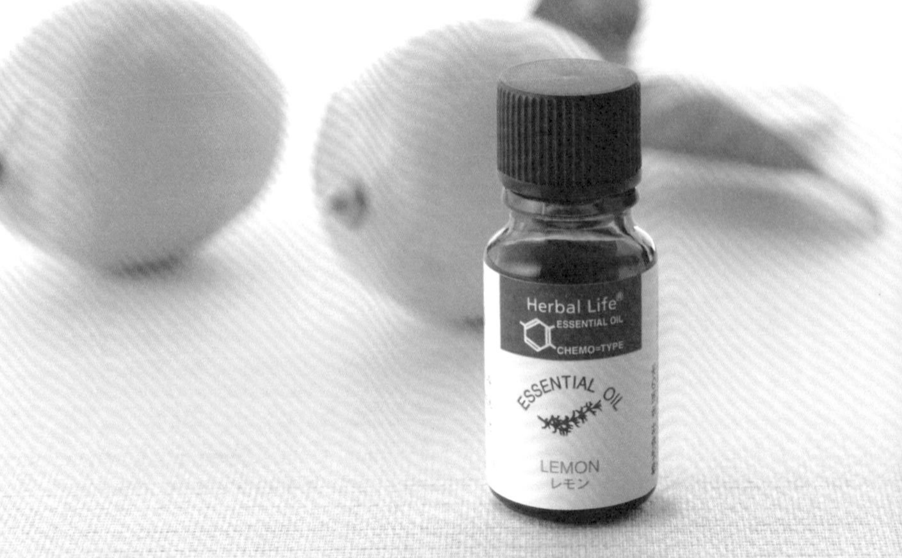

清爽的香味振奮身體與心靈

柑橘調

檸檬的香氣不單單可以重振士氣，一般也認為具有提高集中力，提升理解力的效果。普林尼的《博物誌》中記載檸檬為解毒劑的一種，所以檸檬的解毒功效是自古就為人熟知的，並且能提升免疫力及新陳代謝，有著各種不同的功效。

使用功效

心理 除了刺激腦頭，可提高集中力及注意力之外，還可以鎮定心靈，讓你作出冷靜的判斷。特別推薦在讀書或工作疲憊時使用。

身體 能提高免疫力，可預防感冒及流感等的感染症狀，也能促進血液及淋巴的循環，改善身體的水腫及手腳冰冷等症狀。

肌膚 因為能促進血液循環所以可藉此改善肌膚黯沉，讓肌膚更加明亮有光澤。同時能使新陳代謝更加活躍，所以對於頭髮、指甲、及乾燥的嘴角等都有保健的效果。

DATA

學名	*Citrus limon*
科別	芸香料
主要產地	義大利、美國、西班牙、巴西、南非、 阿根廷
萃取部位	果皮
萃取方法	壓榨法
揮發性及香味強度	高音／強
參考價格	5mℓ 800至1800日幣

主要功效

去除淤水、強壯、驅風、健胃、抗病毒、抗菌、收斂、促進消化、強化免疫力、利尿

使用注意事項：另外，因為光敏性較強，使用後請盡量避免直接日曬。且容易氧化的關係，盡可能在開封後的3至6個月之內使用完畢。

單方精油完全使用

芳香浴　創造車內清新的空氣

材　料（一次用量）　檸檬精油……2滴

使用方法　在化妝棉上滴上精油，將化妝棉貼在車中冷氣出風口。

貼心小提醒

即使不使用芳香劑，就能輕鬆的讓車內的空氣變得清爽。也可以使用車上專用的精油霧化器。

美容　纖細手指專屬的保養液

材　料（容易製作的分量）
檸檬精油……2滴
基底油……10mℓ

製作方法
❶在燒杯內加入基底油，再加入精油，以玻璃棒攪拌均勻。
❷將混合好的精油與基底油裝入裝油容器內後，充分搖晃均勻。

使用方法　充分搖晃容器，取出少量精油，輕輕地擦到指尖上。

保存期限　置於陰暗處約可保存1個月。

清　潔　去除污垢&消臭！廚房專用噴霧

材　料（容易製作的分量）
檸檬精油……20滴
檸檬酸……1小匙
清水……200mℓ

製作方法
❶在噴霧容器內加入檸檬酸後再滴入精油，以竹籤混合。
❷加入水後蓋上蓋子，充分搖晃均勻。

使用方法

頑固水垢…以1大匙的檸檬酸作成的噴霧，稍微在頑固水垢處噴上，靜待一些時間後再以清水沖洗。

水槽、經常沾水處　在髒污處噴上噴霧後，稍靜待一些時間後清水沖洗。

消臭…在會沾上魚腥味、廚餘異味等的廚房水槽或沾板上噴上噴霧，靜待一段時間後以清水沖洗。

泡澡時間（足浴）　促進血液循環，預防手腳冰冷&凍傷

材　料（一次用量）
檸檬精油……3滴
熱水……一個洗臉盆量

製作方法
❶在臉盆裡放入約40℃至45℃的熱水，將兩腳浸泡至腳踝處。
❷加入精油後混合。

使用方法　將兩腳浸泡在臉盆裡約5至10分鐘。

貼心叮嚀

建議在熱水裡加入薑泥，可以提高血液循環，從腳暖到全身，就更棒了！

no. 13 LEMON

以檸檬精油為主調的香氛配方

與香味醒腦清爽的香草調精油搭配性佳。茶樹及尤加利、絲柏等組合搭配，可以提高免疫力，調整呼吸器官的狀態。

芳香組合配方

香草調	花香調
薄荷	杜松漿果
迷迭香	薰衣草

效能組合配方

心中煩惱	身體煩惱
甜橙	茶樹
檸檬香茅	尤加利
薰衣草	迷迭香

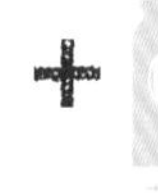
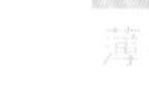
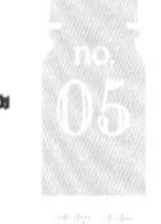

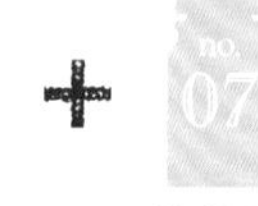

＋ no. 05 薄荷 ＋ no. 07 迷迭香

美容

材料（一次用量）
檸檬精油……6滴
薄荷精油……2滴
迷迭香精油……2滴
MP皂……50 g
乾燥香草（金盞花等）……1小搓

製作方法
❶在燒杯裡擺入MP皂後，放入微波爐加熱（500瓦約20秒）。
❷等MP皂充分融化後從微波爐中取出，加入精油後，倒進容器內。
❸冷卻定型後從容器中拿出，放置數日使之乾燥。

使用方法 充分起泡後使用。

保存期限 置於陰暗處或冰箱約可保存半年。

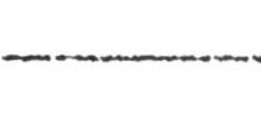

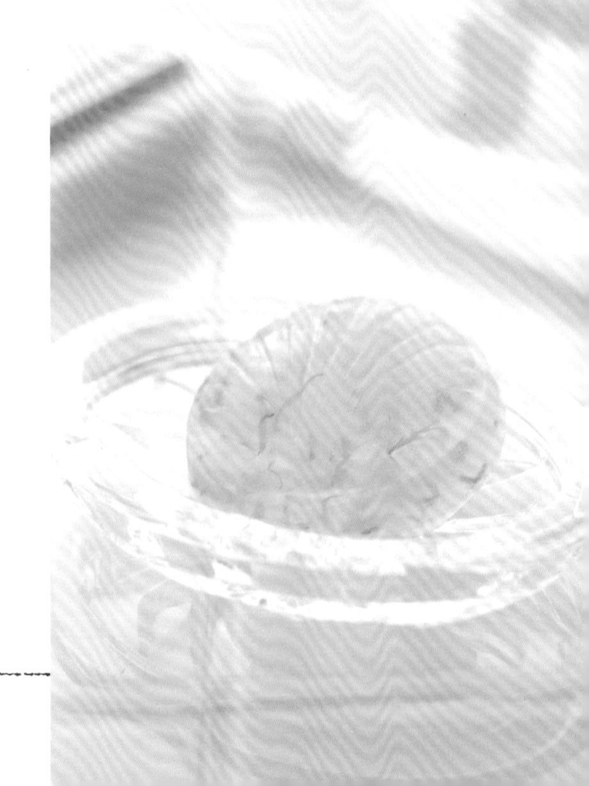

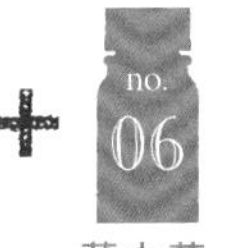

薰衣草

芳香浴

材料（容易製作的分量）

薰衣草精油…3滴
檸檬精油…7滴
純水…45ml
無水乙醇…5ml

製作方法

❶在燒杯中加入無水乙醇後滴入精油，以玻璃棒攪拌充分拌勻。
❷加入純水後充分混合後，將精油倒入噴霧容器內。

使用方法 充分搖晃均勻後，在曬乾的衣服上或準備要燙的衣服等噴上噴霧。絲綢的衣服比較容易沾染上精油噴霧的痕跡，請多加注意。

保存期限 置於陰暗處約可保存1個月。

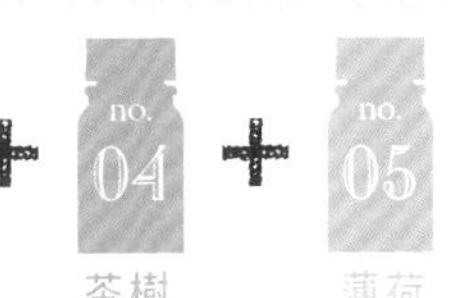

茶樹　薄荷

芳香浴

材料（一個量）

茶樹精油……1滴
檸檬精油……1滴
薄荷精油……1滴
碎木片……2大匙
布袋或茶包袋……1個

製作方法

❶將碎木片放入布袋中
❷在❶裡加入精油後充分混合。

使用方法 為了不讓碎木片從袋中漏出，以緞帶將布袋口束緊後，再放至客廳等地。

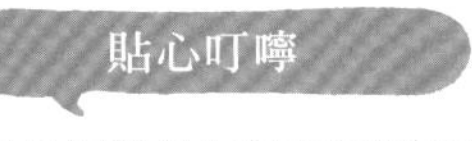

碎木片在家具大賣場的烤肉用品專區裡都有販售，是熏烤過的木頭碎片。如果香味消除了可以再滴入精油，便可繼續使用。

天竺葵

泡澡時間（全身浴）

材料（2個用量）

天竺葵精油……4滴
檸檬精油……4滴
小蘇打粉……5大匙
檸檬酸……5小匙　蜂蜜……1小匙

製作方法

❶在盆子等容器內放入小蘇打粉及檸檬酸後拌勻。
❷在❶裡加入蜂蜜後再加入精油，將所有的材料拌勻，待完全融合後將其分成兩份，以保鮮膜包住。
❸以兩手握住將保鮮膜的空氣壓出，讓保鮮膜內的材料變硬，使材料快速凝固。

保存期限 置於在濕氣少處約可保存3天。

尤加利

清潔

材料（一次用量）

尤加利精油……6滴
檸檬精油……2滴
葡萄柚精油……100 g

製作方法 在水桶裡放入清水後加入精油，讓抹布像是要將擴展在水面上的精油撈起般的，將抹布浸泡在精油水中，再拿起擰乾使用。

使用方法 以抹布擦拭地板。

no. 14

檸檬香茅

LEMONGRASS

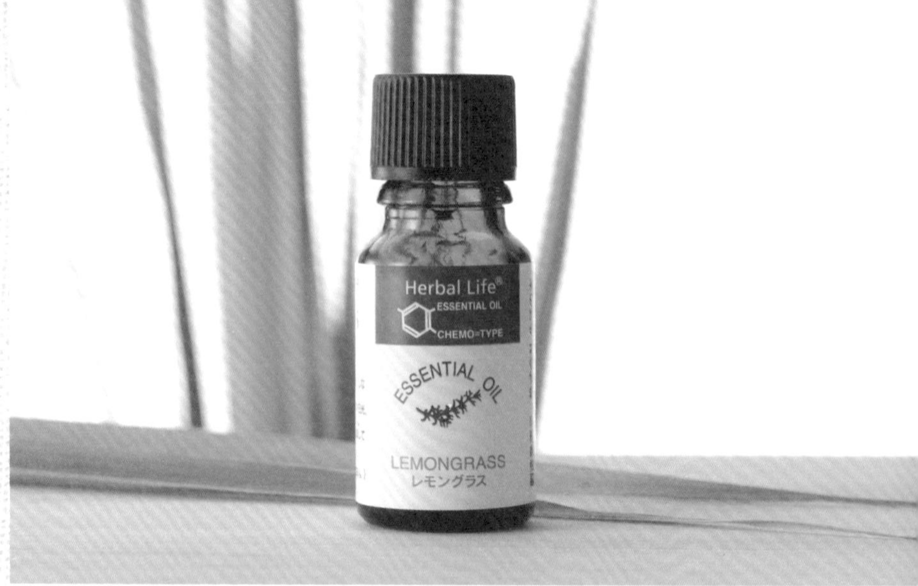

具有強烈能量及生命力的精油

柑橘調

檸檬香茅精油比起檸檬會釋放更強烈的柑橘調香味，多被使用在香草茶及泰式料理中的稻科植物，就是檸檬香茅精油的原料。在印度，自古以來就把檸檬香茅當作解熱及感染症的特效藥。具有出色的消臭效果及防蟲效果，特別推薦用在床鋪的跳蚤處理上。

心理 能醒腦除去睡意，也有提升記憶力的功效。在沒有什麼精力或記憶力、注意力不振時使用。

身體 可以活化血液循環，緩和肌肉僵硬及肌肉痠痛等症狀。對於感冒及支氣管炎、鼻塞等呼吸道器官的不舒服症狀也相當有效。

肌膚 具有高度的收斂作用，所以針對皮膚鬆弛及皺紋都相當有效。此精油也可以使用在消除水腫、預防頭皮屑及預防除毛的紅腫等方面。

學名	*Cymbopogon citratus*
科別	禾本科
主要產地	義大利、美國、西班牙、巴西
萃取部位	葉
萃取方法	水蒸氣蒸餾法
揮發性及香味強度	中音主高音／強
參考價格	5mℓ 800至1500日幣

主要功效

去除淤血、強化記憶、集中力、強化肝臟、鬆弛肌肉、提高血壓、抗病毒、收斂作用、清晰頭腦、鎮定痙攣、通經、利尿

❗ 使用注意事項：因為此精油會刺激肌膚，所以敏感肌膚者要注意。在加上容易氧化的關係，盡可能在開封後的3至6個月之內使用完畢。

單方精油完全使用

精油按摩（身體）　運動後使身心平緩的身體精油按摩

材料（容易製作的分量）
檸檬香茅精油……5滴
基底油……25mℓ

製作方法
❶在燒杯中加入基底油後滴入精油，以玻璃棒攪拌充分拌勻。
❷將精油倒入裝油容器內在充分搖晃均勻。

使用方法 充分搖晃均勻後，取適量精油至雙手。緩慢地將精油推送到全身特別在意處，進行全身按摩。

保存期限 置於陰涼處約可保存1個月。

保健　對付寵物身上跳蚤&塵蟎的精油噴霧

材料（容易製作的分量）
檸檬香茅精油……10滴
純水……45mℓ
無水乙醇……5mℓ

製作方法
❶在燒杯中加入無水乙醇後滴入精油，以玻璃棒攪拌充分拌勻。
❷加入純水後充分混合後，將精油倒入噴霧容器內。

使用方法 充分搖晃均勻，在寵物身上噴上精油噴霧。

保存期限 置於陰暗處約可保存1個月。

芳香浴　在疲倦及不安時，緩和緊張感的芳香浴

材料（一次用量）
檸檬香茅精油…3滴

使用方法 在蠟燭精油燈的水皿裡注入熱水後，滴上精油，蠟燭點火，讓香氣擴散。

貼心叮嚀
檸檬香茅可以緩和緊張，讓你重新振奮精神。所以可以利用檸檬香茅芳香浴來轉換心情，可以讓想法更加正向喔！

美容　具有殺菌效果的新鮮身體精油皂

材料（1個用量）
檸檬香茅精油……10滴
MP皂……50 g
乾燥香草（金盞花等）……1小撮

製作方法
❶在燒杯裡擺入MP皂後，放入微波爐加熱（500瓦約20秒）。
❷等MP皂充分融化後從微波爐中取出，加入精油後倒進容器內。
❸冷卻定型後從容器中拿出，放置數日使之乾燥。

使用方法 充分起泡後使用。

保存期限 陰暗處或冰箱約可保存半年。

貼心叮嚀
將精油皂材料部分倒入肥皂製成容器內後再放入乾燥香草，於上面再倒入精油皂材料，可以讓香草漂亮的夾在正中間喔！

no. 14 LEMONGRASS

以檸檬香茅精油為主調的香氛配方

與相鄰的香草調精油及花香調精油的搭配性絕佳。與辛香調精油搭配也不錯，若和薑精油及黑胡椒精油一起組合搭配，可以促進血液循環，溫暖身體。但是請注意，上述的搭配方法使用的精油都比較強烈，請斟酌使用精油量。

芳香組合配方
香草調
花香調
薄荷
迷迭香
杜松漿果
薰衣草
效能組合配方
心中煩惱
身體煩惱
依蘭
絲柏
佛手柑
杜松漿果
尤加利
迷迭香

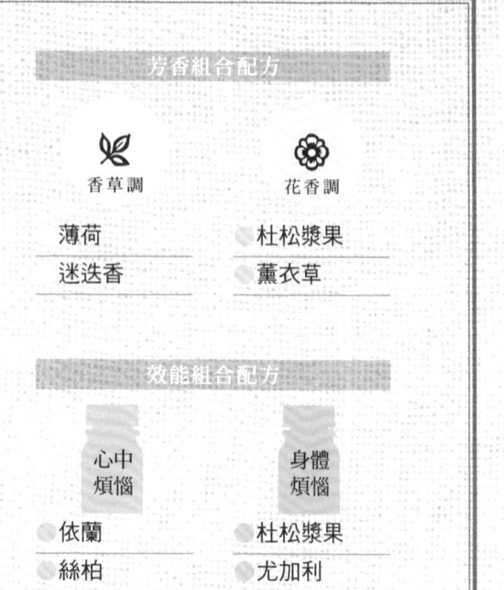

＋ no. 06 薰衣草　保健

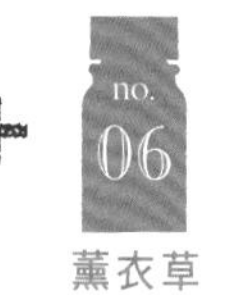

材料（容易製作的分量）
薰衣草精油……3滴
檸檬香茅精油……7滴
純水……45mℓ
無水乙醇……5mℓ

製作方法
❶在燒杯中加入無水乙醇後滴入精油，以玻璃棒攪拌充分拌勻。
❷加入純水後充分混合後，將精油倒入噴霧容器內。

使用方法 充分搖晃均勻，噴於較為在意的部位。注意不要噴進眼睛及嘴巴裡。

保存期限 置於陰暗處約可保存1個月。

＋ no. 07 迷迭香　精油按摩（身體）

材料（容易製作的分量）
檸檬香茅精油……3滴
迷迭香精油……2滴
基底油……25mℓ

製作方法
❶在燒杯內放入基底油後加入精油。
❷以玻璃棒攪拌均勻後將按摩精油放入罐裝容器內。

使用方法 充分搖晃均勻後，取適量精油至雙手，緩慢地將精油推送到全身進行按摩。

保存期限 置於常溫下約可保存1個月。

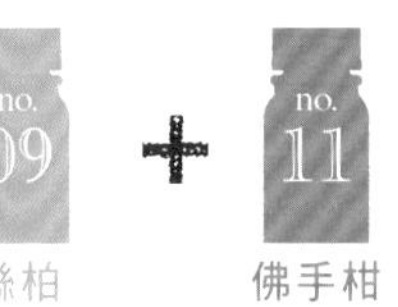

清潔

絲柏　佛手柑

材料（容易製作的分量）
檸檬香茅精油……5滴
絲柏精油……2滴
佛手柑精油……3滴
純水……45mℓ
無水乙醇……5mℓ

製作方法
❶在燒杯中加入無水乙醇後滴入精油，以玻璃棒攪拌充分拌勻。
❷加入純水後充分混合後，將精油倒入噴霧容器內。

使用方法 充分搖晃均勻，在有異味或是場所上噴上噴霧。注意小心要精油會造成衣服上的污漬。

保存期限 置於陰暗處約可保存1個月。

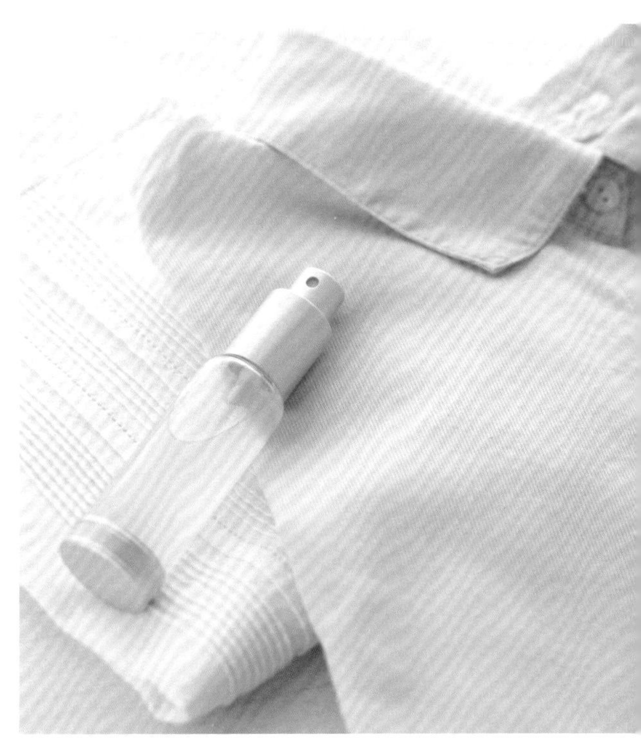

美容

no. 10
杜松漿果

材料（一次用量）
檸檬香茅精油……2滴
杜松漿果精油……2滴
天然鹽（顆粒較細的）……2大匙
基底油……1大匙

製作方法
❶將天然鹽放入搗藥臼中，以杵將鹽充分搗細。
❷加入基底油後混合。
❸加入精油後再度攪拌混合。

使用方法 在身體的脂肪處及比較在意的水腫部位，像將鹽揉進身體內般地溫柔按摩後以水清洗。

芳香浴

no. 03
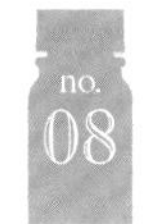

迷迭香　依蘭

材料（容易製作的分量）
天竺葵精油……4滴
檸檬香茅精油……5滴
依蘭精油……3滴
蜜蠟……5 g
基底油……15mℓ

製作方法
❶在燒杯中加入蜜蠟及基底油後隔水加熱融化。
❷將❶中隔水加熱後的蜜蠟和基底油加入精油裝到容器內，以竹籤充分攪拌混合。
❸等到熱氣稍退散後加入精油，再度混合。冷卻凝固後即可使用。

使用方法 塗抹於在耳後及手腕、胸口等處。

保存期限 置於陰暗處約可保存1個月。

COLUMN 2

將香草放進生活中使用吧！

香草是精油的原料。精油包含了除了主體的油分之外，
還有一些其他的物質，這些物質的功效一點都不輸給精油喔！
認識香草的使用方法，同時把香草也運用在芳香療法中吧！

香草分成新鮮香草及乾燥香草兩種。新鮮香草就是新鮮的香草葉及花；乾燥香草就是將香草乾燥後的葉與花。作為香草花茶販售的乾燥香草，不單單只是用在茶飲上，也可以拿來加入芳香療法中作使用喔！

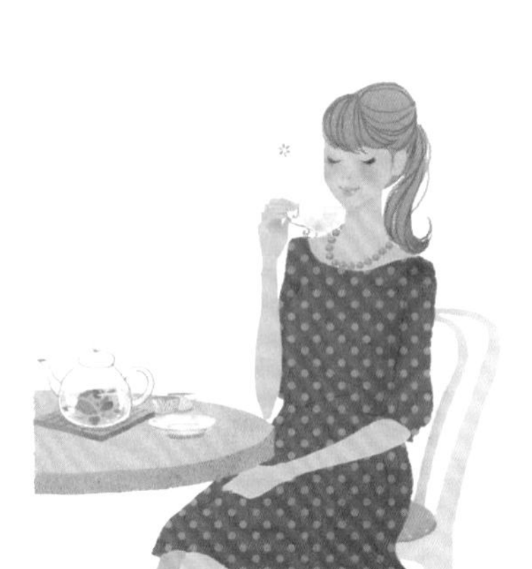

首先，一種一種的慢慢嘗試，找出自己最喜歡的種類。若是有喜歡的兩三種不同種類的香草，可以將它們都混合在一起，也是不錯的選擇喔！

在浴鹽中加入玫瑰及藍錦葵，花的顏色會移轉到浴鹽裡，浴鹽就會顯的色彩繽紛美麗。若是混入MP皂、皂基中，可以讓手工皂顏色亮眼漂亮。

將香草浸泡在酒類中，就稱之為香草酒。香草酒可以有效的萃取香草花茶中無法取得出的香草有效成分。

●喜愛的香草……10 g
●伏特加酒（40度以上）……100㎖

❶在密閉容器內放入乾燥香草，再倒入伏特加酒。
❷每一天搖晃容器使伏特加酒與香草混合，放在陰暗處約兩星期左右。
❸過濾後，放入乾淨的瓶子等保存容器內。

置於陰暗處約可保存1年。

使用方法

・稀釋後可作為化妝水使用
・可以加入手工皂中作使用
・可以放進浴缸中作泡澡使用

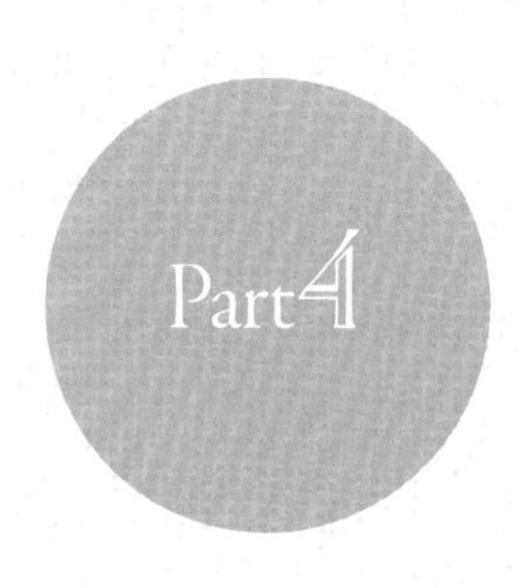

想要多花點功夫！

特選款精油 完全使用&組合配方

在此將介紹雖然價位較高，
但卻是在芳香療法中不可或缺的極致精油配方。
只要稍加一點功夫，
就可以製作在香氣及使用度上
讓你完全滿意的精油用品喔！

以極致款7種精油
享受深度芳香療法吧！

在此選擇了一般作為香水，且擁有一級香味的7種效能多樣化的精油。
這些精油大部分都較為稀少，為較高價的精油。
本單元針對這些高貴精油特別構思了不少在使用上屬於極致的配方，不藏私地介紹給大家。

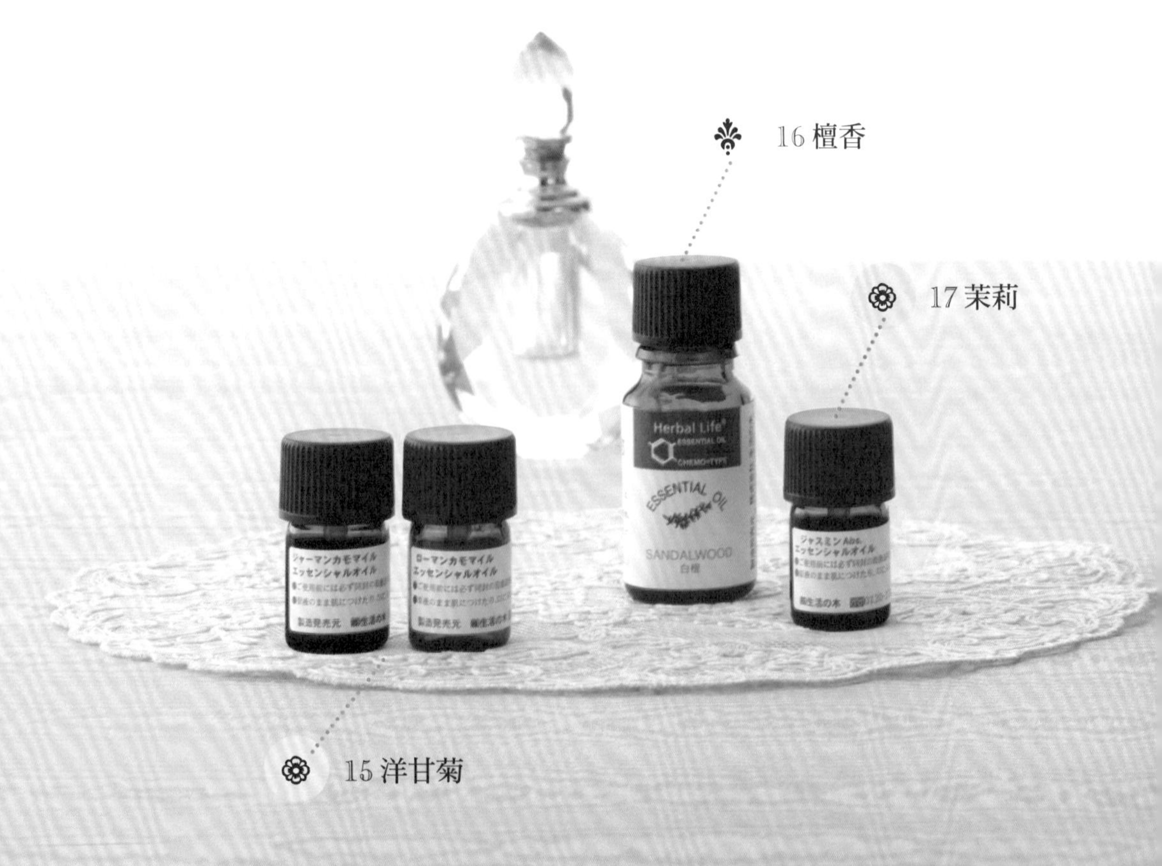

為什麼是這7種？

相較於前文中所介紹的14種精油，只要再稍下一點功夫好好使用在此介紹的這7種精油，就可以擁有更多芳香療法樂趣。

特別是其中的茉莉花、橙花、玫瑰，都帶有著引導女性幸福的香氣，同時也具有緩和女性特有煩惱的作用，雖然價格上較昂貴，仍推薦使用。

PART4中的主要配方

不使用純水，改用一些更精緻的基材來製作精油製品，如花水（→P.150）。在此我將介紹更多與美容相關的配方，請參考我推薦的基底油（→P.152），搭配上不同的基底油，可以讓配方更不同，效果更好喔！

＊化妝水	＊香水
＊乳液	＊護手霜
＊美容油	＊護唇膏等

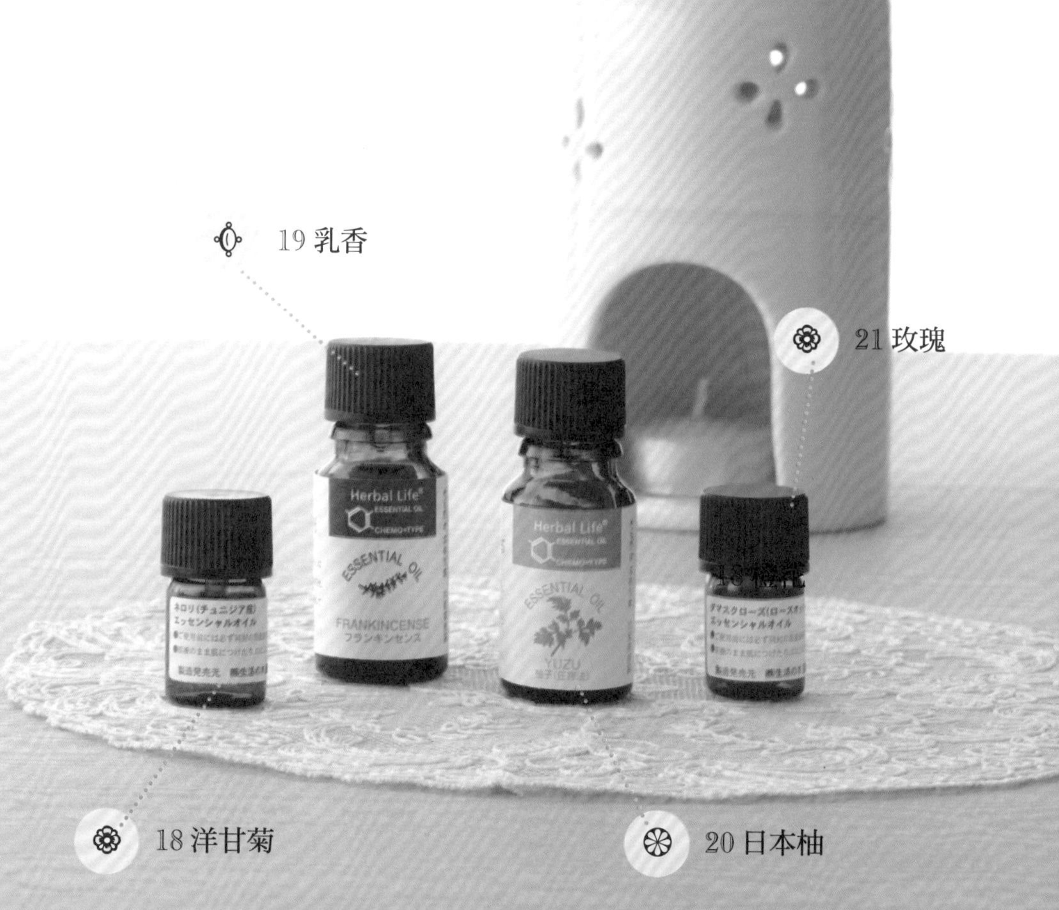

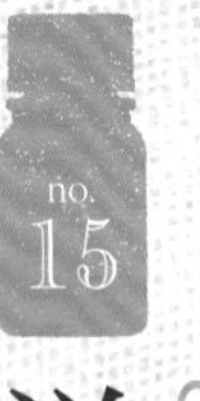

洋甘菊 CHAMOMILE

以德國洋甘菊保養身體，心靈保養則使用羅馬洋甘菊

洋甘菊中有一種深藍色品種，叫「藍洋甘菊」的德國洋甘菊，及另外一種比起德國洋甘菊要來得更溫醇且有著青蘋果甜酸味的羅馬洋甘菊。一般而言，身體的保養使用德國洋甘菊，心靈的保養則使用羅馬洋甘菊會較為有效。

花香調

使用療效

心理 洋甘菊的強大鎮定效果可以掃除悲傷及驚嚇等的陰霾。在精神比較緊繃無法入眠時使用，可以發揮安眠效果（羅馬洋甘菊）。

身體 可以幫助消化改善腹痛及腹瀉、整腸的作用之外，對於月經痛及經期不順、更年期障礙等的症狀改善也有幫助。（德國洋甘菊）

肌膚 藉由洋甘菊中母菊薁（Chamazulene）的抗組織胺成分，可以改善搔癢及發炎、肌膚乾裂等症狀。（德國洋甘菊）

DATA

學名	*Matricaria chamomilla*（德國洋甘菊） *Anthemis nobilis*（羅馬洋甘菊）
科別	菊科
主要產地	埃及、法國、義大利、摩洛哥、匈牙利、英國、南非
萃取部位	花朵
萃取方法	水蒸氣蒸餾法
揮發性及香味強度	中音／中至微強
參考價格	5mℓ約3000至10000日幣

主要功效

驅風、降低血壓、健胃、促進消化、抗過敏、抗病毒、抗憂鬱、抗發炎、抗菌、催情、振奮精神、活絡賀爾蒙 抗組織胺、保濕、鎮靜瘀痕形成

使用注意事項：羅馬洋甘菊在懷孕初期不宜使用。

洋甘菊

單方精油完全使用

保健（溫濕布）溫熱腹部・緩和生理痛及更年期不適症狀

材料（一次用量）
- 羅馬洋甘菊精油……2滴
- 熱水……一個洗臉盆量
- 毛巾……一條

製作方法 ❶在臉盆裡放入80℃的熱水後加入精油。
❷抓著毛巾的兩端，讓毛巾的正中間浸水中，像是要將擴展在水面上的精油撈起般，然後拿起擰乾，小心不要燙傷。

使用方法 將溫濕布覆蓋到腹部上後，溫暖腹部。

保健 用於關節疼痛時的軟膏

材料（一次用量）
- 德國洋甘菊精油……4滴
- 蜜蠟……3g
- 基底油……20mℓ

製作方法 ❶在燒杯中加入蜜蠟及基底油，隔水加熱融化。
❷將❶中隔水加熱後的蜜蠟與基底油加入精油，裝入容器內，以竹籤充分攪拌混合。
❸等到熱氣稍退散後加入精油，再度混合，冷卻凝固後即可使用。

使用方法 塗抹於疼痛疼痛的關節上。

保存期限 置於陰暗處約可保存1個月。

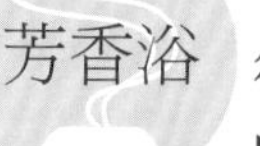

芳香浴 從煩躁頭痛中解放的急救良方

材料（一次用量）
- 羅馬洋甘菊精油……1滴
- 熱水……1個馬克杯的量

使用方法 在馬克杯或盆子內滴入1滴精油，將馬克杯放在身邊，讓香味發散。

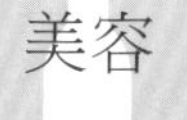

美容 提升肌膚狀況的乳液

材料（容易製作的分量）
- 羅馬洋甘菊精油……3滴
- 基底油……10mℓ（推薦使用夏威夷果仁油）
- 植物性乳化蠟……3g
- 花水（推薦使用玫瑰）……40mℓ
- 甘油……½小匙

製作方法 ❶在燒杯中加入甘油及乳化蠟，以約80℃的熱水隔水加熱融化，融化後關火，放置約1分鐘。
❷在放入以80℃的熱水隔水加熱融化乳化蠟的燒杯裡一次加入全部的玫瑰花水，以玻璃棒快速攪拌均勻。
❸在另一個燒杯內加入甘油及精油，以玻璃棒攪拌均勻。
❹將溫度降至人體溫度左右的步驟❷加入步驟❸裡後混合，再放入容器內保存。

使用方法 充分搖晃均勻後塗於臉上。

保存期限 放入冰箱約可保存2週。

no. 15

CHAMOMILE

以洋甘菊精油為主調的香氛配方

若選擇和洋甘菊同樣對能解決女性專有煩惱的花香調精油來搭配，在香味上及效果上都是很棒的。有著藥草般獨特香味的德國洋甘菊，由於香氣較強，所以有些人較無法接受，但如果稍微減量添加，將會有很好的效果喔！

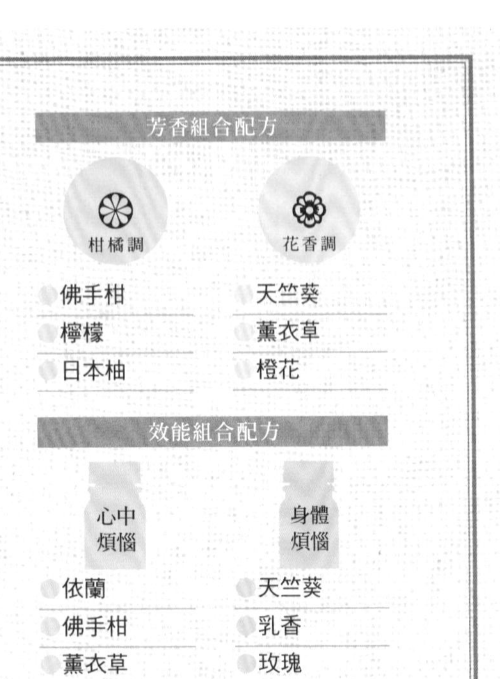

芳香組合配方

柑橘調	花香調
佛手柑	天竺葵
檸檬	薰衣草
日本柚	橙花

效能組合配方

心中煩惱	身體煩惱
依蘭	天竺葵
佛手柑	乳香
薰衣草	玫瑰

改善發炎症狀&乾燥等肌膚不適的黏土面膜

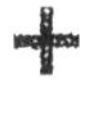

no. 19

乳香

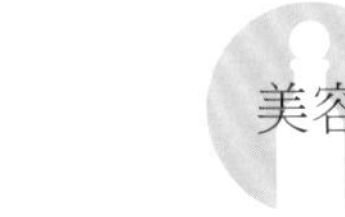

美容

材料（一次用量）
- 乳香精油……1滴
- 德國洋甘菊精油……1滴
- 黏土粉……2大匙（推薦高嶺土粉）
- 純水（或花水）……1大匙

製作方法
❶將黏土放入搗藥臼中，加入純水後稍微放置，等水分完全透入黏土後搗勻。
❷加入基底油後搗勻，再加入精油後均勻攪拌。

使用方法
避開敏感的眼睛及嘴邊周圍，將黏土精油面膜塗滿整臉，約5分鐘之後洗淨。

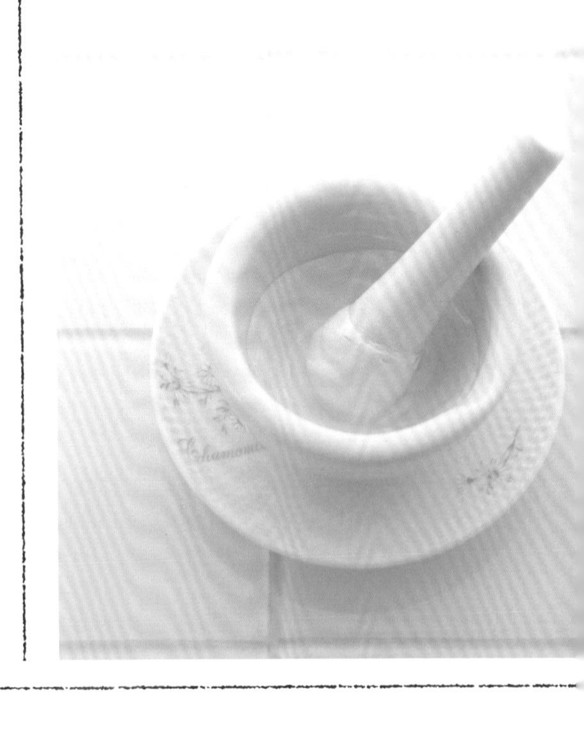

讓乾燥手部嫩滑的護手霜

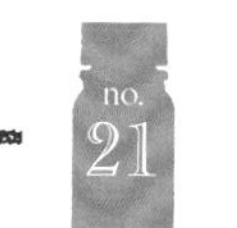

材料（一次用量）
- 德國洋甘菊精油……2滴
- 奧圖玫瑰精油……1滴
- 蜜蠟……3g
- 花水……2mℓ
- 基底油……15mℓ

製作方法
❶在燒杯中加入蜜蠟及基底油，溫熱後加入溫度約與人體溫度相同的花水，隔水加熱融化。
❶將❶中隔水加熱後的蜜蠟與基底油加入精油，裝入容器內，以竹籤充分攪拌混合
❸待熱氣稍退散後加入精油，再度混合，冷卻凝固後即可使用。

保存期限 置於常溫下約可保存1個月。

改善女性特有不適症狀的花香按摩精油

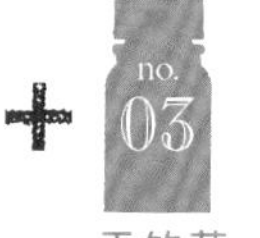

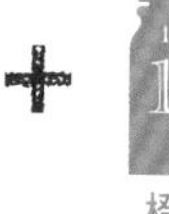

材料（一次用量）
- 德國洋甘菊精油……2滴
- 天竺葵精油……2滴
- 橙花精油……1滴
- 基底油……25mℓ

製作方法
❶在燒杯內放入基底油後加入精油。
❷以玻璃棒攪拌均勻，將按摩精油放入罐裝容器內。

使用方法 充分搖晃均勻後，取適量精油至雙手，緩慢地將精油推送到全身進行按摩。

保存期限 置於常溫下約可保存1個月。

讓家人可以熟睡的安眠噴霧

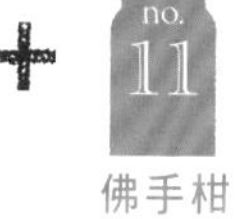

材料（一次用量）
- 羅馬洋甘菊精油………3滴
- 佛手柑精油……2滴
- 薰衣草精油……1滴
- 純水……27mℓ
- 無水乙醇……3mℓ

製作方法
❶在燒杯中加入無水乙醇後滴入精油，以玻璃攪棒充分拌勻。
❷加入純水後充分混合，將精油倒入噴霧容器內。

使用方法 充分搖晃均勻，噴於寢室空間及窗簾、抱枕上。

保存期限 置於陰暗處約可保存1個月。

蚊蟲咬傷時的止癢芳香劑

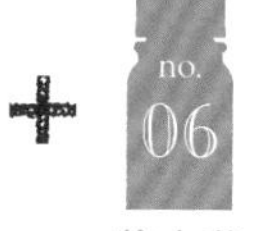
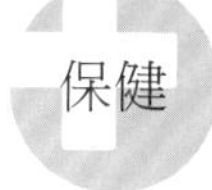

材料（容易製作的分量）
- 德國洋甘菊精油……2滴
- 薰衣草精油……1滴
- 基底油……7mℓ
- 無水乙醇……3mℓ

製作方法
❶在滾棒容器內加入基底油及無水乙醇，蓋上蓋子搖晃均勻。
❷在步驟❶裡加入精油，蓋上蓋子充分搖晃均勻。
3.放置在陰暗處2星期，使精油熟成（一天搖晃瓶身一次）。

使用方法 使用前充分搖混精油後，在手腕及耳後塗上精油，使之芳香。

保存期限 置於常溫下約可保存1個月。

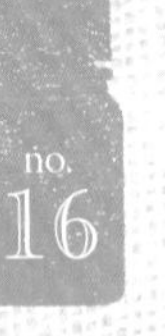

檀香 SANDALWOOD

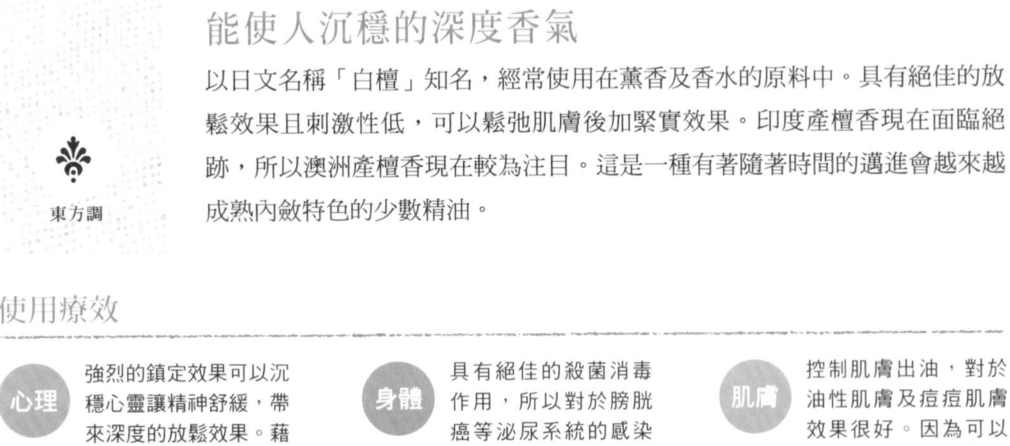

東方調

能使人沉穩的深度香氣

以日文名稱「白檀」知名，經常使用在薰香及香水的原料中。具有絕佳的放鬆效果且刺激性低，可以鬆弛肌膚後加緊實效果。印度產檀香現在面臨絕跡，所以澳洲產檀香現在較為注目。這是一種有著隨著時間的邁進會越來越成熟內斂特色的少數精油。

使用療效

心理 強烈的鎮定效果可以沉穩心靈讓精神舒緩，帶來深度的放鬆效果。藉由本身的催情效果，也可以促使性興奮感。

身體 具有絕佳的殺菌消毒作用，所以對於膀胱癌等泌尿系統的感染症狀及強化心臟、促進血液循環等有良好效果。

肌膚 控制肌膚出油，對於油性肌膚及痘痘肌膚效果很好。因為可以讓肌膚變得柔軟，所以能改善肌膚的乾燥及關節膝蓋的乾燥裂痕等。

DATA

學名	*Sanalum album*（印度等） *Santalum spicatum*（澳洲）
科別	檀木科
主要產地	印度、印尼、澳洲、巴拉圭、新喀裡多尼亞
萃取部位	心材（木部）
萃取方法	水蒸氣蒸餾法
揮發性及香味強度	低音／中
參考價格	5mℓ 3000至12000日幣

主要功效

去除瘀血；淤水、強心、促進血液循環、抗病毒、抗發炎、抗菌、催情、收斂、鎮定、軟化皮膚、保濕

使用注意事項：懷孕期間不宜使用。

檀香

單方精油完全使用

芳香浴　在扇子上滴上充滿白檀的和風香氣

材料（一次用量）
- 檀香精油……1滴
- 扇子（或圓扇）……1個

使用方法　在展開的扇子上灑上精油。搧風時可以享受精油的香氣。

保健　促進冰冷手腳血液循環的香膏

材料（容易製作的分量）
- 檀香精油……3滴
- 蜜蠟……3 g
- 基底油……20mℓ

製作方法
❶在燒杯中加入蜜蠟及基底油後隔水加熱融化。
❷將❶中隔水加熱後的蜜蠟和基底油裝到容器內，以竹籤充分攪拌混合。
❸等到熱氣稍退散後加入精油，再度混合，冷卻凝固後即可使用。

使用方法　在容易冰冷的手腳，及在容易乾燥的皮膚上塗上乳液後按摩使用。

保存期限　置於常溫下約可保存1個月。

保健（吸入）　以蒸氣吸入法，舒緩咳嗽及喉嚨疼痛

材料（一次用量）
- 檀香精油……1滴
- 熱水……一個洗臉槽量

製作方法　在洗臉槽裡注入適溫的熱水後滴上精油。

使用方法
❶以毛巾蓋住頭，不要讓蒸氣跑掉。
❷閉上眼睛深呼吸，讓蒸氣蒸全臉。

貼心叮嚀
如果在咳嗽症狀較為嚴重時不宜使用。

美容　去除角質讓肌膚變滑嫩柔軟的去角質鹽

材料（一次用量）
- 檀香精油……2滴
- 天然鹽（請選擇顆粒較細的）……2大匙
- 基底油……2大匙

製作方法
❶將天然鹽放入搗藥臼中，以杵充搗碎天然鹽，使之變細滑。
❷加入基底油後搗勻混合。
❸再加入精油後均勻攪拌。

使用方法　角質累積較多的乾燥部分以鹽摩擦，再以清水沖洗。

保存期限　置於常溫下約可保存1個月。

貼心叮嚀
在皮膚比較薄處或關節上請溫柔地小心按摩。

no. 16

SANDALWOOD

以檀香精油
為主調的香氛配方

與相鄰的花香調精油及萃取部位為木材的樹脂調、樹木調搭配性絕佳。因為與其他的香味容易組合搭配，所以可以作為數種精油調配組合時的調和精油來使用，也很不錯喔！

芳香組合配方

樹脂調	花香調
乳香	天竺葵
	橙花
	玫瑰

效能組合配方

心中煩惱	身體煩惱
洋甘菊	杜松漿果
薰衣草	乳香
日本柚	玫瑰

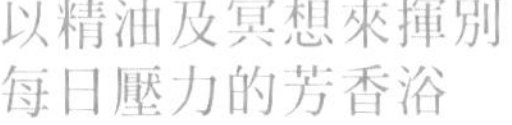

以精油及冥想來揮別每日壓力的芳香浴

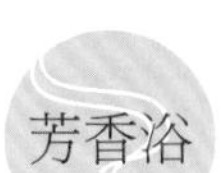

no. 20 日本柚

芳香浴

材料（一次用量）
- 日本柚精油……1滴
- 檀香精油……2滴

使用方法 在精油燈蓋上裝上熱水，滴入精油。蠟燭點火後加熱，散發香氣。

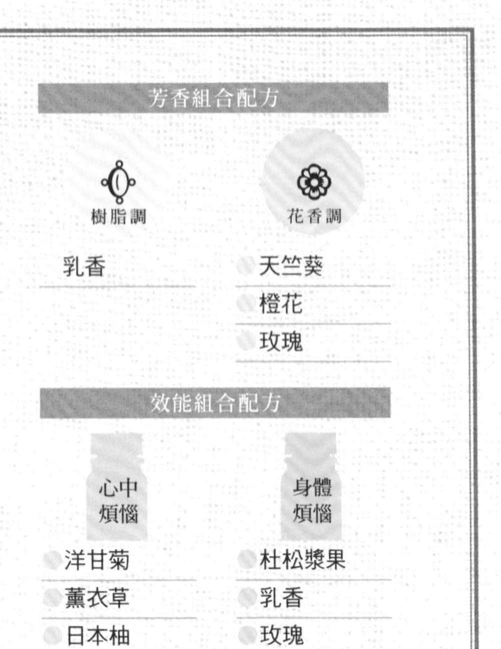

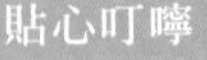

貼心叮嚀

推薦於冥想及解除壓力時使用蠟燭精油燈。因為蠟燭燭火緩緩燃燒，可帶你進入更深層的放鬆。

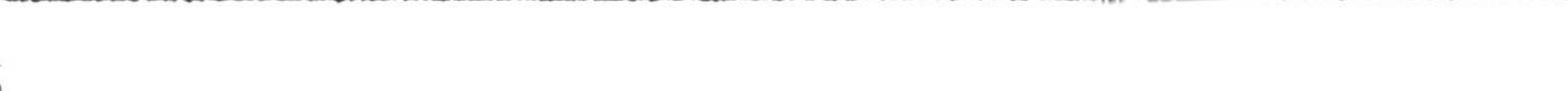

對付皺紋、黯沉、斑點的無敵化妝水

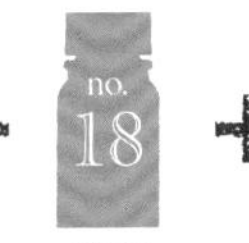

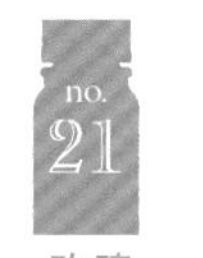

材料（容易製作的分量）
- 檀香精油……2滴
- 奧圖玫瑰精油……2滴
- 橙花精油……1滴
- 基底油……5mℓ
- 花水……45mℓl

製作方法
❶在燒杯中倒入無水乙醇後再加入精油，以玻璃棒攪拌充分拌勻。
❷加入花水，充分混和後倒入噴霧器內保存。

使用方法 使用前充分搖勻，噴於臉及身體較為在意的部分。

保存期限 置於陰暗處約可保存1個月。

滋潤老化肌膚的乳液

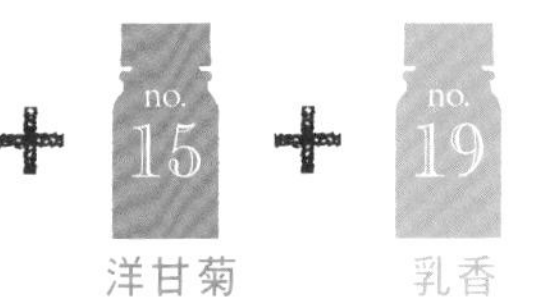

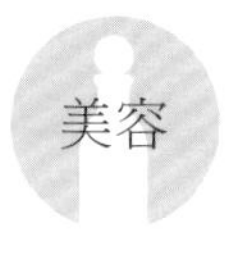

材料（容易製作的分量）
- 檀香精油……1滴
- 德國洋甘菊精油……1滴
- 乳香精油……1滴
- 基底油……5mℓ
- 花水……40mℓ
- 植物性乳化蠟……1g

製作方法
❶在燒杯中加入甘油及乳化蠟，以約80℃的熱水隔水加熱融化。融化後關火，放置約1分鐘。
❷再將玫瑰花水一次全部加入後，以玻璃棒快速攪拌均勻。
❸在另一個燒杯內加入甘油及精油，以玻璃棒攪拌均勻。
❹將溫度降至接近人體溫度的❷加入❸裡後混合，再放入容器內保存。

使用方法 搖晃均勻後塗抹到臉上。

保存期限 置於陰涼處約可保存1個月。

改善肌膚皺紋&下垂臉部的精油按摩

材料（容易製作的分量）
- 乳香精油……1滴
- 檀香精油……1滴
- 基底油……25mℓ

製作方法
❶在燒杯內加入基底油，再加入精油，以玻璃棒攪拌均勻。
❷將混合好的精油與基底油裝入容器內後，充分搖晃均勻。

使用方法 使用前請充分搖晃容器，將精油倒入手中以手掌的溫度溫熱精油後，輕輕推抹到臉整體上。

保存期限 置於常溫下約可保存1個月。

讓肌膚變得柔軟&有彈性的身體粉

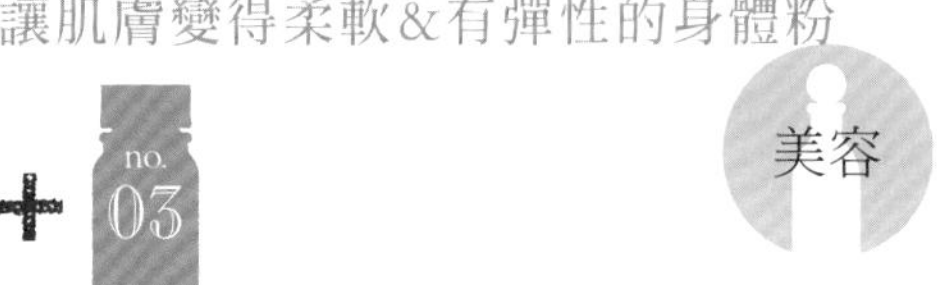
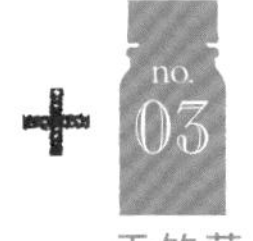

材料（一次用量）
- 天竺葵精油……3滴
- 檀香精油……3滴
- 滑石粉……15g
- 太白粉……15g

製作方法
❶將滑石粉及太白粉放入盆子容器內以湯匙混合後，加入精油拌勻。
❷將混合好的精油放入裝粉容器內，蓋上蓋子後搖晃均勻。

使用方法 在剛洗完澡或覺得身體黏膩時，將汗擦乾後，在身體比較在意處以手或化妝棉撲上精油粉。

保存期限 置於常溫下約可保存1個月。

no. 17

茉莉花 JASMINUM

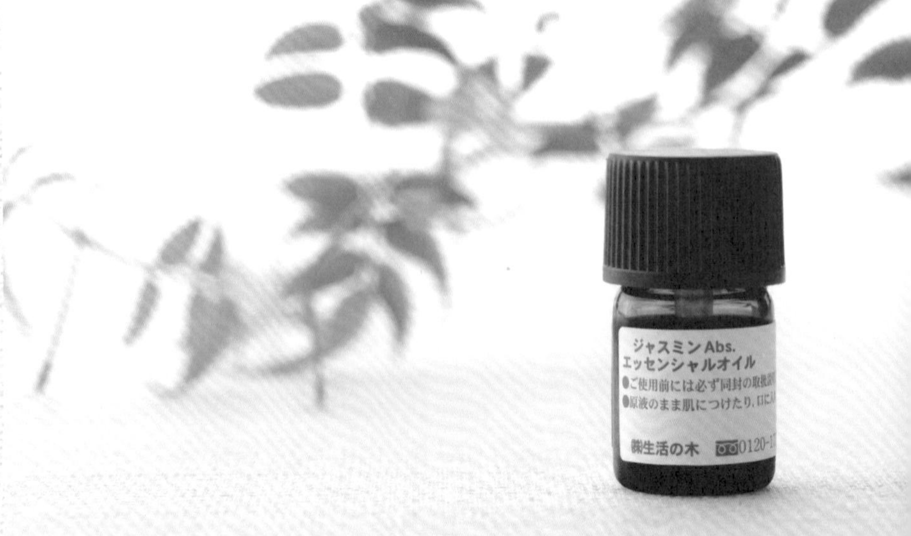

完全符合花之精油王稱號的高貴香味

香甜且帶著異國風的香氣，因而被稱之為「香氣王」，也是埃及豔后最愛的香味。除了有調整賀爾蒙，使得與月經相關的症狀緩和之外，也可以促進分娩，提高母乳分泌，增加母性特質，是一罐完全支持女性的精油喔！

花香調

使用療效

心理 讓心情放鬆，緩和不安及緊張。抑止憂鬱情緒，讓人從無力沮喪的情緒中找回自信。

身體 可緩和經前症候群及經痛、月經不順、更年期等女性特有症狀。有促進分娩、緩和分娩時疼痛等效果。

肌膚 具有抗酸化作用，所以對於各種膚質的肌膚都有美容美肌的效果。使用於按摩消除懷孕期產生的妊娠紋也很有效果喔！

DATA

學名	*Jasminum grandiflorum,Jasminum officinale*
科別	木樨科
主要產地	法國、埃及、摩洛哥、阿爾及利亞、義大利
萃取部位	花
萃取方法	溶劑萃取法
揮發性及香味強度	中音至低音／強
參考價格	5mℓ 7000至20000日幣

主要功效

抗菌、催情、收縮子宮、催乳、保濕；安定神經、振奮精神、鎮痙＆鎮靜、通經、皮膚軟化

❗ 使用注意事項：因香味較為強烈，請避免高濃度使用。懷孕期間使用請特別注意。在開車及需要精神集中時不宜使用。

茉莉花

單方精油完全使用

泡澡時間（全身浴） 優雅且香味豐富的沐浴鹽

材　料（2次用量）
- 茉莉花精油……5滴
- 天然鹽……100g

製作方法
❶將天然鹽放入盆子內，加入精油後以湯匙充分攪拌。
❷將作好的浴鹽放入容器中保存，蓋上蓋子後再充分搖晃均勻。

使用方法 在浴缸裡裝滿熱水後，以湯匙放入約一半兩的浴鹽，充分攪拌後再入浴泡澡。

保存期限 置於陰涼處約可保存2週。

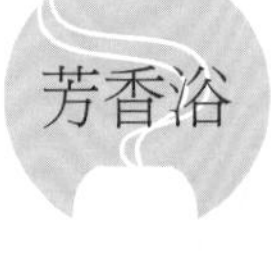

芳香浴 給努力了一天的自己一個小小的獎賞

材　料（1次用量）
- 茉莉花精油……3滴

使用方法 在蠟燭精油燈的水皿裡，注入熱水後滴上精油，蠟燭點火，讓香氣擴散整個房間。

芳香浴 滴上在書籤上，讓你在每次打開書本時都能聞到美好花香

材　料（1次用量）
- 茉莉花精油……1滴
- 書籤…1個

使用方法 在書籤上滴上一滴精油，將書籤夾在書本裡。

貼心叮嚀

因為茉莉花精油的顏色比較重，請使用沾上精油痕跡也沒關係的書籤，夾放在不是借來的書本裡。

芳香浴 塗在耳後及手腕的浪漫香氛

材　料（2次用量）
- 茉莉花精油……3滴
- 基底油……10mℓ

製作方法
❶在滾棒容器內加入基底油及無水乙醇，蓋上蓋子後搖晃均勻。
❷在步驟❶裡加入精油，蓋上蓋子充分搖晃均勻。
❸放置在陰暗處2星期，使精油熟成（一天搖晃瓶身一次）。

使用方法 使用前充分搖混精油後，塗在手腕及耳後，使之芳香。

保存期限 置於常溫下約可保存1個月。

貼心小提醒

因為茉莉花精油的顏色比較重，請不要沾染在衣服上。

no. 17 JASMINUM

以茉莉花精油為主調的香氛配方

與橙花及玫瑰等同樣為花香調的精油搭配組合，可以為女性身心都帶來滿滿的元氣。與甜橙及檸檬等的柑橘調精油作搭配後作成的乳液或精油，則有淡化妊娠紋的效果。

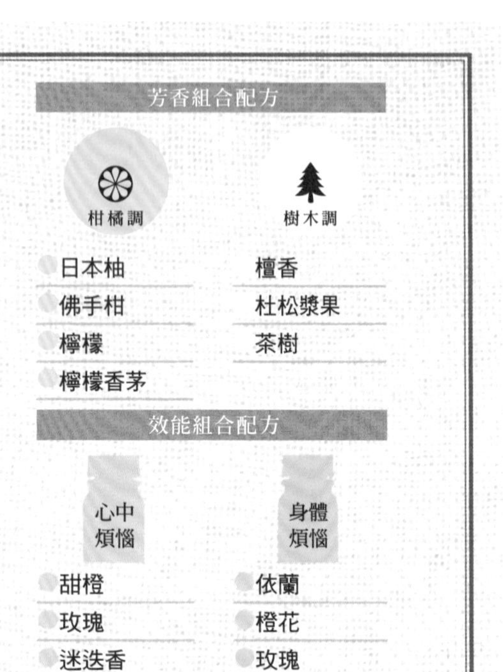

讓心情變得優雅的精油噴霧

+ no.13 檸檬 + no.16 檀香

芳香浴

材料（容易製作的分量）
- 茉莉花精油……5滴
- 檸檬精油……3滴
- 檀香精油……2滴
- 無水乙醇……5mℓ
- 純水……45mℓ

製作方法
❶在燒杯中加入無水乙醇後滴入精油，用玻璃攪棒充分拌勻。
❷加入純水後充分混合，將調配好的精油倒入噴霧容器內。

使用方法 在手帕上滴上精油，再吸入手帕上的精油香氣。

保存期限 置於陰暗處約可保存1個月。

優雅且味道豐富，美容效果一級棒的沐浴鹽

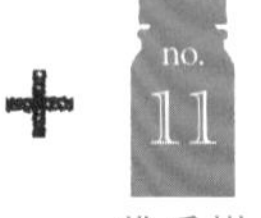
+ no.11 佛手柑

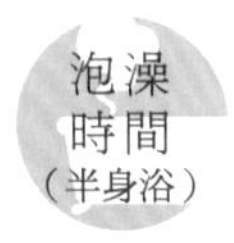

材料（容易製作的分量）
- 茉莉花精油……3滴
- 佛手柑精油……2滴
- 天然鹽……100g

製作方法
❶將天然鹽放入盆子內，加入精油後以湯匙充分攪拌。
❷將作好的浴鹽放進容器中保存，蓋上蓋子後，再充分搖晃均勻。

使用方法 在浴缸裡裝滿熱水後，以湯匙放入約一半兩的浴鹽，充分將攪拌後再入浴泡澡。

保存期限 置於陰暗處約可保存1個月。

貴婦級薰香膏

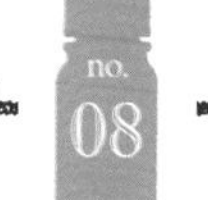

依蘭　橙花

材料（容易製作的分量）
- 茉莉花精油……6滴
- 橙花精油……4滴
- 依蘭精油……2滴
- 蜜蠟……5g
- 基底油……15mℓ

製作方法
❶在燒杯中加入蜜蠟及基底油，隔水加熱融化。
❷將步驟❶中隔水加熱後的蜜蠟與基底油加入精油，裝入容器內，以竹籤充分攪拌混合。

使用方法 可依個人喜好塗抹於手腕、耳後及鎖骨附近，讓香味容易散溢處。

保存期限 置於陰涼處約可保存1個月。

讓你眼前浮現南國感的精油皂

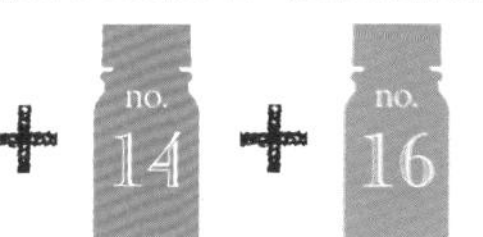

檸檬香茅　檀香

材料（一個用量）
- 檸檬香茅精油……4滴
- 茉莉花精油……4滴
- 檀香精油……2滴
- MP皂……50g

製作方法
❶在燒杯裡放入MP皂後，放入微波爐加熱（500瓦約20秒）。
❷等MP皂充分融化後從微波爐中取出，加入精油後倒進容器內。
❸冷卻定型後從容器中拿出，放置數日使之乾燥。

使用方法 充分起泡後使用。

保存期限 置於陰涼處或冰箱中約可保存半年。

淡化生產後妊娠紋的按摩精油

杜松漿果　橙花

材料（容易製作的分量）
- 茉莉花精油……2滴
- 橙花精油……2滴
- 杜松漿果精油……1滴
- 基底油……25mℓ

製作方法
❶在燒杯中倒入基底油再加入精油。
❷以玻璃棒攪拌拌勻，倒入容器內。

使用方法 充分搖晃均勻後，取少量的精油至雙手，再塗抹在有妊娠紋的肚子、大腿上，進行按摩。

保存期間 置於常溫下約可保存1個月。

貼心叮嚀

因為有加入杜松漿果精油，所以請避免在懷孕期間使用，建議使用在產後保養上。

no. 18

橙花 NEROLI

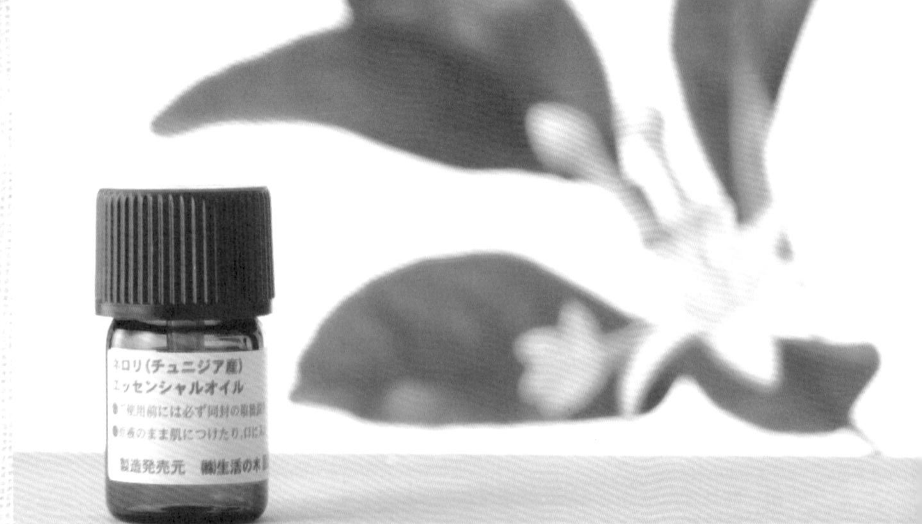

帶有著香甜花氣的奢侈香味

花香調

從苦橙花的花朵取得，為採油率最低的高價精油之一。帶有柑橘調的清爽及花香調的香甜，兼備兩種特性的香味是橙花精油最大的特徵。低刺激性，所以可以促進皮膚的新陳代謝。聽說深受17世紀的義大利Neroli王國的王妃-安娜瑪麗亞所以愛，特別將它以國家名稱命名。

使用療效

心理 鬆緩不安及緊張，讓心情穩定，也可以振奮低落心情，具有平衡精神的作用。

身體 緩和壓力性胃痛及便祕、腹瀉等症狀。成分中的橙花叔醇具有增加女性荷爾蒙的作用，對於女性特有的困擾很有幫助。

肌膚 促進皮膚的新陳代謝，給予肌膚彈性，預防斑點、皺紋、鬆弛等老化症狀效果絕佳。對於妊娠紋也很有效果。

DATA

學名	*Citrus aurantium*
科別	芸香科
主要產地	埃及、摩洛哥、突尼西亞、法國、義大利、葡萄牙、西班牙
萃取部位	花（花蕾）
萃取方法	水蒸氣蒸餾法
揮發性及香味強度	中音／強
參考價格	5mℓ約7500至20000日幣

主要功效

抗憂鬱、催情、增加女性荷爾蒙、調整自律神經、安靜神經、鎮靜、鎮痙、活化皮膚細胞、保濕

! 使用注意事項：在開車及需要精神集中時不宜使用。

橙花

單方精油完全使用

芳香浴 使心情變得正向的精油燈芳香浴

材料（1次用量）
- 橙花精油……3滴

使用方法　在蠟燭精油燈的水皿裡注入熱水，滴上精油，蠟燭點火，讓香氣擴散。

泡澡時間（手浴） 緩和激動情緒 鎮定心靈的手浴

材料（一次分量）
- 橙花精油……2滴

製作方法
❶在臉盆裡放入約40℃至45℃的熱水，將兩手浸泡至手腕處。
❷加入精油後混合。

使用方法　將兩手浸泡在臉盆裡約5至10分鐘。

貼心叮嚀

集中在手部的淋巴循環如果變好，就可以促進全身的血液循環喔！

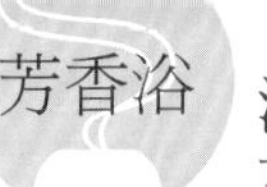

芳香浴 滴在手帕上，享受一整天的幸福感

材料（1次用量）
- 橙花精油……1滴

使用方法　在手帕上滴上精油後，將手帕攜帶在身上。

貼心叮嚀

可能會造成手帕上沾染上精油的顏色或油漬，請使用髒染上污漬也無妨的手帕或紙巾。

美容 深度滋潤的護唇膏

材料（一條用量）
- 橙花精油……1滴
- 乳木果油……1g
- 蜜蠟……2g
- 基底油……7mℓ

製作方法
❶在燒杯中放入基底油、蜜蠟、乳木果油，以80℃的水隔水加熱融化。
❷❶裡的材料全部融化後加入精油，以竹籤充分拌勻，再倒入護唇膏容器內，冷卻凝固後使用。

使用方法　在嘴唇乾燥處於擦抹上口紅前，塗上護唇膏。

保存期限　置於陰涼處約可保存1個月。

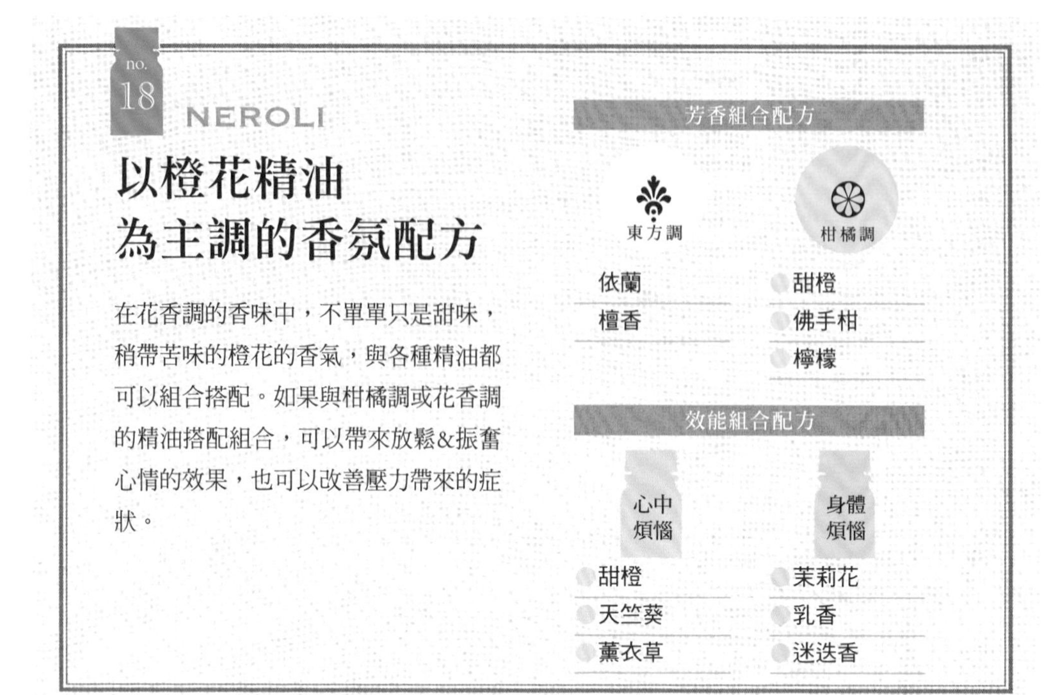

no. 18 NEROLI

以橙花精油為主調的香氛配方

在花香調的香味中，不單單只是甜味，稍帶苦味的橙花的香氣，與各種精油都可以組合搭配。如果與柑橘調或花香調的精油搭配組合，可以帶來放鬆&振奮心情的效果，也可以改善壓力帶來的症狀。

芳香組合配方

東方調	柑橘調
依蘭	甜橙
檀香	佛手柑
	檸檬

效能組合配方

心中煩惱	身體煩惱
甜橙	茉莉花
天竺葵	乳香
薰衣草	迷迭香

想要感覺安心時常備的精油噴霧

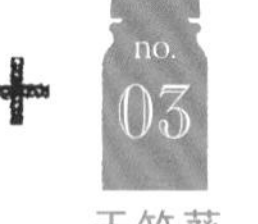

天竺葵 薰衣草

芳香浴

材料（容易製作的分量）
- 橙花精油……3滴
- 天竺葵精油……2滴
- 薰衣草精油……1滴
- 純水……27mℓ
- 無水乙醇……3mℓ

製作方法
❶在燒杯中加入無水乙醇後滴入精油，以玻璃棒攪拌充分拌勻。
❷加入純水後充分混合，將精油倒入噴霧容器內。

使用方法 充分搖晃均勻，在身邊周圍及窗簾、抱枕上等生活空間中噴上精油噴霧。

保存期限 置於陰涼處約可保存1個月。

帶來優雅香味及水潤感的髮油

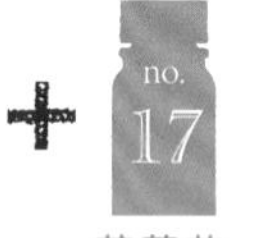

茉莉花

材料（容易製作的分量）
- 橙花精油……3滴
- 茉莉花精油……2滴
- 基底油……25mℓ

製作方法
❶在燒杯內加入基底油，再加入精油，以玻璃棒攪拌均勻。
❷將混合好的精油與基底油倒入裝油容器內，充分搖晃均勻。

使用方法 充分搖晃均勻後，將精油倒入手中，以手心溫度溫熱精油後，緩慢地將精油推揉進頭皮及頭髮（特別是頭皮）。

保存期限 置於陰涼處約可保存1個月。

給予穩定的精油薰香膏

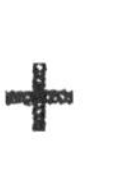
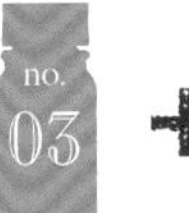
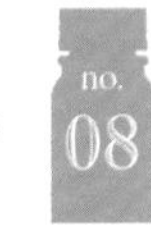

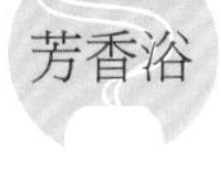

天竺葵　依蘭　芳香浴

材　料（容易製作的分量）
- 橙花精油……8滴
- 天竺葵精油……2滴
- 依蘭精油……2滴
- 蜜蠟……5 g
- 基底油……15mℓ

製作方法
❶在燒杯中加入蜜蠟及基底油後隔水加熱融化。
❷將❶中隔水加熱後的蜜蠟及基底油加入精油裝到容器內，以竹籤充分攪拌混合。
❸等到熱氣稍退散後加入精油，再度混合，冷卻凝固後即可使用。

使用方法 抹於耳後及手腕、胸口等處。

保存期限 置於常溫下約可保存1個月。

奢侈高貴的手工化妝水

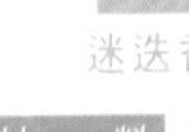

迷迭香　乳香　美容

材　料（容易製作的分量）
- 橙花精油……1滴
- 乳香精油……1滴
- 迷迭香精油……1滴
- 花水……95mℓ
- 甘油……10mℓ

製作方法
❶在燒杯中加入甘油後滴入精油，以玻璃棒攪拌充分拌勻。
❷加入花水後充分混合，將精油倒入噴霧容器內。

使用方法 充分搖晃均勻，噴於在意的部位。

保存期限 置於陰涼處約可保存1個月。

貼心叮嚀

以甘油製作的化妝水保濕作用很高，非常滋潤。特別建議在乾燥季節時使用。

消除一整日疲勞的沐浴油

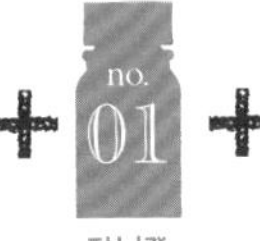
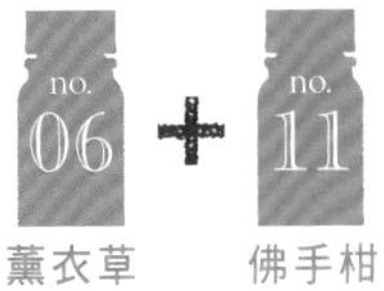
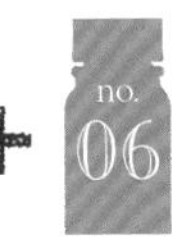
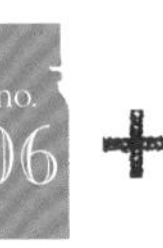
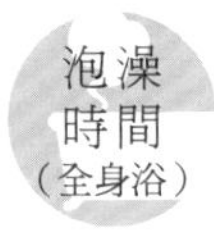
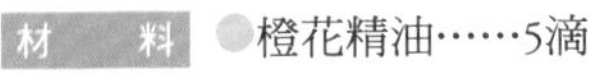

甜橙　薰衣草　佛手柑　泡澡時間（全身浴）

材　料（4次用量）
- 橙花精油……5滴
- 甜橙精油……5滴
- 薰衣草精油……3滴
- 佛手柑精油……3滴
- 基底油……20mℓ

製作方法
❶在燒杯中倒入基底油，加入精油。
❷以玻璃棒攪拌充分拌勻倒入容器內。

使用方法 在浴缸裡裝滿熱水後，放進約1小匙的沐浴油，充分將攪拌後再入浴泡澡。

保存期限 置於陰涼處約可保存1個月。

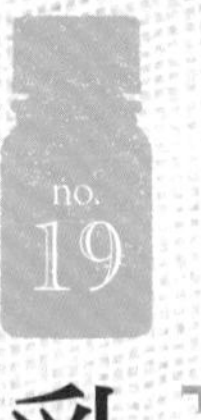

乳香

FRANKINCENSE

樹脂調

擁有古老歷史神聖且神祕的香氣

從乳香（別名Boswellia）的樹採集而成的精油。是世界上最有歷史的精油之一。在耶穌誕生時，東方三賢人將黃金、沒藥及「乳香」送給耶穌是乳香最為人所知的歷史紀載。自古用於宗教儀式的乳香，被視為與黃金同價的高貴東西。

使用療效

心理 振奮精神，再帶來舒緩輕鬆感的同時，去除哀傷及不安、強迫香法等的慌亂害怕感，讓心情沉穩。

身體 活化肺及鼻子、喉嚨黏膜，鎮定咳嗽及支氣管炎等發炎症狀。對於穩定氣喘的發作也相當有效果。

肌膚 可以防治因為年紀漸長的肌膚老化問題，改善斑點及皺紋、鬆弛等現象。乳香還有軟化肌膚的效果，對於乾燥肌膚及乾燥乾裂等症狀都有效果。

DATA

學名	*Eucalyptus globulus*
科別	橄欖科
主要產地	埃塞俄比亞、阿曼、印度、索馬利亞、伊朗、黎巴嫩
萃取部位	樹脂
萃取方法	水蒸氣蒸餾法 溶劑萃取法
揮發性及香味強度	中音／中
參考價格	5mℓ 500至3500日幣

主要功效

收縮血管、解熱、健胃、抗發炎、殺菌、收斂作用、清晰頭腦、殺菌、收斂、止吐、陣痛、通經、冷卻

❗ 使用注意事項：懷孕期間不宜使用。

乳香

單方精油完全使用

美容　預防老化！改善皺紋&斑點的精油面膜

材料（一次用量）
- 乳香精油……1滴
- 黏土粉……1大匙
- 純水（或花水）……1大匙
- 基底油 ……1小匙

製作方法
❶將黏土放入搗藥臼中，加入純水後稍微放置，等水分完全進透入黏土後搗勻。
❷加入基底油後再度搗勻，再加入精油後拌勻。

使用方法 避開敏感的眼睛及嘴邊周圍，將黏土精油面膜塗滿整臉。約5分鐘之後，清洗乾淨。

精油按摩（臉部）　預防老化！從脖子到臉部都適用的按摩精油

材料（容易製作的分量）
- 乳香精油……2滴
- 基底油……25mℓ

製作方法
❶在燒杯中加入基底油後滴入精油，以玻璃棒攪拌充分拌勻。
❷將混合好後的精油倒入容器內後再度搖晃均勻。

使用方法 先充分搖晃拌勻，再將精油倒在雙手上，在脖子及臉上慢慢的推抹上精油後進行按摩。

保存期限 置於陰暗處約可保存1個月。

美容　預防老化！效能一級棒的化妝水

材料（容易製作的分量）
- 乳香精油……3滴
- 甘油……5mℓ
- 純水（或花水）……45mℓ

製作方法
❶在燒杯中加入甘油後滴入精油，以玻璃棒攪拌充分拌勻
❷加入純水後充分混合，將混合好後的精油到入容器內。

使用方法 先充分搖晃拌勻，再將精油化妝水塗於臉上。

保存期限 置於陰暗處約可保存1個月。

貼心叮嚀

以甘油製作的化妝水保濕作用高，非常的滋潤。特別推薦在乾燥季節裡使用。

美容　有水嫩滋潤效果的護唇膏

材料（一隻）
- 乳香精油……1滴
- 蜜蠟……2g
- 基底油……7mℓ
- 乳木果油……1g

製作方法
❶在燒杯中加入蜜蠟及基底油、乳木果油後，隔水加熱融化。
❷將❶中隔水加熱的乳木果油內加入精油，以竹籤充分攪拌混合，再放入唇膏容器內，冷卻後凝固。

使用方法 在嘴唇乾燥處塗滿上唇膏。

保存期限 置於常溫下約可保存1個月。

no. 19 FRANKINCENSE

以乳香精油
為主調的香氛配方

乳香為香味持久的揮發性為低音的精油，所以非常適合作為固定液和其他的精油搭配混合。其中與香味調的精油搭配性佳，與洋甘菊及薰衣草等精油相互搭配，可以讓心情穩定、舒適；加入橙花及玫瑰，可以大大提高防止老化的效果。

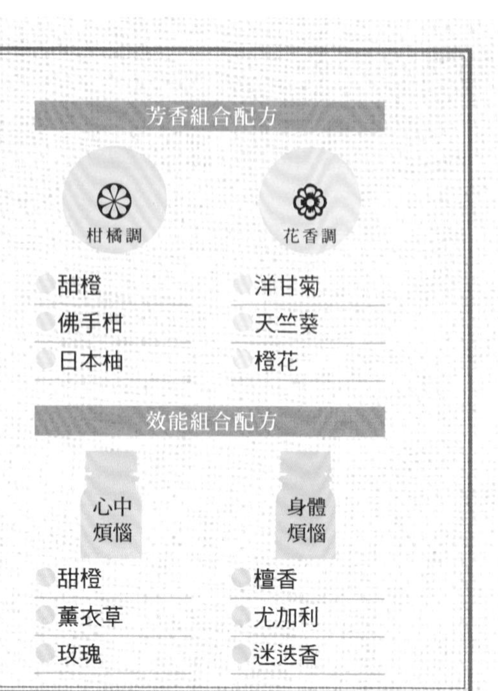

芳香組合配方

柑橘調	花香調
甜橙	洋甘菊
佛手柑	天竺葵
日本柚	橙花

效能組合配方

心中煩惱	身體煩惱
甜橙	檀香
薰衣草	尤加利
玫瑰	迷迭香

調整臉部細小毛孔，
改善皺紋&鬆弛的乳液

＋ 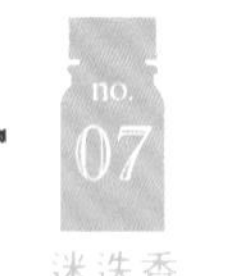

迷迭香

材　料（容易製作的分量）

- 乳香精油……2滴
- 迷迭香精油……1滴
- 基底油（推薦夏威夷堅果油）……10mℓ
- 植物性乳化蠟……3g
- 玫瑰花水……40mℓ
- 甘油…½小匙

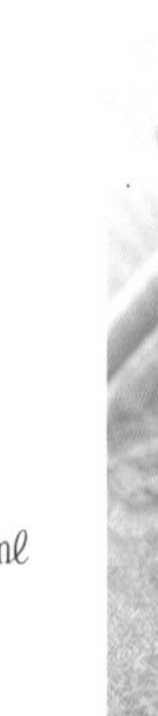

製作方法

❶在燒杯中加入甘油及乳化蠟，以約80℃的熱水隔水加熱融化，融化後關火，放置約1分鐘。

❷將玫瑰花水一次全部加入，以玻璃棒快速攪拌均勻。

❸在另一個燒杯內加入甘油及精油，以玻璃棒拌勻。

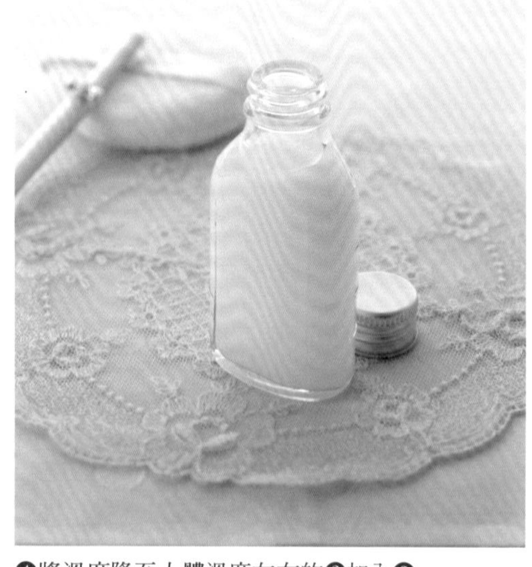

❹將溫度降至人體溫度左右的❷加入❸裡後混合，再放入容器內保存。

保存期限 置於冰箱中約可保存2週。

促進細胞成長的夢幻美容精油

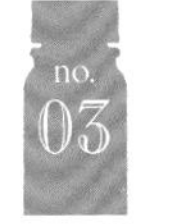

\+ 天竺葵

精油按摩（臉部）

材料（使用2次分量）
- 乳香精油……1滴
- 天竺葵精油……1滴
- 基底油……25mℓ

製作方法 ❶在燒杯中加入基底油後滴入精油，以玻璃棒拌勻。
❷將混合好後的精油倒入容器內後搖晃均勻。

使用方法 充分搖晃容器後，將精油倒在雙手上，抹於在在意的部分進行按摩。

保存期限 置於陰涼處約可保存1個月。

貼心叮嚀

特別推薦使用橄欖油及夏威夷堅果油，可讓肌膚更好吸收喔！

喉嚨感到不適時，在泡澡時深呼吸

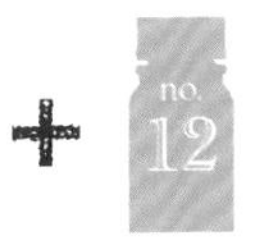

\+ 尤加利

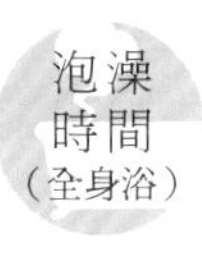

材料（二次分量）
- 乳香精油……2滴
- 尤加利精油……1滴
- 天然鹽……100g

製作方法 ❶在盆子中放入天然鹽，加入精油後充分攪拌。
❷將混合好的精油天然鹽倒入保存容器內，蓋上蓋子後再充分搖晃混合。

使用方法 在浴缸的熱水中放入約一半的量，讓精油天然鹽充分容於熱水中後入浴。

保存期限 置於陰涼處約可保存兩星期。

貼心叮嚀

在泡澡時讓身體溫軟同時作深呼吸，讓香氣傳達到身體各處。

讓芳香浴來緩和不安及緊張

\+ no. 15 洋甘菊

芳香浴

材料（一次分量）
- 乳香精油……1滴
- 洋甘菊精油……1滴

製作方法 放入熱水的馬克杯或盆子中滴入精油。放在身邊周圍，讓精油香氣散發。

貼心叮嚀

不單單只是讓馬克杯的精油散發香氣，也可以作深呼吸，讓香氣使心情穩定。

對付腳後跟及關節乾燥粗糙的精油乳液

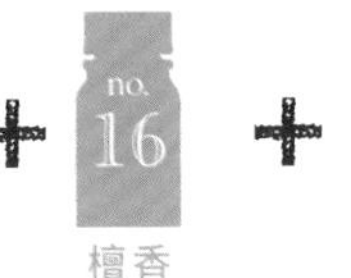

檀香 +

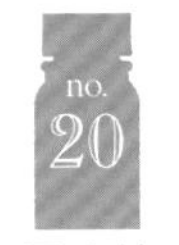

日本柚

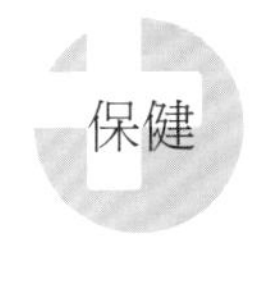

材料（容易製作的分量）
- 乳香精油……2滴
- 檀香精油……1滴
- 日本柚精油……1滴
- 蜜蠟……3g
- 基底油……20mℓ

製作方法 ❶在燒杯中加入蜜蠟及基底油，隔水加熱融化。
❷將❶中隔水加熱後的蜜蠟及基底油加入精油裝到容器內，以竹籤充分攪拌混合
❸等到熱氣稍退散後加入精油，再度混合，冷卻凝固後即可使用。

使用方法 抹於後腳跟及膝蓋乾燥粗糙處。

保存期限 置於陰涼處約可保存1個月。

no.
20

日本柚

YUZU

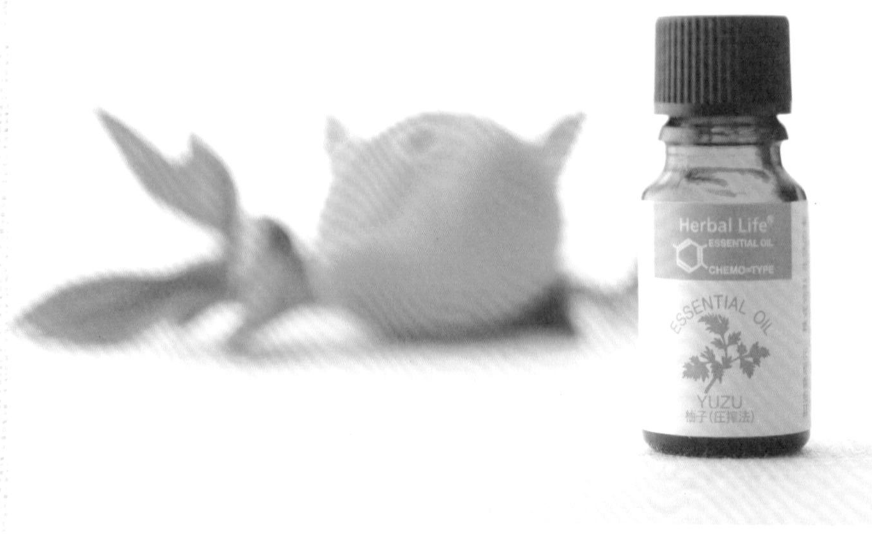

柑橘調

十分清爽，讓人寵愛的日式芳香

日本柚精油是由日本人熟悉的柚子，所製作的日本特有的精油。就像日本人經常說的：「在冬至當天浸泡日本柚浴，整個冬天就都不會感冒了」一樣，自古至今日本柚可溫熱身體的作用就相當聞名。淡雅的懷舊的香味，不管是年長的長輩或幼童都非常容易接受，非常受到喜愛。

使用療效

心理 因為有溫暖身體及心靈的效果，所以可以鎮定煩躁感，讓心情變的穩定和諧。對於壓力性的頭痛及腸胃不適都具有效用。

身體 可以優化血液循環，也有改善手腳冰冷及水腫的作用，以及緩和關節痛等的痠痛及回復疲勞等的效用。

肌膚 具有保濕作用及殺菌消毒作用，可以緩和肌膚乾燥、皮膚凍傷、手腳乾裂等症狀，有讓肌膚保持水分飽滿滋潤的效果。

DATA

學名	*Citrus junos*
科別	芸香科
主要產地	日本（高知、德島、大分等）
萃取部位	果皮
萃取方法	壓榨法 水蒸氣蒸餾法
揮發性及香味強度	高音／中至微強
參考價格	5mℓ 200至3000日幣

主要功效

促進血液循環、健胃、抗病菌、抗菌、收斂、促進消化增進食欲、鎮痛、發汗

使用注意事項：因為此精油會刺激肌膚，所以敏感肌膚者要注意。因為具有光敏性，所以使用後請避免直接日曬。因為容易氧化，請盡量在開封後的3至6個月以內使用完畢。

日本柚
單方精油完全使用

保健（溫濕布）
緩和肩膀僵硬痠痛及眼睛疲勞的溫濕布

材料（一次分量） ●日本柚精油……1至2滴
●熱水……臉盆一個
●毛巾……一條

製作方法 ❶在臉盆裡放入80℃的熱水後加入精油。
❷像是要將擴展在水面上的精油撈起般的，抓著毛巾的兩端，讓毛巾的正中間浸水中後拿起擰乾，小心不要燙傷。

使用方法 敷於肩膀僵硬痠痛及眼睛上。

具有殺菌消毒作用&柔和洗滌性的精油皂

材料（一次分量） ●日本柚精油……8滴
●MP皂……50g

製作方法 ❶在燒杯裡擺入MP皂後，放入微波爐加熱（500瓦約20秒）
❷等MP皂充分融化後從微波爐中取出，加入精油，倒進容器內。
❸冷卻定型後從容器中拿出，放置數日使之乾燥。

使用方法 充分起泡後使用。

保存期限 置於陰涼處或冰箱中約可保存半年。

清潔
放著就可以！消除廚房異味精油除臭劑

材料（一次用量） ●日本柚精油……1滴

使用方法 在化妝棉或紙巾上滴上一滴精油。將滴上精油的化妝棉、紙巾置在廚房處角落或垃圾桶中及有異味處。

貼心叮嚀

因為柑橘調的精油具有強烈的殺菌抗菌作用，所以可以抑制細菌的孳生，並且除臭。使用甜橙精油或檸檬精油也是ok的喔！

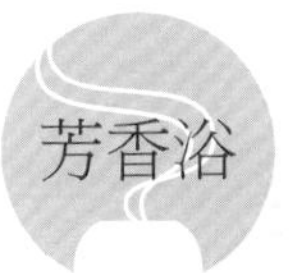

可以讓貼身衣物充滿日式和香的精油香包

材料（一個用量） ●日本柚精油…2滴
●碎木片（煙燻過的木頭屑）…2大匙
●茶葉包或布袋…1個

製作方法 ❶將碎木片放入布袋中。
❷在❶裡加入精油後充分混合。

使用方法 為讓碎木片不會從布袋中漏出，請以緞帶等緊緊的將布袋口束緊後，放進衣櫥中薰香。

貼心叮嚀

精油香包不只使用在內衣褲，也可以使用在衣服及毛巾上。如果用在薰香手帕上在覺得身體不適時，拿出手帕，就可以輕鬆的進行精油芳香浴。

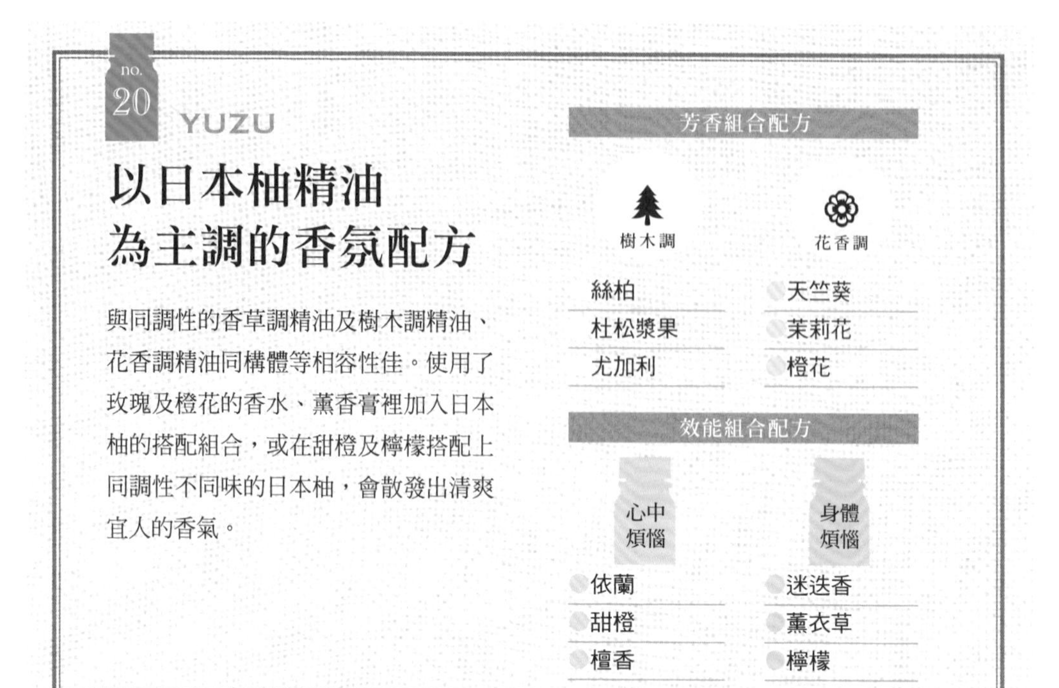

no. 20 YUZU

以日本柚精油為主調的香氛配方

與同調性的香草調精油及樹木調精油、花香調精油同構體等相容性佳。使用了玫瑰及橙花的香水、薰香膏裡加入日本柚的搭配組合，或在甜橙及檸檬搭配上同調性不同味的日本柚，會散發出清爽宜人的香氣。

芳香組合配方

樹木調	花香調
絲柏	天竺葵
杜松漿果	茉莉花
尤加利	橙花

效能組合配方

心中煩惱	身體煩惱
依蘭	迷迭香
甜橙	薰衣草
檀香	檸檬

如森林香氣般的空氣清淨精油噴霧

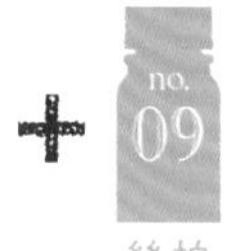
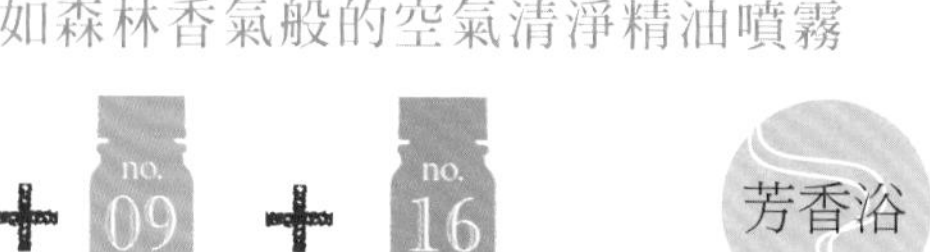

+ 絲柏 + 檀香

材料（一次用量）
- 日本柚精油…5滴
- 絲柏精油…3滴
- 檀香精油…2滴
- 無水乙醇…5mℓ
- 純水…45mℓ

製作方法
❶在燒杯中加入無水乙醇後滴入精油，以玻璃棒攪拌充分拌勻。
❷加入純水後充分混合後，將精油倒入噴霧容器內。

使用方法 充分搖晃均勻後，在房間空間裡及窗簾、抱枕等的生活起居空間裡噴上精油噴霧。因為有可能會造成污痕，請小心注意。

保存期限 置於陰涼處約可保存1個月。

讓人心變得溫柔的奢華薰香膏

no. 17 茉莉花 + no. 18 橙花　芳香浴

材料（一次用量）
- 日本柚精油……5滴
- 橙花精油……4滴
- 茉莉花精油……3滴
- 蜜蠟……5g
- 基底油……15mℓ

製作方法
❶在燒杯中加入蜜蠟及基底油後隔水加熱融化。
❷將❶中隔水加熱後的蜜蠟及基底油加入精油裝到容器內，以竹籤充分攪拌混合。
❸等到熱氣稍退散後加入精油，再度混合。冷卻凝固後即可使用。

使用方法 抹在耳後及手腕、胸口等處。

保存期限 置於常溫下約可保存1個月。

用於指甲倒插或分岔的雙層指甲保濕凝膠

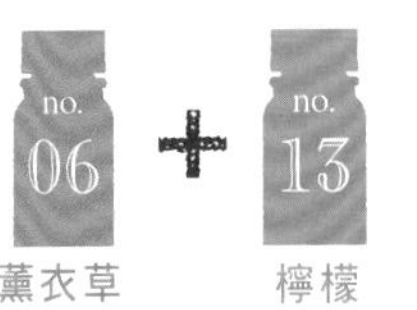

材料（容易製作的分量）
- 日本柚精油……1滴
- 薰衣草精油……1滴
- 檸檬精油……1滴
- 基底油……10mℓ

製作方法
❶在燒杯內加入基底油，再加入精油，以玻璃棒攪拌均勻。
❷將混合好的精油與基底油裝入精油棒狀容器內後，充分搖晃均勻。

使用方法
充分搖晃容器，將精油倒入手，以手掌的溫度溫熱精油後，均勻抹在手上。

保存期限
置於陰涼處約可保存六個月。

促進血液循環&緩和手腳冰冷的沐浴鹽

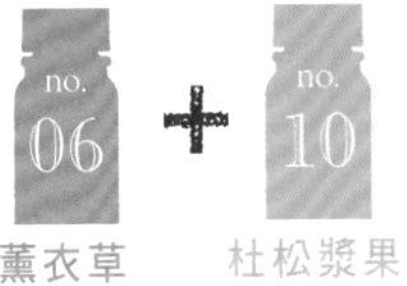

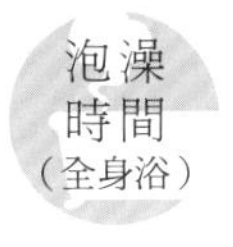

材料（2次用量）
- 日本柚精油……3滴
- 杜松漿果精油……2滴
- 薰衣草精油……1滴
- 天然鹽……100 g
- 乾燥香草（洋甘菊等）……1小搓

製作方法
❶將天然鹽放入盆子內，加入精油。
❷也可以加入香草。將作好的浴鹽放進容器中保存。

使用方法
在浴缸裡裝滿熱水後，以湯匙放入約一半量的浴鹽，充分將攪拌後再入浴泡澡。

保存期限
置於陰暗處約可保存兩星期。

能讓身體完全溫暖的泡泡沐浴球

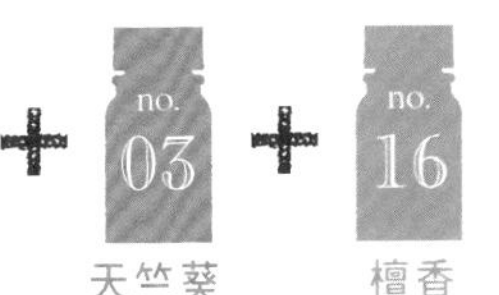

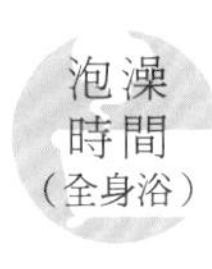

材料（2個用量）
- 日本柚精油……4滴
- 天竺葵精油……2滴
- 檀香精油……2滴
- 小蘇打粉……5大匙
- 檸檬酸……5小匙
- 蜂蜜……1小匙

製作方法
❶在盆子等容器內放入小蘇打粉及檸檬酸後拌勻。
❷在❶裡加入蜂蜜後加入精油，將所有材料拌勻後再取喜歡的量，以保鮮膜包住。
❸以兩手握住保鮮膜將空氣壓出，讓保鮮膜內的材料快速成型凝固。

使用方法
在入浴前，在浴缸裡放入一個沐浴球，將沐浴球與熱水充分攪拌混合。

保存期限
密封約可保存3天。

貼心叮嚀

加入洋甘菊等乾燥香草，從表面上看起來也十分美麗。為了不要讓乾燥香草散到整個浴缸，請將乾燥香草放入布袋或茶包袋中，泡澡後的清理也會變得非常的輕鬆喔！

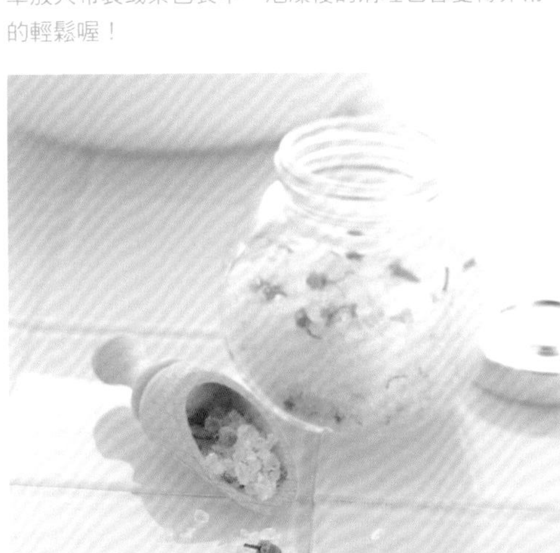

no. 21

玫瑰 ROSE

充滿優雅且擄獲女性的花香氣

花香調

玫瑰精油有兩種萃取法，一種用溶劑萃取法所萃取出來的原精（ absolute）及以水蒸氣蒸餾法萃取出的奧圖（otto）兩種。「奧圖」（otto）萃取油量比較少，有著低溫固定性質。不管是哪一種萃取法萃取的精油，都有著芳香的玫瑰香氣，在美容及健康、精神的各種面向上，都是女性很好的支撐夥伴。

使用療效

心理 藉由優雅且甘甜的香味緩和不安及沮喪等負面情緒，也能安眠。

身體 調整賀爾蒙平衡，除了可以緩和經痛及經期不順、更年期障礙等的女性特有症狀之外，還可提高免疫力。

肌膚 具有高度的收斂作用，所以對皮膚鬆弛及皺紋都相當有效。此精油也可以使用在消除水腫，預防頭皮屑及預防除毛後的紅腫狀況等。

DATA

學名　*Rosa centifolia* 原精（absolute）、*Rosa damascene* 原精（absolute）、奧圖（otto）

科別　薔薇科

主要產地　匈牙利、摩洛哥、土耳其、埃及等

萃取部位　花

萃取方法　水蒸氣蒸餾法、溶劑萃取法

揮發性及香味強度　低音／強

參考價格　5mℓ 4000至10000日幣（原精，absolute）至26000日幣（奧圖，otto）

主要功效

強壯、抗病菌、抗憂鬱、抗發炎、抗菌、催情、收斂、振奮精神、鎮痙、通經、瘀痕形成、軟化皮膚保濕、調整賀爾蒙

使用注意事項：懷孕期間不宜使用。

玫瑰

單方精油完全使用

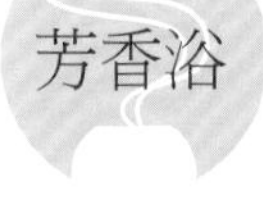

芳香浴　讓名片及信封袋發散出精油花香

材料（容易製作的分量）
- 脂吸法玫瑰精油……1滴

使用方法　在化妝棉或衛生紙上滴上一滴精油，然後放進名片夾或信封中。精油直接接觸紙張會造成殘留痕跡，請小心注意。

貼心叮嚀

如果想要避免沾上精油留下痕跡，請在精油乾掉後在夾入名片或是信封中。要使用信封前幾小時就請把精油化妝棉或是精油衛生紙放入，讓香味移轉到信封中。

泡澡時間（全身浴）　讓你享受如埃及豔后般的玫瑰精油沐浴鹽

材料（容易製作的分量）
- 脂吸法玫瑰精油精油……5滴
- 天然鹽……100g
- 乾燥香草（玫瑰花瓣）……1小搓

製作方法
❶在天然鹽裡放入玫瑰花瓣，以湯匙充分混合，讓玫瑰花瓣的顏色滲透進天然鹽中。
❷在❶中加入精油後，再以湯匙拌勻。

使用方法　在浴缸裡裝滿熱水後，以湯匙放入約一半量的浴鹽，充分攪拌後再入浴泡澡。

保存期限　常溫下約可保存1個月。

精油按摩（臉部）　療癒身心的臉部精油按摩油

材料（1個用量）
- 奧圖玫瑰精油……2滴
- 基底油……25mℓ（推薦使用夏威夷果仁油）

製作方法
❶在燒杯內放入基底油後加入精油。
❷以玻璃棒攪拌均勻後將按摩精油放入容器內。

使用方法　充分搖晃均勻後，取適量精油至雙手，緩慢地將精油推送到臉部進行按摩。

保存期限　置於陰涼處約可保存1個月。

美容　充滿玫瑰香味的美白面膜

材料（一次用量）
- 奧圖玫瑰精油……1滴
- 黏土……2大匙
- 玫瑰花水……1大匙
- 基底油……½小匙
- 玫瑰粉……1小匙

製作方法
❶將黏土放入搗藥臼中，加入純水後稍微放置，等水分完全進透了入黏土後搗勻。
❷加入基底油、玫瑰粉後再度搗勻，再加入精油攪拌均勻。

使用方法　避開敏感的眼睛及嘴邊周圍，將黏土精油面膜塗滿整臉，約5分鐘之後清洗乾淨。

貼心叮嚀

如果是在夏天或油性肌膚者，不加入基底油也是ok的，就可以製作出較為清爽的面膜。

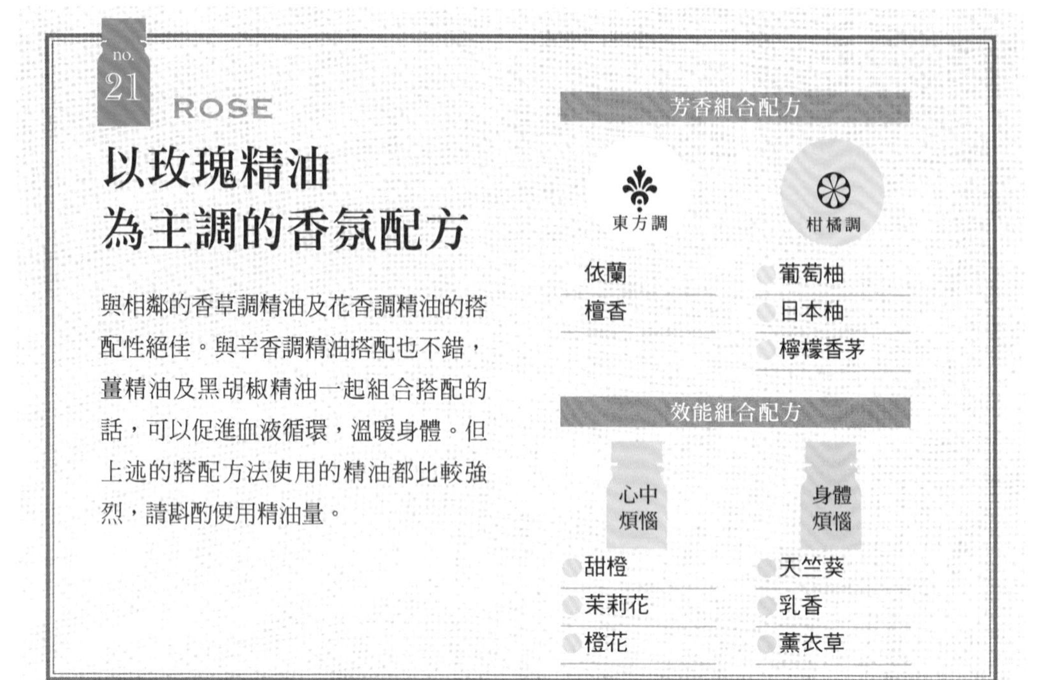

no. 21 ROSE

以玫瑰精油為主調的香氛配方

與相鄰的香草調精油及花香調精油的搭配性絕佳。與辛香調精油搭配也不錯，薑精油及黑胡椒精油一起組合搭配的話，可以促進血液循環，溫暖身體。但上述的搭配方法使用的精油都比較強烈，請斟酌使用精油量。

芳香組合配方

東方調	柑橘調
依蘭	葡萄柚
檀香	日本柚
	檸檬香茅

效能組合配方

心中煩惱	身體煩惱
甜橙	天竺葵
茉莉花	乳香
橙花	薰衣草

帶給肌膚溫和滋潤的化妝水

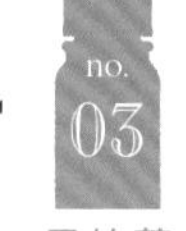

天竺葵

美容

材料（容易製作的分量）

- 奧圖玫瑰精油…2滴
- 天竺葵精油…1滴
- 甘油…5mℓ
- 花水…45mℓ（推薦使用玫瑰花水）

製作方法

❶在燒杯中加入甘油後滴入精油，以玻璃棒攪拌充分拌勻。

❷加入純水後充分混合後，將精油倒入瓶裝容器內保存。

使用方法 搖晃均勻的噴於在意的部位。

保存期限 置於冰箱中冷藏約可保存兩星期。

貼心叮嚀

以甘油製作而成的化妝水具有高度的保濕作用，可使肌膚水潤。特別建議在乾燥季節時使用。

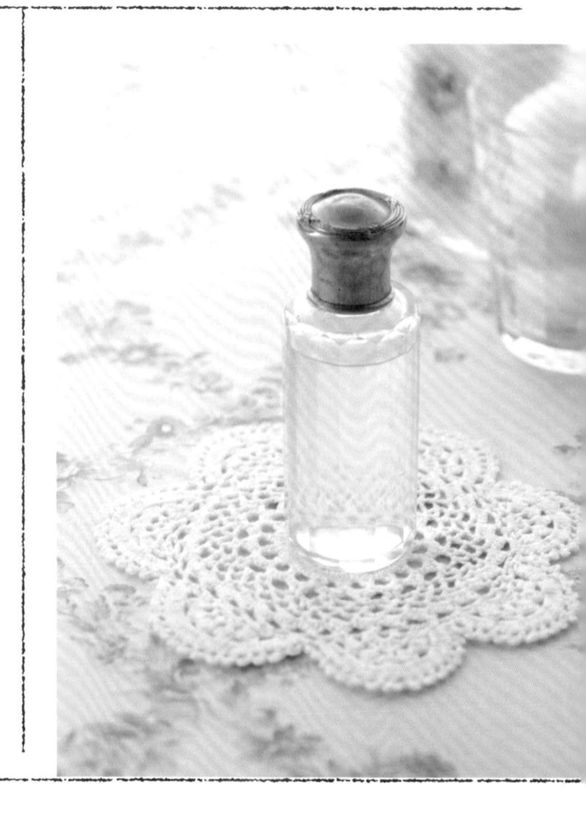

綻放光采的燦爛精油香水

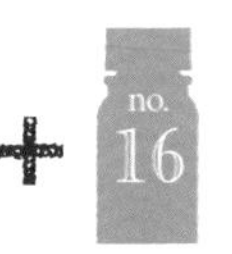

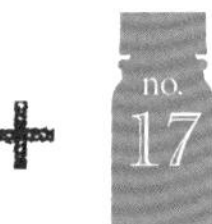

檀香　茉莉花

芳香浴

材　料（使用2次分量）
- 奧圖玫瑰精油…3滴
- 茉莉花精油…2滴
- 檀香精油…1滴
- 純水…1.7mℓ
- 無水乙醇…8mℓ

製作方法
❶在燒杯中加入無水乙醇後滴入精油，以玻璃棒攪拌充分拌勻。
❷加入純水後充分混合後，將精油倒入精油滾棒容器內。
❸放置2至4週使之熟成。

保存期限　置於常溫下約可保存3個月。

放入乳油木果油的滑嫩嫩護手霜

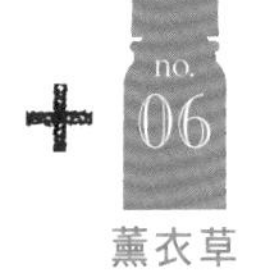

薰衣草

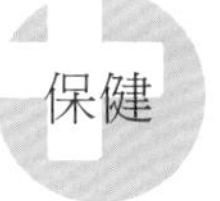

材　料（容易製作的分量）
- 奧圖玫瑰精油……2滴
- 薰衣草精油……1滴
- 乳油木果油……2 g
- 蜜蠟……3g
- 基底油……20mℓ

製作方法
❶在燒杯中加入蜜蠟及基底油、乳油木果油後隔水加熱融化。
❷將❶中隔水加熱後的蜜蠟及基底油加入精油裝到容器內，以竹籤充分攪拌混合
❸等到熱氣稍退散後加入精油，再度混合。冷卻凝固後即可使用。

使用方法　取少量護手霜塗在雙手上。

保存期限　置於常溫下約可保存1個月。

注入滋潤感的防老化乳液

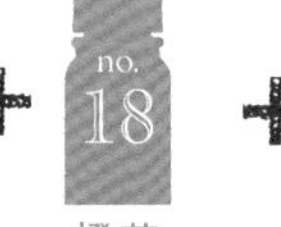

橙花　乳香

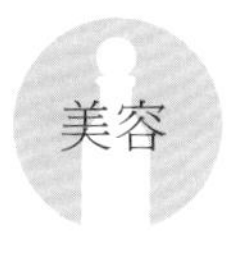

材　料（容易製作的分量）
- 奧圖玫瑰精油…2滴
- 橙花精油…1滴
- 乳香精油…1滴
- 基底油…10mℓ
  （推薦使用夏威夷果仁油）
- 植物性乳化蠟…3 g
- 玫瑰花水…10mℓ
- 甘油…½小匙

製作方法
❶在燒杯中加入甘油及乳化蠟後用約80℃的熱水隔水加熱融化。融化後停火後放置約一分鐘。
❷在放入用80℃的熱水隔水加熱融化乳化蠟的燒杯裡將玫瑰花水一次全部加入後，以玻璃棒快速拌勻。
❸在另一個燒杯內加入甘油及精油後，以玻璃棒攪拌均勻。
❹將溫度降至人體溫度左右的❷加入❸裡後混合，再放入容器內保存。

保存期限　置於陰涼處約可保存1個月。

貼心叮嚀

如果沒有玫瑰花水，也可以用純水替代喔！

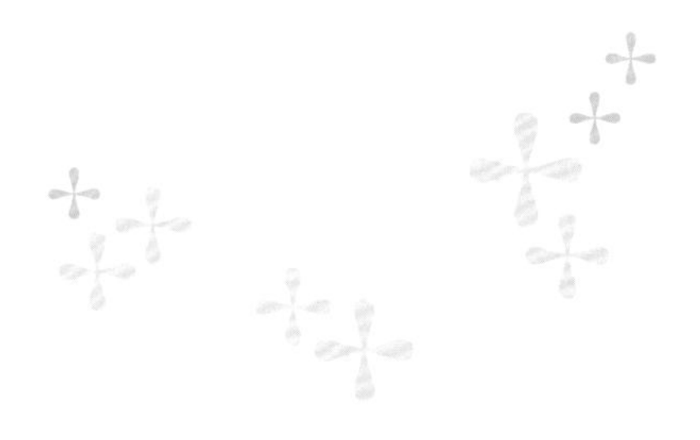

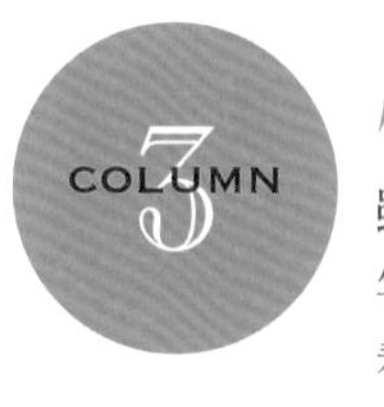

歷史上的芳香療法

雖然芳香療法這個字彙在1931年左右才出現，但是在這之前的數百年前，香氣就已經非常普遍地使用在一般日常生活上了。接著就來看看幾個歷史上的芳香療法小故事。

歷史上不可或缺的乳香

乳香是有著5千年以上歷史的香氣。在古埃及用於木乃伊的保存，也在許多宗教儀式上使用。舊約聖經中有提到，當時的毀滅之神濕婆（Shiva）將乳香與檀香及紅寶石一起獻給所羅門王；在新約聖經裡有記載，在耶穌誕生時從東方有來了三個使者，獻上「黃金」、「乳香」、「沒藥（Myrrh）」等貢物。乳香也在10世紀左右時，經由絲路傳進日本。

拿破崙愛用的古龍水

17世紀末，義大利人喬瓦尼·保羅·費米青西在德國的「古龍」販售了最古老的香水。那具有舒爽清爽感的柑橘香，據說深受拿破崙愛用。這個香水也因販售地而被稱之為「古龍水」，之後就變成香水中的「古龍水」，深受世界各地喜愛。

【配方】

❶在燒杯中放入無水乙醇（10mℓ），再滴入佛手柑精油（10滴）、橙花精油（5滴）、薰衣草精油（5滴）、迷迭香精油（1滴），以玻璃棒攪拌充分混合均勻。

❷將2倒入容器內保存。

回復青春的妙藥匈牙利水

據說14世紀時，專為匈牙利王妃所製作的止痛藥。在使用這個止痛藥的時候，王妃越來越顯年輕，有傳說當時王妃已經超過70歲，但是鄰國的波蘭王子向王妃求愛呢！因此也被稱之為「返老還童妙藥」。

【配方】

❶在燒杯中放入無水乙醇（10mℓ），再滴入檸檬精油（6滴）、迷迭香精油（4滴）、甜橙精油（2滴），以玻璃棒攪拌充分混合均勻。

❷再加入橙花花水（5mℓ）、玫瑰花水（5mℓ）、純水（40mℓ）混合後，倒入噴霧容器內。

Neroli夫人及橙花

16世紀時，義大利的Neroli王國的王妃安娜．瑪麗亞非常愛用此種精油，因此以國家的名字為此精油命名，而這就是橙花（Neroli）精油的由來。

Don Camillo Aldobrandini自城堡附近野生的苦橙花（Bitter Orange）中萃取出精油，獻給王妃瑪麗亞。當時，皮革製的手套容易發出臭味，所以一般會在皮革製手套上抹上香味。聽說因此收到國王送的橙花油的王妃瑪麗亞，就將橙花油塗抹在自己的皮革製外套上，出席各種社交場合，手套上橙花的絕佳香味在巴黎因此非常受到歡迎。

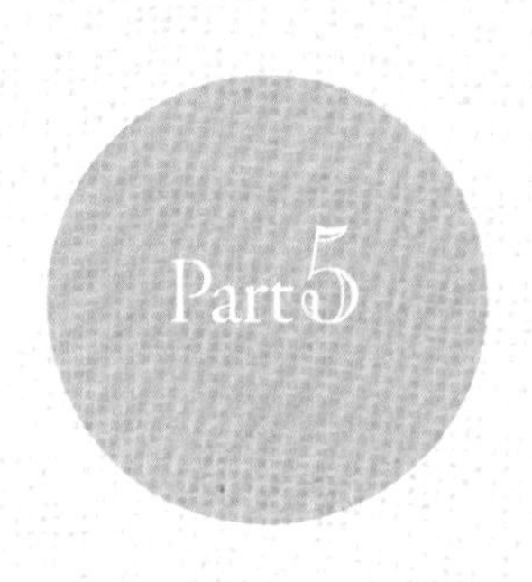

在這個時候&那個時候

適合不同狀況的芳香療法活用配方

芳香療法可以運用在日常生活中的各種場合上，
成為你我最可靠的夥伴。
自然地將芳香療法用於生活中，
可以讓身心更舒適喔！

Spring 春季的芳香療法

春天是一年開始的新季節。
芳香精油是在磨練自己的同時讓自己在新的
邂逅或與人相處上可以更加提升自己，
或是給與他人一種芳香迷人的
好印象的美好輔助品。
也可以利用芳香精油
來解決春季裡特有花粉症困擾喔！

有效對付花粉症的入浴油

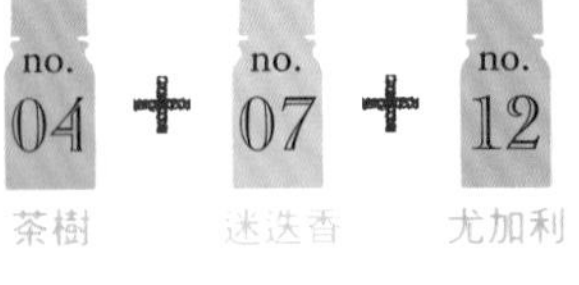

泡澡時間
（全身浴）

材料（5次用量）
茶樹精油……5滴
迷迭香精油……5滴
尤加利精油……5滴
基底油……25mℓ

製作方法
❶在燒杯中倒入基底油後再加入精油。
❷以玻璃棒攪拌充分拌勻倒入容器內。

使用方法 浴缸的熱水裡加入1小茶匙的沐浴精油，讓精油與熱水充分混合後入浴泡澡。

保存期間 置於陰涼處約可保存1個月。

紫外線曝曬後的肌膚保健潤膚水

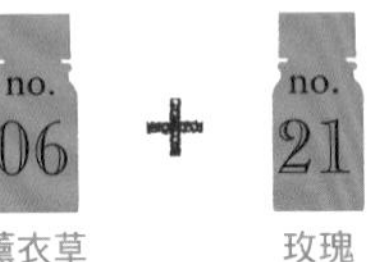

保健

材料（容易製作的分量）
玫瑰奧圖精油……3滴
薰衣草精油……2滴
無水乙醇……5mℓ
花水……45mℓ
（推薦使用洋甘菊花水）

製作方法
❶在燒杯中倒入無水乙醇後再加入精油，以玻璃棒攪拌充分拌勻。
❷加入花水後，充分混合再倒入噴霧容器內保存。

使用方法 充分搖晃瓶身後，噴於臉上及身體較為在意的部分。

保存期間 置於冰箱冷藏約可保存2週。

療癒沒有元氣提不起勁的五月

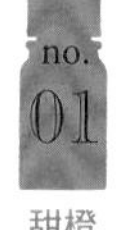

＋

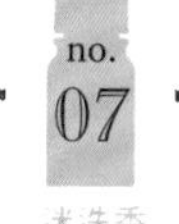

＋

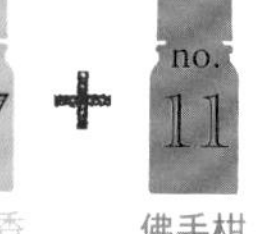

芳香浴

材料（1次用量）
●甜橙精油……1滴
●迷迭香精油……1滴
●佛手柑精油……1滴

使用方法 在精油燈水皿上注入溫水後滴上精油，蠟燭點火，讓香味擴散。

貼心叮嚀

作深度的深呼吸，放鬆一下吧！

打擊夏天！瘦身去角質鹽

no. 02 ＋ no. 10　美容

葡萄柚　杜松漿果

材料（1次用量）
葡萄柚精油……1滴
杜松漿果精油……1滴
天然鹽（請選擇顆粒較細的）……2大匙
基底油……2大匙

製作方法
❶將天然鹽放入搗藥臼中，以杵充搗碎天然鹽使之變細滑。
❷加入基底油後再度搗勻混合。
❸加入精油後均勻攪拌。

使用方法 於脂肪堆積較多及水腫處以鹽摩擦後再以清水沖洗。

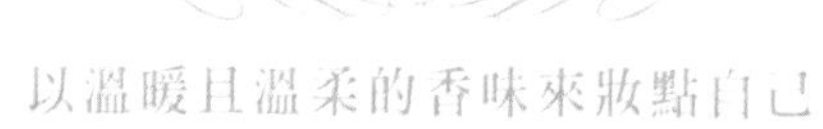

以溫暖且溫柔的香味來妝點自己

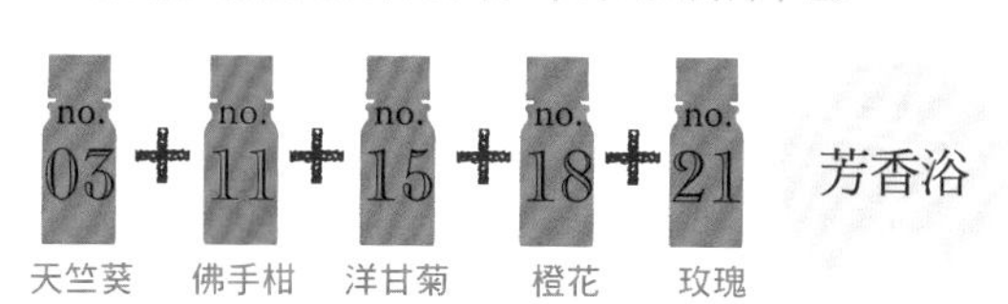

芳香浴

材料（容易製作的分量）
吸脂法玫瑰精油……5滴
天竺葵精油……4滴
橙花精油……4滴
佛手柑精油……3滴
羅馬洋甘菊精油……2滴
無水乙醇……20mℓ
純水……10mℓ

製作方法
❶燒杯中倒入無水乙醇，再加入精油，以玻璃棒攪拌充分拌勻。
❷加入純水後充分混合，再倒入噴霧容器內保存。

使用方法 充分搖晃瓶身後噴於手腕及耳後。

保存期間 置於陰涼處約可保存1個月。

夏季的芳香療法

Summer

夏天時的熱氣及濕黏的空氣，讓人常有不舒服感，
若能運用芳香療法就可以讓我們過得更舒適。
利用香氣來產生清涼感，
或利用精油來處理夏日艷陽曝曬的身體保健……
利用精油調節環境
就會有一個更清爽且愉快的夏天喔！

趕走炎熱讓清涼感UP的精油噴霧

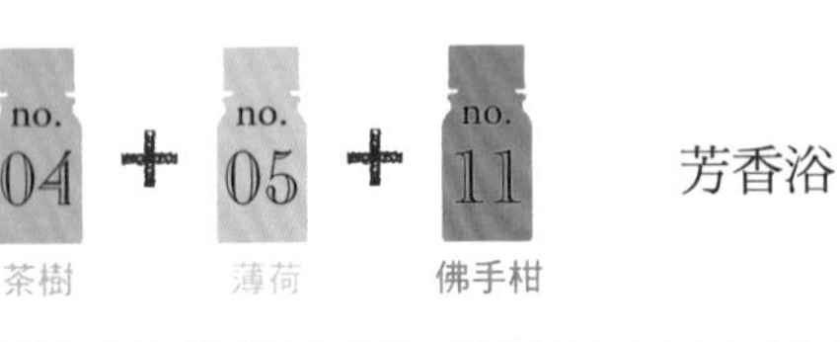

芳香浴

材料（容易製作的分量）

薄荷精油……6滴
茶樹精油……2滴
佛手柑精油……2滴
無水乙醇……5mℓ
純水……45mℓ

製作方法

❶在燒杯中倒入無水乙醇後再加入精油，以玻璃棒攪拌充分拌勻。
❷加入醇化水後充分混合後倒入噴霧容器內保存。

使用方法

使用前充分搖晃瓶身後，在身邊噴上精油水。也很推薦噴再雨具上。請注意不要噴到眼睛或食用。

保存期間

置於常溫下約可保存2週。

讓病懨懨的中暑狀況快速消除的冷濕布

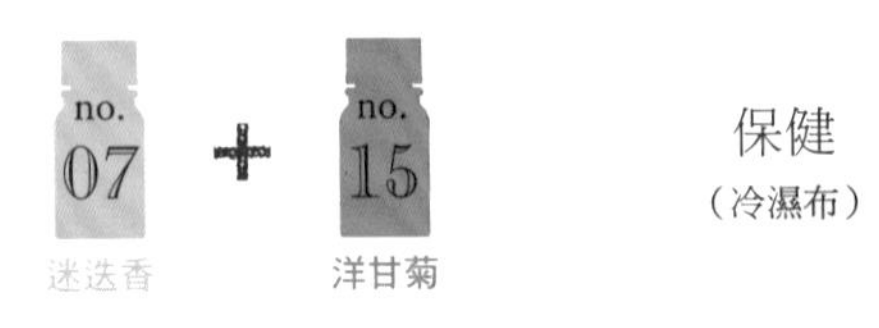

保健（冷濕布）

材料（5次用量）

迷迭香精油……1滴
德國洋甘菊精油……1滴
冰水……一個洗臉盆量
毛巾……1條

製作方法

❶在洗臉盆內注入冰水，滴入精油。
❷像要將精油撈起般的把毛巾浸泡入1後，將毛巾擰乾。

使用方法

在額頭及脖子等處敷上冷濕布。敷在腋下效果也很好喔！

除臭劑&止汗粉

no. 04 + no. 08 + no. 09　保健

茶樹　依蘭　絲柏

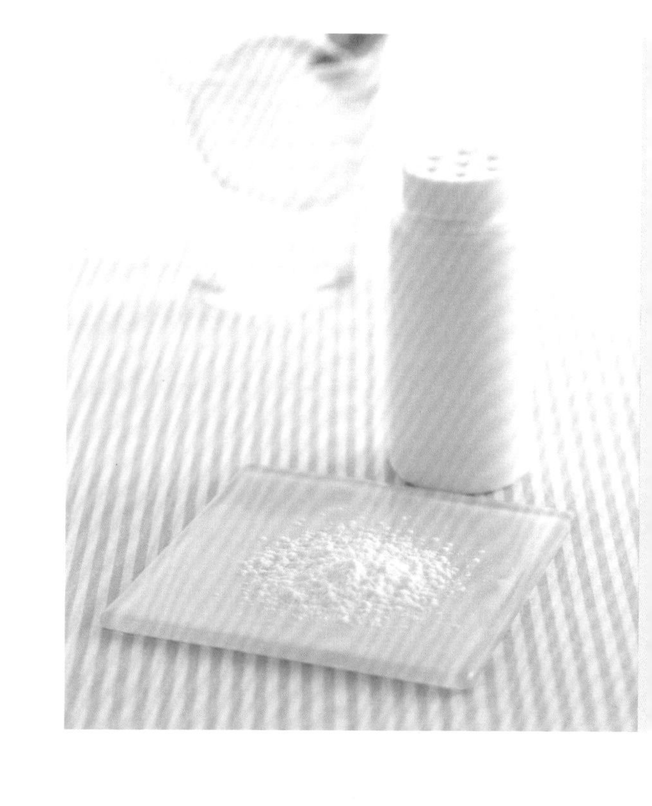

材料（容易製作的分量）

茶樹精油……1滴
依蘭精油……1滴
絲柏精油……1滴
滑石粉……15g
黏土粉……15g（推薦白陶土）

製作方法

❶在盆子中放入滑石粉及黏土粉，再加入精油後以湯匙充分拌勻。
❷拌勻後倒入容器內，蓋上蓋子後搖混瓶身使之混合。

使用方法

在洗完澡後或覺得身體黏黏不舒服時，把汗擦乾後以手或海綿拍於身體較在意之處。

保存期間

置於常溫下約可保存1個月。

以精油凝膠照顧日曬後的肌膚

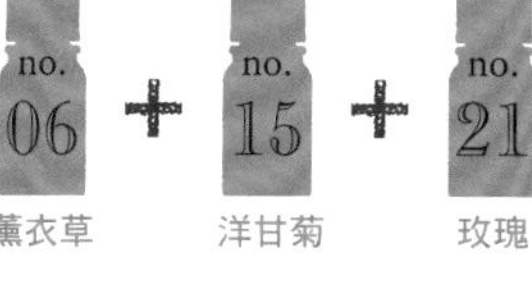

保健

薰衣草　洋甘菊　玫瑰

材料（容易製作的分量）

薰衣草精油……5滴
德國洋甘菊精油……3滴
玫瑰奧圖精油……2滴
甘油……½小匙
花水……50mℓ
黃原膠……¼小匙

製作方法

❶在燒杯中依照順序放入甘油、精油、花水，一邊加入一邊混合攪拌。
❷在1裡一邊攪拌一邊加入黃原膠，讓黃原膠充分與其他材料完全混合。
❸將❷的材料裝到管狀或乳液容器內後關緊瓶蓋。每隔15分鐘約20次左右的搖晃均勻材料，一直到材料沒有任何顆粒狀為止。

使用方法

塗在身體、臉部或日曬的部分。

保存期間

置於冰箱中冷藏約可保存2週。

貼心叮嚀

冰在冰箱中的冷凝膠，也可以讓身體發熱狀況冷卻下來喔！

Autumn 秋季的芳香療法

在悶熱吵雜的夏季過後
接著就是容易累積疲勞的秋天了，
讓人更容易懷念起與親愛人相處的感覺。
所以，首先要做的就是，
以芳香療法來回復身心靈的平靜，
再享受食欲、運動、藝術的秋天，
讓我們更活躍的來度過秋季吧！

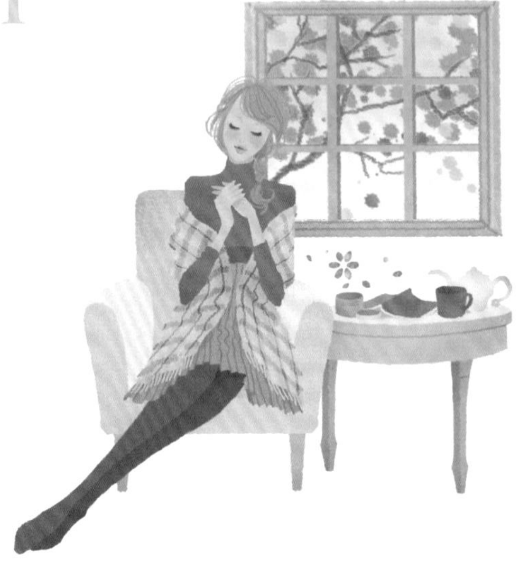

帶給夏季疲勞後肌膚保濕的精華乳液

no.06 薰衣草 + no.18 橙花 + no.19 乳香　保健

材料（容易製作的分量）

- 薰衣草精油……1滴
- 橙花精油……1滴
- 乳香精油……1滴
- 乳木果油……2g
- 植物性乳化蠟……1g
- 蜜蠟……1g
- 基底油……10mℓ
- 花水……10mℓ

製作方法

❶在燒杯中放入基底油、蜜蠟、乳木果油、乳化蠟後以80℃的水隔水加熱融化，融化後停火放置1分鐘左右。
❷在燒杯中將溫熱至80℃左右的花水一次加入後迅速攪拌混合。
❸等所有的材料成乳液狀後加入精油，以玻璃棒攪拌充分拌勻再倒入乳液容器內。

使用方法　在臉及身體乾燥處塗抹上精華乳液。

保存期間　置於陰涼處約可保存2週。

貼心叮嚀

在化妝前塗上少量的精華乳液也是ok的，可以讓肌膚更加保水有彈性喔！

將斑點&黯沉一掃而光的玫瑰美白面膜

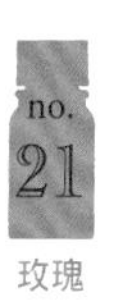

玫瑰

美容

材　料（1次用量）

玫瑰奧圖精油……1滴
黏土粉……1大匙
純水（或花水）………1大匙
基底油……1小匙
（推薦薔薇果油（野玫瑰果油））

製作方法

❶將黏土放入搗藥臼中，加入純水後稍微放置，等水分完全進透了入黏土後搗勻。
❷加入基底油後再度搗勻，再加入精油後均勻攪拌。

使用方法

避開敏感的眼睛及嘴邊周圍，將黏土精油面膜塗滿整臉，約5分鐘之後清洗乾淨。

讓你不輸給秋天飽滿食欲的精油噴霧

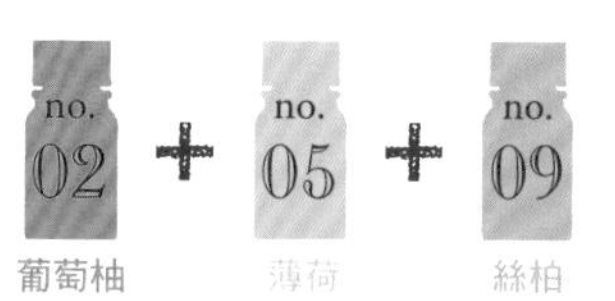

葡萄柚　薄荷　絲柏

芳香浴

材　料（容易製作的分量）

葡萄柚精油……3滴
絲柏精油……2滴
薄荷精油……1滴
無水乙醇……3mℓ
純水……27mℓ

製作方法

❶在燒杯中倒入無水乙醇後再加入精油，以玻璃棒攪拌充分拌勻。
❷加入純水後充分混合，再倒入噴霧容器內保存。

使用方法

充分搖晃瓶身，噴於房間裡及窗簾、抱枕、衣服等生活空間。

保存期間

置於陰涼處約可保存1個月。

專心注視著燭火的搖曳

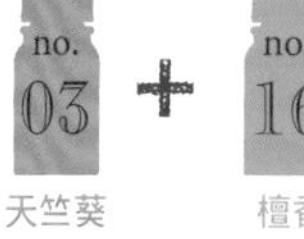

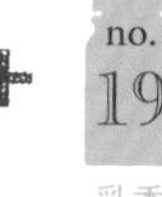

天竺葵　檀香　乳香

芳香浴

材　料（1次用量）

天竺葵精油……1滴
檀香精油……1滴
乳香精油……1滴

使用方法

在精油燈水皿上注入溫水後滴上精油，蠟燭點火，讓香味擴散。

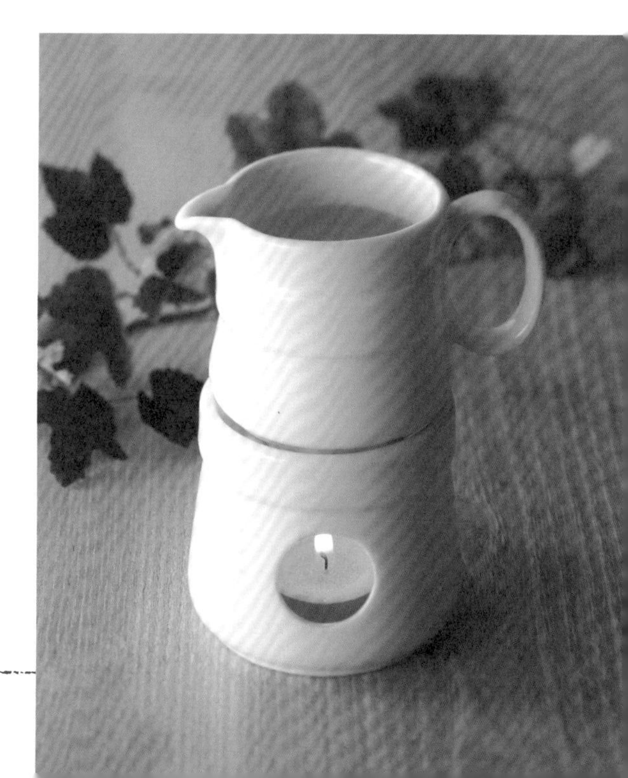

#Winter 冬季的芳香療法

冬季寒冷又乾燥，更需要使用克服了寒冷冬天，
而成長茁壯植物力量的芳香療法來度過冬季。
讓人身心溫暖的精油浴及防止乾燥的乳液、
舒緩放鬆心靈的芳香浴……
冬季可以享受的芳香療法多到數不清呢！

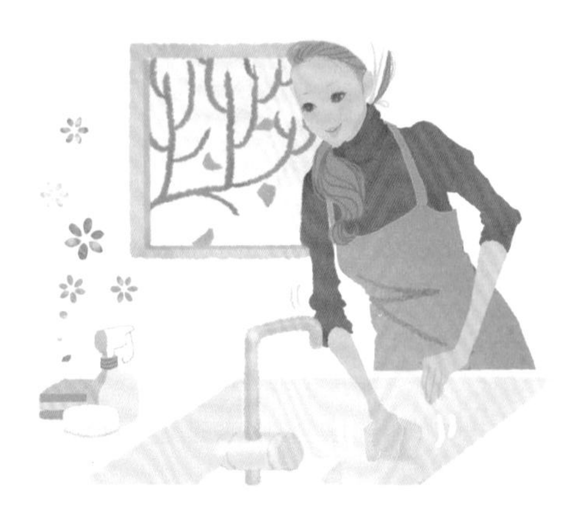

以手部精油浴讓身體暖呼呼&代謝力UP

no.10 杜松漿果 + no.14 檸檬香茅

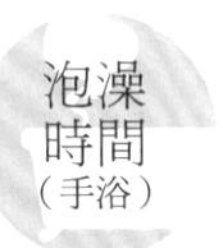

材　料（1次用量）
- 杜松漿果精油……1滴
- 檸檬香茅精油……1滴
- 熱水……一個臉盆量

製作方法
❶在臉盆裡注入40℃至45℃的溫水，至約可以將手泡至手腕的水量。
❷滴入精油後攪拌混合。

使用方法
在臉盆裡浸泡雙手約5至10分鐘。

吃太多&喝過頭時甦醒身體的精油噴霧

no.05 薄荷 + no.14 檸檬香茅 + no.20 日本柚

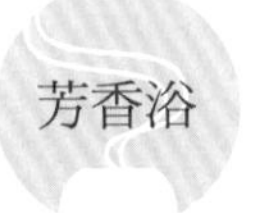

材　料（容易製作的分量）
- 薄荷精油……5滴
- 檸檬香茅精油……3滴
- 日本柚精油……2滴
- 無水乙醇……5mℓ
- 純水……45mℓ

製作方法
❶在燒杯中加入無水乙醇後滴入精油，以玻璃棒攪拌充分拌勻。
❷加入純水後混合攪拌，倒入噴霧瓶內保存。

使用方法
吃太多、喝過頭導致身體不舒服或覺得痛苦的時候，在身上噴上精油水可以舒緩身體狀況。

保存期間
置於陰涼處約可保存1個月。

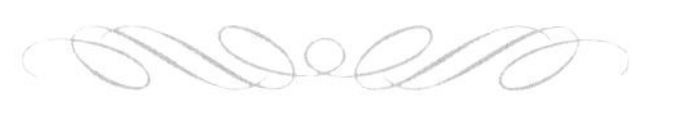

溫暖心靈的馬克杯芳香浴

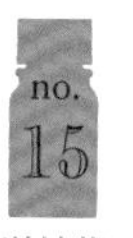

洋甘菊

芳香浴

材料（1次用量）
- 洋甘菊精油…1滴
- 熱水…馬克杯（盆子）1杯

使用方法 在倒入熱水的馬克杯或盆子內滴入1滴精油，讓香氣擴散，請一邊深呼吸一邊放鬆心情。

貼心叮嚀

請勿誤飲馬克杯內的水。

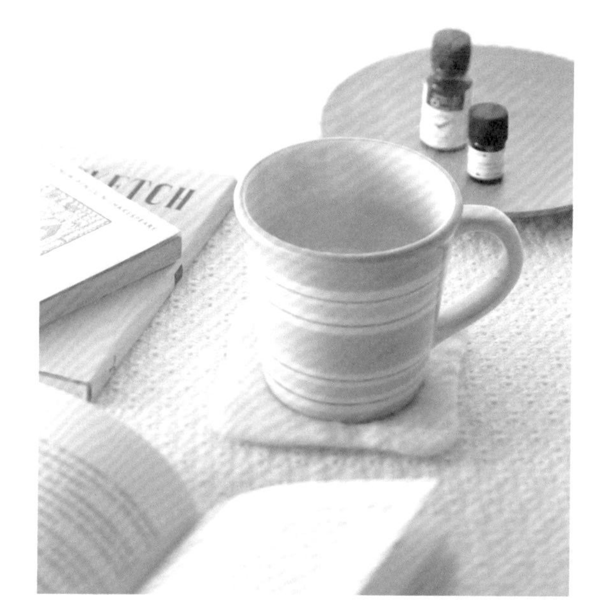

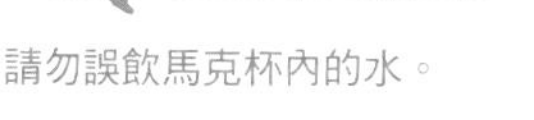

腳跟龜裂專用乳膏

no. 06 薰衣草 + 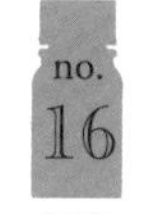

檀香

保健

材料（容易製作的分量）
- 薰衣草精油……2滴
- 檀香精油……2滴
- 蜜蠟……3g
- 基底油……20g

製作方法
❶在燒杯中加入蜜蠟及基底油，隔水加熱融化。
❷將步驟❶中隔水加熱後的蜜蠟與基底油加入精油，裝入容器內，以竹籤充分攪拌混合。
❸等到熱氣稍退散後加入精油，再度混合，冷卻凝固後即可使用。

使用方法 於手指頭及腳跟、膝蓋等因為太過乾燥而引起的龜裂部分塗上乳液。

保存期間 置於陰暗處約可保存1個月。

在大掃除時使用的芳香去污粉

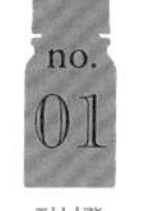

甜橙

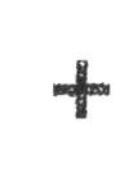

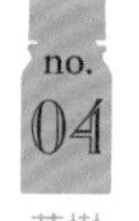

茶樹

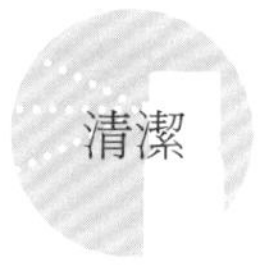

材料（容易製作的分量）
- 甜橙精油……10滴
- 茶樹精油……10滴
- 小蘇打粉……200g

製作方法
❶在盆子中倒入小蘇打粉後再加入精油，以湯匙充分拌勻。
❷充分混合精油的蘇打粉倒入裝粉容器內，放置數小時讓香味融合。

使用方法 請戴上橡膠手套，在浴室或廚房等容易沾濕處灑上精油小蘇打粉，以帶水的海綿去除污垢，再以清水沖洗乾淨。

保存期間 置於陰涼處約可保存1個月。

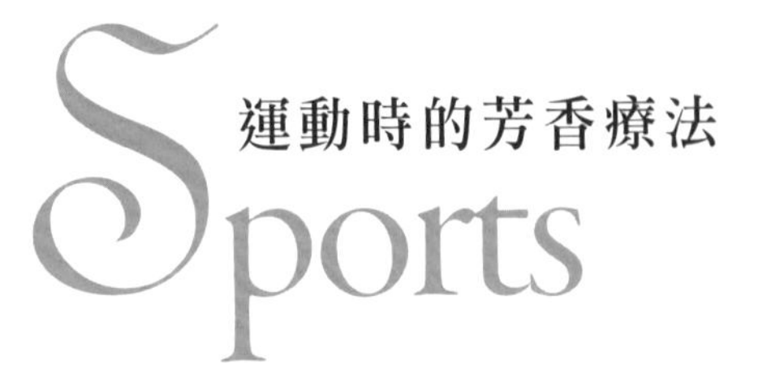

運動時的芳香療法

現在也有不少的運動選手使用芳香療法，
利用香味可提高整體機動性，
在運動後也可以保健或鬆緩身心，
不管在身體或心靈上都可以發揮不錯的效果。

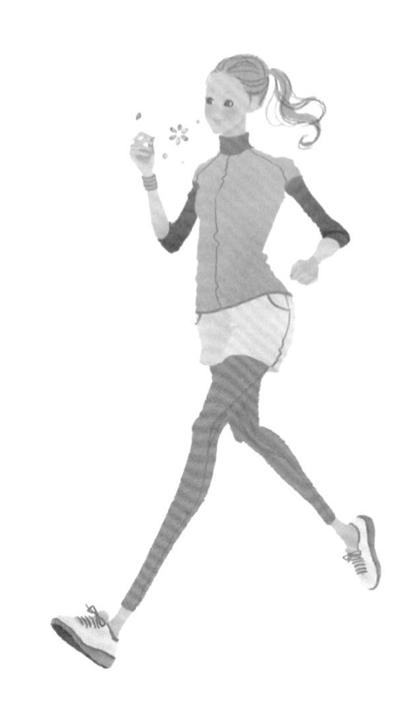

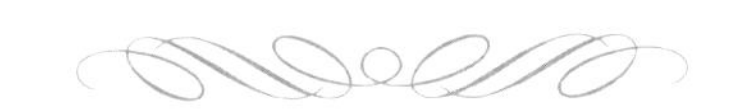

溫熱身體&振奮精神的精油噴霧

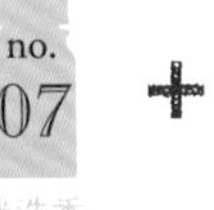

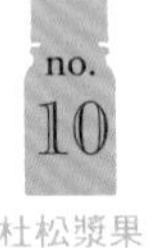

材　料（容易製作的分量）
- 迷迭香精油……3滴
- 杜松漿果精油……3滴
- 無水乙醇……3mℓ
- 純水……27mℓ

製作方法
❶在燒杯中倒入無水乙醇，加入精油，以玻璃棒攪拌充分拌勻。
❷加入純水後充分混合，倒入噴瓶內保存。

使用方法 充分搖晃瓶身後，在毛巾及衣服噴上精油水。請不要噴到眼睛及口鼻！

保存期間 置於陰涼處約可保存1個月。

以精油按摩調養&緩和運動後的肌肉痠痛

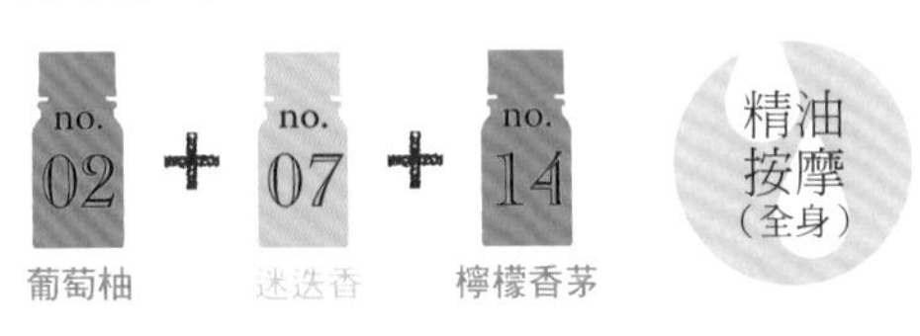

材　料（容易製作的分量）
- 檸檬香茅精油……2滴
- 迷迭香精油……2滴
- 葡萄柚精油……1滴
- 基底油……25mℓ

製作方法
❶在燒杯中加入無水乙醇後滴入精油。
❷以玻璃棒攪拌充分拌勻，倒入容器內保存。

使用方法 充分搖晃瓶身後，取少量的精油在手上，塗抹於痠痛處。

保存期間 置於陰涼處約可保存1個月。

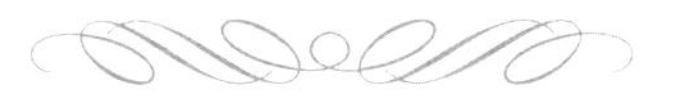

可以放鬆的cool down凝膠

no.01 + no.06 + no.19 保健

甜橙　薰衣草　乳香

材　料（容易製作的分量）
- 薰衣草精油……4滴
- 甜橙精油……3滴
- 乳香精油……3滴
- 無水乙醇……5mℓ
- 純水……45mℓ
- 黃原膠……¼小匙

製作方法
❶在燒杯中依序放入無水乙醇、精油、純水，一邊加入一邊混合攪拌。
❷在步驟1裡一邊攪拌一邊再加入黃原膠，讓黃原膠充分的與其他材料完全混合。
❸將步驟❷的材料裝到管狀或乳液容器內後關緊瓶蓋。每隔15分鐘約搖晃兩次左右，使之均勻，至無任何顆粒狀。

使用方法 以手取出適量凝膠，塗抹在因為運動而發熱處，使其降溫。

保存期間 置於冰箱中冷藏約可保存2星期。

以香氣振奮萎靡不振的心情

no.05 + 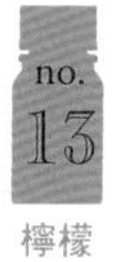

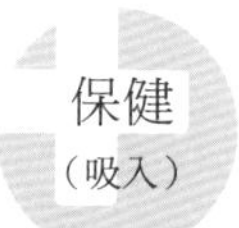

薄荷　檸檬

材　料（1次用量）
- 檸檬精油……1滴
- 薄荷精油……1滴

使用方法 在毛巾及護腕灑上精油。在精神萎靡不振時可以深吸香氣來改變心情。

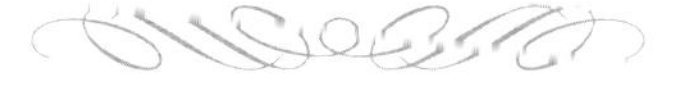

用於瑜伽及冥想時讓精神集中的香氣

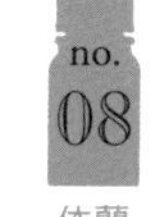
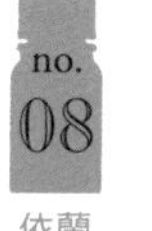

+ 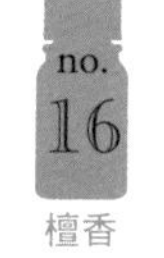

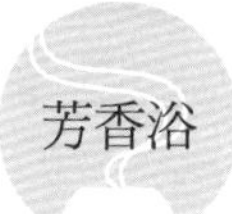

依蘭　檀香

材　料（1次用量）
- 檀香精油……2滴
- 依蘭精油……1滴

使用方法 在精油燈的水皿上注入熱水，灑上精油，讓香味擴散，在精油的香味中進行瑜伽練習，及運動前讓集中力提身的冥想練習。

貼心叮嚀

東方系的這兩個精油不僅僅可以讓心情沉靜，同時也可以讓精神更加振奮。

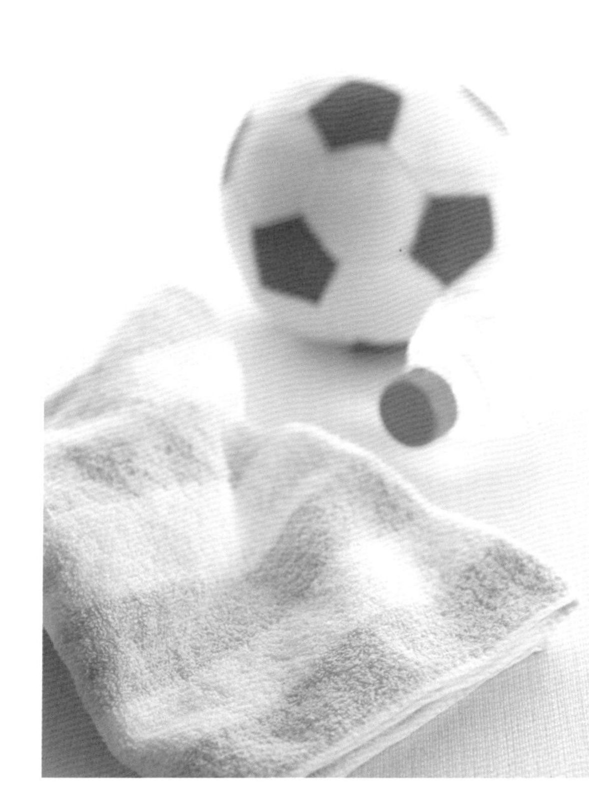

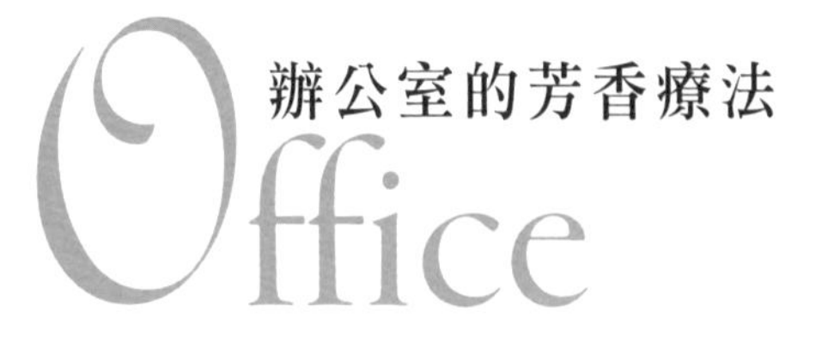

辦公室的芳香療法

在度過大部分時間的辦公室
正是最適合使用且施行芳香療法的好地方。
芳香療法可以讓你恢復精神，消除疲勞，
及給予他人好印象等功效。
不要帶給大家麻煩
是在辦公室施行芳香療法最大的重點喔！

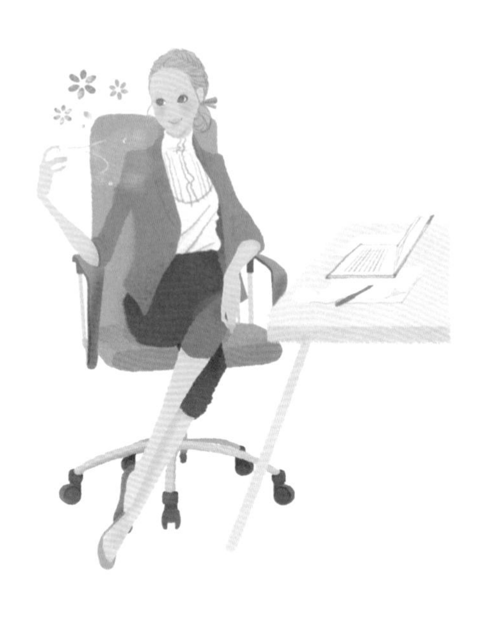

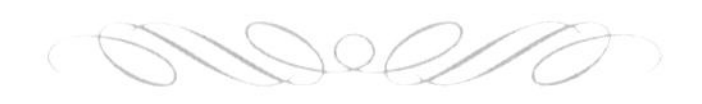

接待重要客戶時使用的芳香浴

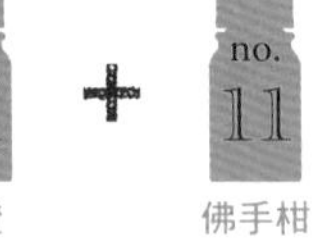

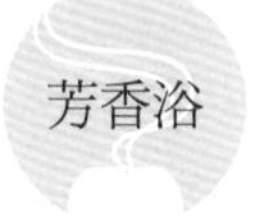

芳香浴

材　料（1次用量）
- 甜橙精油……2滴
- 佛手柑精油……1滴

使用方法 迎接重要客人來到前，將精油燈放在櫃台及房間裡，於水皿裡注入熱水再滴入精油。

用精油按摩保養因使用電腦而疲倦的雙眼

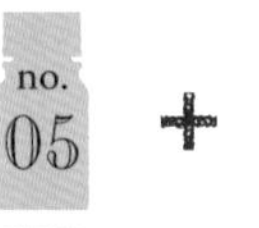

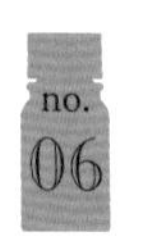

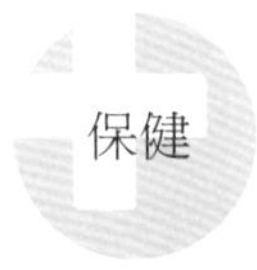

材　料（容易製作的分量）
- 薄荷精油……1滴
- 薰衣草精油……1滴
- 基底油……10mℓ

製作方法
❶在燒杯中加入無水乙醇後滴入精油。
❷以玻璃棒攪拌充分拌勻後倒入容器內保存。

使用方法 充分搖晃瓶身後，取少量的精油在手上，塗抹在眼窩及眼頭、脖子等，以手指按摩舒緩不適感。

保存期間 置於陰涼處約可保存1個月。

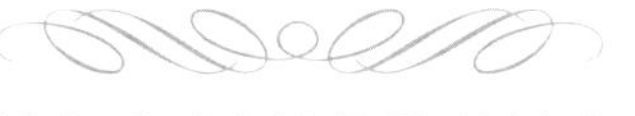

緩和重要會議前的緊張感

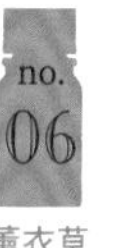

薰衣草

保健
（吸入）

材　料（1次用量）
- 薰衣草精油……1滴

使用方法 在手帕上滴上精油，深吸手帕上精油的芳香。

貼心叮嚀

作深度的深呼吸，調整自己的心跳數，就可以緩和緊張感。

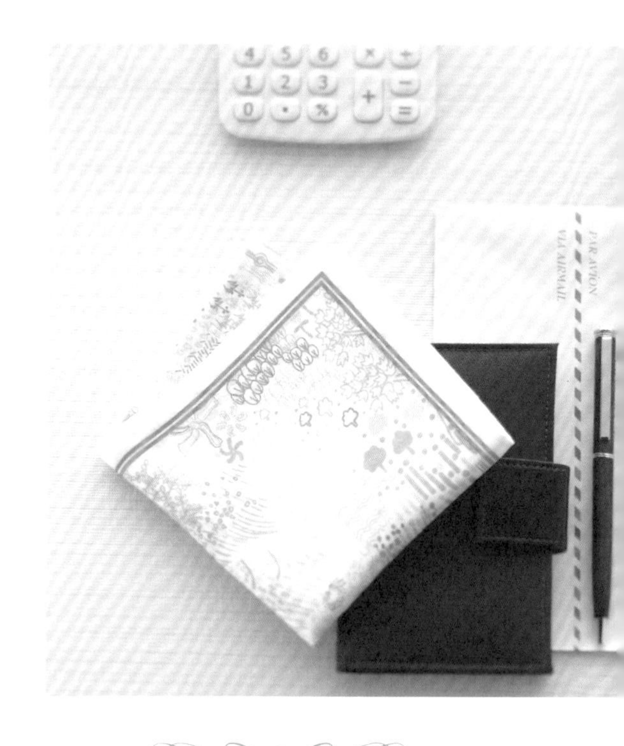

以馬克杯芳香浴讓工作進展快速

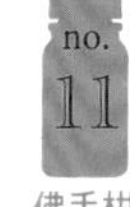

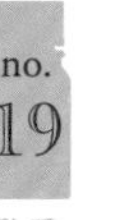

佛手柑　乳香

芳香浴

材　料（1次用量）
- 佛手柑精油……1滴
- 乳香精油……1滴
- 熱水…馬克杯（盆子）1杯

使用方法 在倒入熱水的馬克杯或盆子內滴入精油，讓香氣擴散。

貼心叮嚀

小心！勿誤飲馬克杯的水。

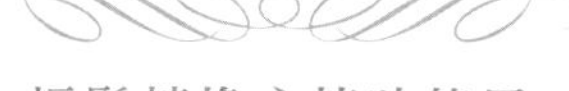

輕鬆轉換心情時使用

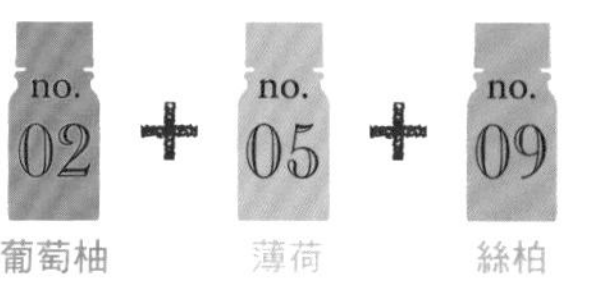

葡萄柚　薄荷　絲柏

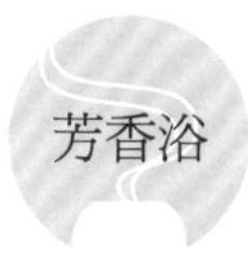

材　料（容易製作的分量）
- 葡萄柚精油……4滴
- 薄荷精油……3滴
- 絲柏精油……3滴
- 無水乙醇……5mℓ
- 純水……45mℓ

製作方法
❶在燒杯中倒入無水乙醇，加入精油，以玻璃棒攪拌充分拌勻。
❷加入純水後充分混合，倒入噴霧容器內保存。

使用方法 充分搖晃瓶身後，在毛巾及衣服噴上精油水。注意請不要噴到眼睛及口鼻！

保存期間 置於陰暗處約可保存1個月。

Outdoor 外出時的芳香療法

平日外出時，或要作較長期的外出，
也可以試試看芳香療法喔！
只要在外出時帶著一瓶自己喜愛的精油，
一定可以換來與平常外出時完全不一樣的感覺喔！

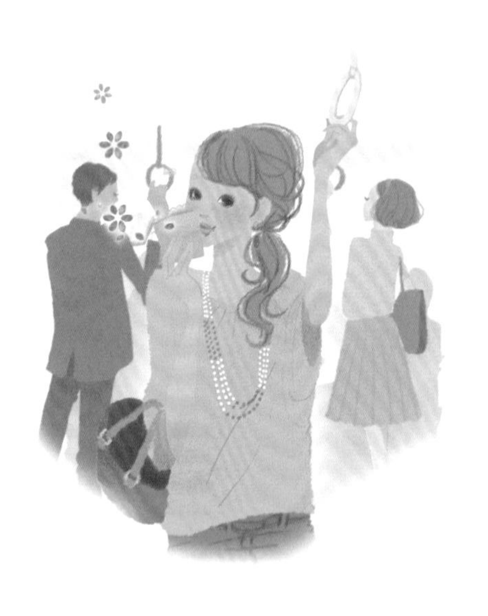

在意電車中周圍惱人的味道時

no. 05 薄荷

保健（吸入）

材料（1次用量）
- 薄荷精油……1滴

製作方法 在手帕上滴上精油，深吸手帕上精油的芳香。

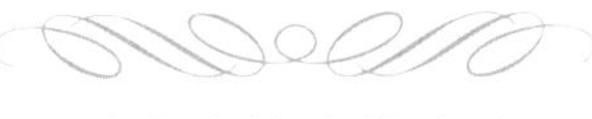

暈車時的常備噴霧

no. 02 葡萄柚 + no. 05 薄荷 + no. 06 薰衣草

芳香浴

材料（容易製作的分量）
- 薄荷精油……3滴
- 薰衣草精油……2滴
- 葡萄柚精油……1滴
- 無水乙醇……3mℓ
- 純水……27mℓ

製作方法
❶在燒杯中倒入無水乙醇，加入精油，以玻璃棒攪拌充分拌勻。
❷加入純水，充分混合後倒入噴霧容器內保存。

使用方法 充分搖晃瓶身，噴於自身周圍。注意請不要噴到眼睛及口鼻！

保存期間 置於陰涼處約可保存1個月。

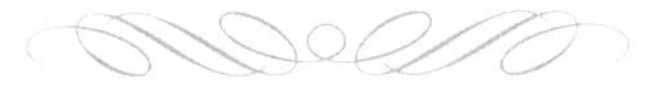

讓隨身包包散發出沉穩芳香的精油香包

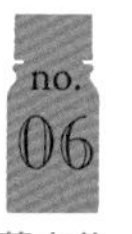

薰衣草

材　料（1次用量）
- 薰衣草精油……1滴
- 香草3種……約手指頭抓起1小撮的分量（玫瑰、洋甘菊、薰衣草等）
- 布袋或茶包袋……1個

製作方法
❶將香草裝入布袋內。
❷加入精油後充分將精油與香草混合。

使用方法 以緞帶封住布袋口，避免香草跑出布袋外，再將布袋放入包包中。

貼心叮嚀

使用市售的玻璃砂作成的束口袋來裝香草，可以看到裡面的香草，很可愛喔！

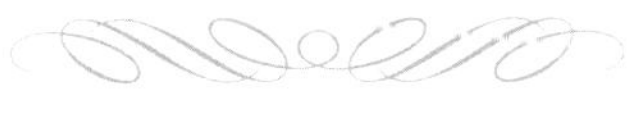

消除食物異味及煙味的精油噴霧

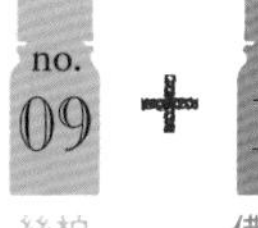

絲柏

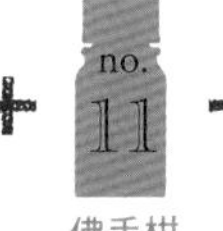

佛手柑

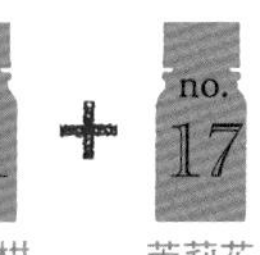

茉莉花

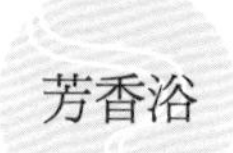

材　料（容易製作的分量）
- 佛手柑精油……3滴
- 茉莉花精油……2滴
- 絲柏精油……1滴
- 無水乙醇……3mℓ
- 純水……27mℓ

製作方法
❶在燒杯中倒入無水乙醇，再加入精油，以玻璃棒攪拌充分拌勻。
❷加入純水，充分混合後倒入噴霧容器內保存。

使用方法 充分搖晃瓶身後，在覺得有味道的衣服及地方噴上精油噴霧。

保存期間 置於陰涼處約可保存1個月。

防禦乾燥及紫外線的植物性護唇膏

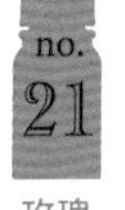

玫瑰

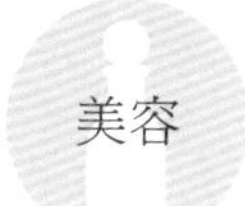

材　料（1條用量）
- 玫瑰奧圖精油……1滴
- 蜜蠟……2g
- 基底油……7mℓ
- 乳油木果油……1g

製作方法
❶在燒杯中加入蜜蠟及基底油、乳油木果油後隔水加熱融化。
❷將❶中隔水加熱後的蜜蠟及基底油加入精油裝到容器內，以竹籤充分攪拌混合
❸倒入唇膏容器內，冷卻凝固後即可使用。

使用方法 在感覺嘴唇乾燥時，塗口紅前先塗上此護唇膏。

保存期間 置於陰暗處約可保存1個月。

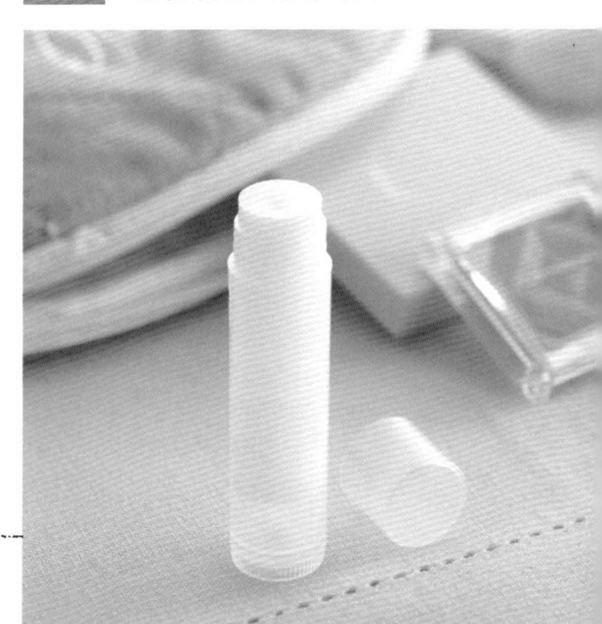

孩童適用的芳香療法

Child

單純只將芳香療法讓大人來享受，實在是非常可惜。
芳香療法也絕對可以用在孩童的健康保健上，
要注意的是，小孩子抵抗性較弱，所以容易受到
精油的影響，因此要特別留意精油種類及用量的選擇。

3歲以下孩童不宜使用的精油

- 茴香
- 肉桂
- 穗薰衣草
- 留蘭香
- 鼠尾草
- 蒔蘿
- 龍蒿草
- 荷蘭芹種子
- 野薄荷
- 千葉蓍
- ＊薄荷
- ＊尤加利（石蒜OK）等

可以安心使用在孩童身上的除蟲噴霧

no.04 茶樹 + no.06 薰衣草 + no.14 檸檬香茅　保健

材料（容易製作的分量）
- 薰衣草精油……2滴
- 檸檬香茅精油……2滴
- 茶樹精油……1滴
- 無水乙醇……5mℓ
- 純水……45mℓ

製作方法 ❶在燒杯中加入無水乙醇，滴入精油，以玻璃棒攪拌充分拌勻。
❷加入純水，充分混合後，將精油倒入噴霧容器內。

使用方法 充分搖晃均勻，噴於較為在意的部位，但不要噴進眼睛及嘴巴裡。

保存期間 置於陰涼處約可保存1個月。

讓孩童不吵架的和平香味

no.01 甜橙　芳香浴

材料（1次用量）
- 甜橙精油……3滴

使用方法 在蠟燭精油燈的水皿裡注入熱水後，滴上精油，蠟燭點火，讓香氣擴散到小孩房及整個客廳。

貼心叮嚀

為了避免小孩不小心弄倒蠟燭精油燈而導致燙傷，所以比起使用要點火的蠟燭精油燈，較建議使用插電的精油燈或精油霧化器。

在發燒不能洗澡的日子裡

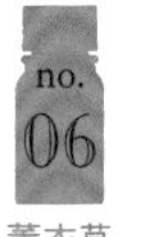

薰衣草

泡澡時間（手浴、足浴）

材料（1次用量）
薰衣草精油……1滴
熱水……一個臉盆量

製作方法
❶在臉盆裡放入約40至45℃的熱水，將兩手（雙足）浸泡至手腕處。
❷加入精油後混合。

使用方法 將兩手（雙足）浸泡在臉盆裡約5至10分鐘。

貼心叮嚀

在小孩發燒無法洗澡的時候，進行雙手雙腳的泡浴可以促進血液循環、溫熱身體。另外，薰衣草的香味也有讓人安眠的效果。

讓怕熱的小朋友使用毛巾芳香浴

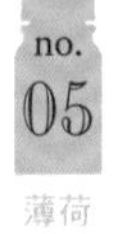

薄荷

芳香浴

材料（1次用量）
薰衣草精油……1滴

使用方法 將精油滴一滴在紙巾上，夾進毛巾中放置一天。將紙巾拿掉，毛巾可以用來擦拭小孩的汗，或將毛巾鋪在枕頭上讓小孩使用。

貼心叮嚀

因為小孩的肌膚比較敏感，請避免讓刺激性較強的薄荷精油直接接孩童的肌膚，請以間接的方法讓小朋友接觸精油香味。

和小朋友一起作精油手工皂

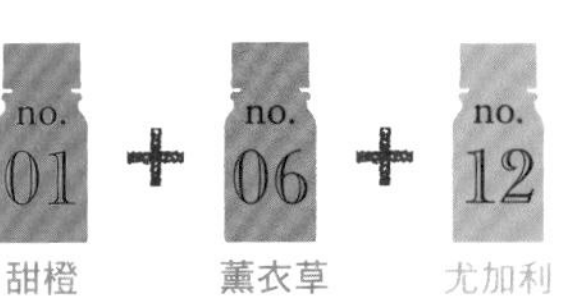

甜橙　薰衣草　尤加利

美容

材料（2個用量）
薰衣草精油……4滴
甜橙精油……3滴
尤加利精油……3滴
皂基（白色皂基）……100g
清水（或微溫熱水）……適量（10mℓ左右）

製作方法
❶將兩個重疊的塑膠袋內放入皂基。
❷將水加入❶裡，輕輕揉捏至皂基如耳朵般柔軟。
❸在❷裡加入精油後繼續揉捏。讓精油與皂基均等的混合後從袋子中取出，整理成型，再放涼乾燥3至5日。

使用方法 充分起泡後使用。

貼心叮嚀

因為可以放入餅乾模中，也可以像作黏土般的捏出自己想要的形狀，所以小朋友們會非常開心喔！在皂裡也可以放入小玩偶喔！

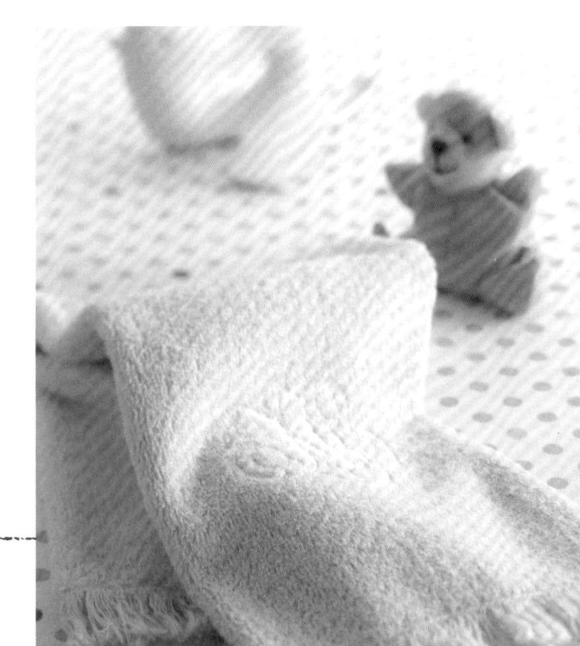

寵物適用的芳香療法

為了可以與寵物生活得更加舒適、愉快，
要不要試試看使用芳香療法，
來加深與寵物間的情感呢？
動物比起人類嗅覺上要來的更加敏銳，
請好好觀察寵物再慢慢地加入芳香療法的使用吧！

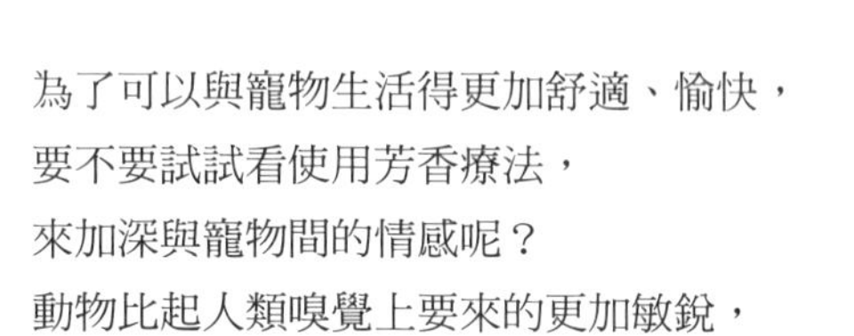

寵物芳香療法注意事項

也有寵物是不適合進行芳香療法的，例如貓及雪貂，因為它們對於精油的分解能力較弱，所以請避免使用。另外，即使對於芳香療法特別容易出現效用的狗狗們，也可能會因為狗的種類及年齡，身體的大小而有適應及不適應的狀態出現。所以建議一開始時請先用低濃度的精油來確認寵物們的反應及狀況，如果寵物有出現任何討厭或不舒服情緒，請馬上停止使用。

舒緩疲勞促進情感的精油按摩

no.10 杜松漿果 + no.15 洋甘菊　精油按摩

材料（容易製作的分量）
羅馬洋甘菊精油……4滴
杜松漿果精油……1滴
基底油……25mℓ

製作方法
❶在燒杯中加入基底油後滴入精油。
❷以玻璃棒攪拌充分拌勻充分混合後，將精油倒入裝油容器內保存。

使用方法
充分搖晃均勻，將精油倒入手中，以手心溫度溫熱精油，再緩慢地將精油推送到寵物全身進行按摩。

處理寵物排泄物時專用的擦拭噴霧

no.04 茶樹 + no.05 薄荷 + no.06 薰衣草　清潔

材料（容易製作的分量）
薰衣草精油……10滴
茶樹精油……5滴
薄荷精油……5滴
檸檬酸……1小匙
純水……200mℓ

製作方法
❶在燒杯中加入檸檬雖後滴入精油，以玻璃棒攪拌充分拌勻。
❷加入純水後充分混合後，將精油倒入噴霧容器內。將容器的蓋子蓋緊後，充分搖晃均勻。

使用方法
在有污垢及臭味處噴上噴霧後以抹布擦拭乾淨。

給散步後肥嫩嫩肉球的保濕乳液

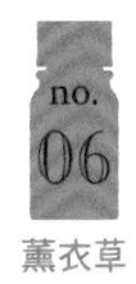

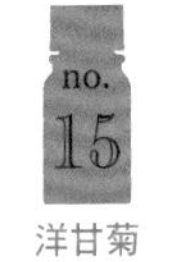

薰衣草　洋甘菊

保健

材　料（容易製作的分量）
德國洋甘菊精油……2滴
薰衣草精油……1滴
蜜蠟……3g
基底油……20mℓ
純水……3mℓ

製作方法
❶在燒杯中加入蜜蠟及基底油後隔水加熱融化。
❷將❶中隔水加熱後的蜜蠟及基底油加入精油裝到容器內，以竹籤充分攪拌混合。
❸等到熱氣稍退散後加入精油，再度混合，冷卻凝固後即可使用。

使用方法 以手或小鑷子取適量的乳液後塗在肉球上。

保存期間 置於常溫下約可保存1個月。

寵物消臭劑&除蟲噴霧劑

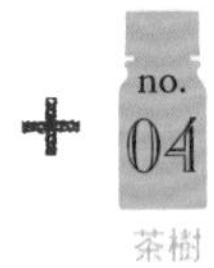

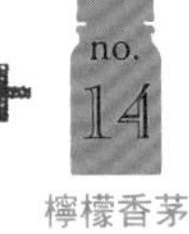

天竺葵　茶樹　檸檬香茅

保健

材　料（容易製作的分量）
檸檬香茅精油……8滴
茶樹精油……7滴
天竺葵精油……5滴
無水乙醇……10mℓ
純水……90mℓ

製作方法
❶燒杯裡加入無水乙醇後加入精油，以玻璃棒攪拌混合。
❷再加入純水，拌勻後倒入噴劑容器內。

給身體狀況稍為不適寵物們的溫濕布

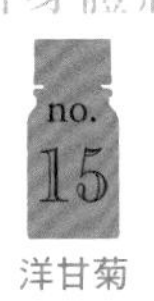

洋甘菊

保健（溫濕布）

材　料（1次用量）
德國洋甘菊精油……1滴
熱水……一個洗臉槽水量
毛巾……1條

製作方法
❶在洗臉槽裡注入適溫的熱水，滴上精油。
❷手拿毛巾兩端，像是要將精油撈起來一樣，只有毛巾的中間部分浸泡熱水。請小心不要燙傷，將毛巾擰乾。

使用方法 將熱毛巾貼放在寵物的背上及肚子。

貼心叮嚀

在寵物有點沒有精神時，又或寵物便祕、腸胃狀況不好時，在冬天的散步後，來進行芳香療法是非常棒的時間點喔！

使用方法 可以用於寵物屋及寵物居住屋周圍的除臭劑，也可以除蟲。也建議在遛寵物前可以在寵物的項圈及身體的部分噴上精油噴霧。

保存期間 置於陰涼處約可保存1個月。

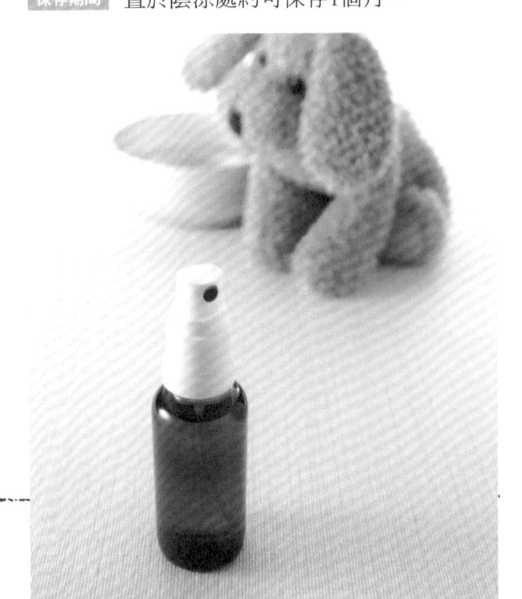

COLUMN 4

準媽媽的芳香療法

是不是有很多人認為在懷孕期間是不能夠進行芳香療法呢？其實，只要有使用精油的正確知識，利用精油療法也可以得到很好的療癒效果。

孕期的精油使用方法

你是不是也有想過，以精油來減緩懷孕所造成對於身體變化上的不安，及不舒服的情緒呢？是的，精油的確有如此上述的療效，但是對於懷孕中的精油使用，是需要有一定程度的使用知識，基本上在懷孕初期（至4個月）還是請盡量控制精油的使用。過了懷孕安定期後，請與醫師及專家們商量，討論出適合自己症狀的精油後再使用。

除了芳香浴之外
在本書介紹中
需要注意的精油

- 德國洋甘菊
- 絲柏（cypress）
- 茉莉花
- 杜松漿果
- 薄荷
- 檸檬香茅
- 迷迭香

……

特別推薦在下列狀況使用！

害喜症狀特別嚴重時……芳香浴

在房間裡放上葡萄柚、香橙、檸檬及薄荷等精油，讓房間充滿精油的氛香，可以達到心情轉換的功效。

腰痛特別嚴重時……濕布

將薰衣草等精油滴到布製的溫濕布，放入患部痠痛的位置，試著靠精油及濕布的溫熱來減緩患部的不適。

身體特別腫脹時……精油按摩

以檸檬及葡萄柚等精油製作出按摩用精油，慢慢按摩紓緩手足，消退水腫現象。

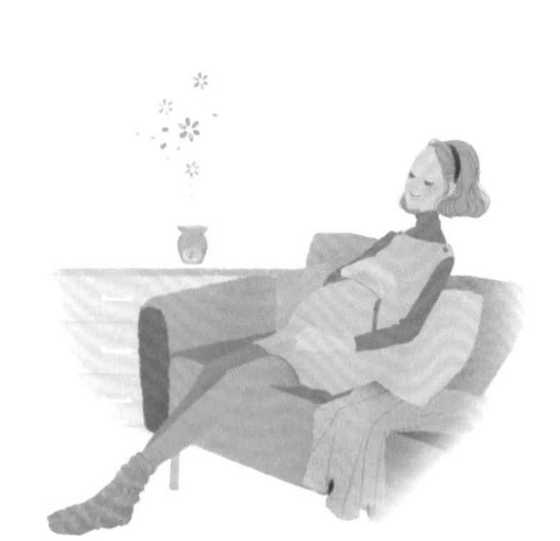

注意：懷孕中使用的按摩用精油請控制在0.5至1%以下。
濃度比例請參照P.22。

想要一開始就知道！

芳香療法
基本知識

本單元將介紹出現在精油配方中的
基底材料及道具。
針對基底油及花水會有詳細說明，
參考說明即可找到最適合自己的精油&基底材料。

基底材料

從肌膚保養到清掃，
可以讓我們享受這些芳香療法的各式不同組合的，就是這些基底材料。
認識基底材料的特徵及期保存方法，
可以讓我們更加愉快及安全的施行芳香療法。

基底油（→P.152）

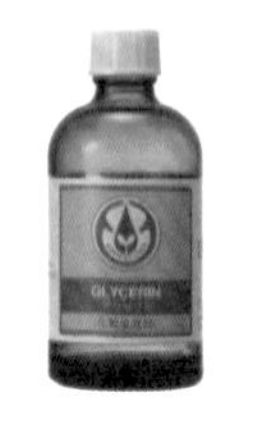

使用方法

●精油按摩　●沐浴油
●肌膚保養　●髮油

保存方法

保存在陰暗處。

重點整理

種類相當豐富，價格上也有相當大的不同，所以請購買適合製作目的的基底油來使用。

參考價格
100mℓ
約800至8000日幣

純水（精製水）

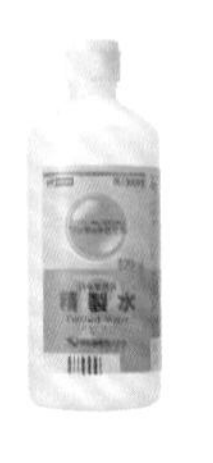

使用方法

●噴霧　●潤膚水
●香水　●精華液

保存方法

保存在陰暗處。

重點整理

也可以礦泉水來取代使用，但水質硬度較高的不適用。

參考價格
500mℓ約
100至200日幣左右

花水

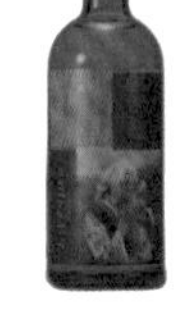
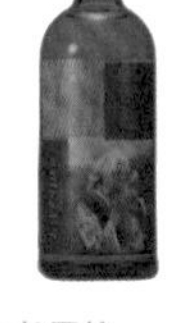
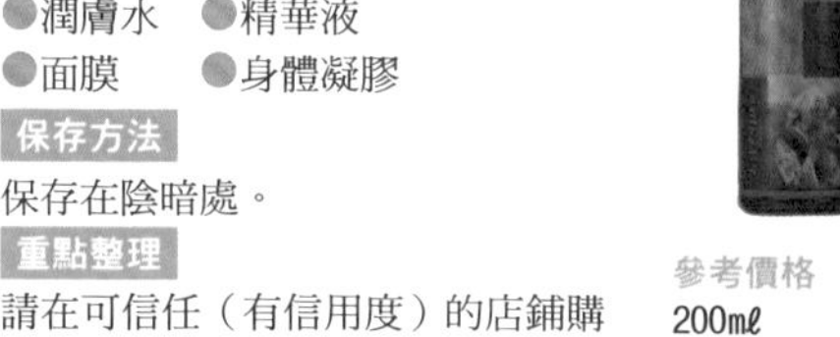

使用方法

●潤膚水　●精華液
●面膜　●身體凝膠

保存方法

保存在陰暗處。

重點整理

請在可信任（有信用度）的店鋪購買真正的花水。

參考價格
200mℓ
約100至4000日幣

無水乙醇（無水酒精）

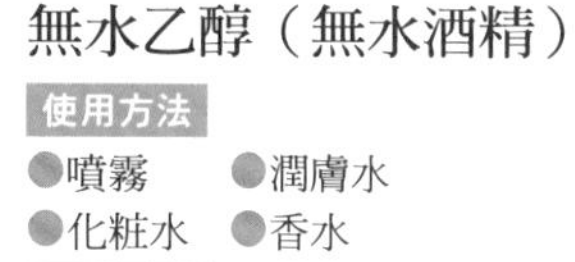
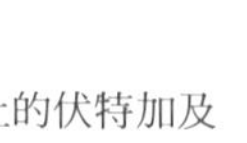

使用方法

●噴霧　●潤膚水
●化粧水　●香水

保存方法

保存在陰暗處。

重點整理

可以酒精濃度40度以上的伏特加及白酒取代。

參考價格
500mℓ
約1200至2000日幣

甘油

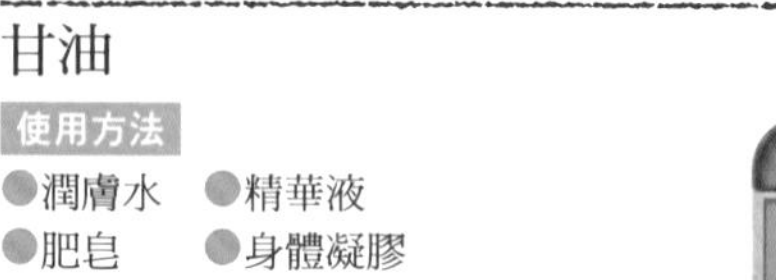
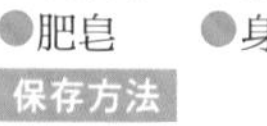

使用方法

●潤膚水　●精華液
●肥皂　●身體凝膠

保存方法

保存在陰暗處。

重點整理

分成動物性及植物性，在芳香療法上請使用植物性甘油。

參考價格
100mℓ
約100至1500日幣

天然鹽

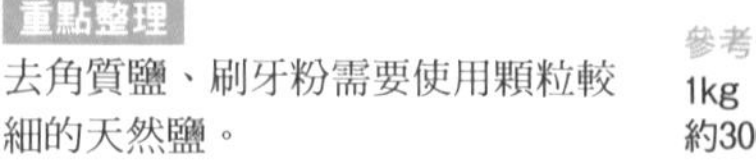
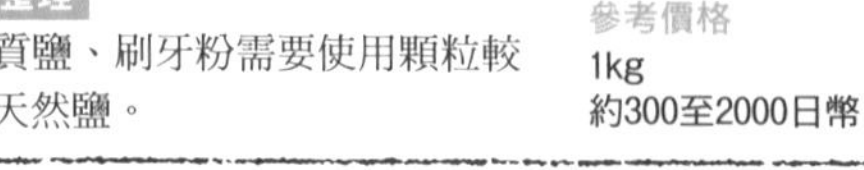

使用方法

●精油鹽　●沐浴鹽
●去角質鹽　●刷牙粉

保存方法

避免濕氣，請保存在密封容器中。

重點整理

去角質鹽、刷牙粉需要使用顆粒較細的天然鹽。

參考價格
1kg
約300至2000日幣

黏土粉

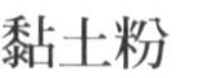
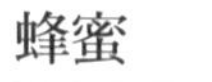

使用方法

●沐浴劑　●面膜
●粉末

保存方法

避免濕氣，請保存在密封容器中。

重點整理

種類不同特色不同，請選擇適合自己肌膚及使用目的黏土。

參考價格
30g
約300至400日幣

蜂蜜

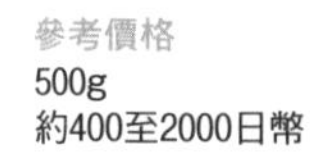

使用方法

●沐浴油　●肥皂
●沐浴球　●面膜

保存方法

避免濕氣，保存在陰暗處。

重點整理

因為每個人體質不同，有些人會出現過敏反應，請務必要注意。

參考價格
500g
約400至2000日幣

奶油

使用方法

● 護手乳　● 護唇膏
● 肥皂　● 乳液

保存方法

保存在陰暗處。

重點整理

皮膚保養上不可或缺的保濕成分。有乳木果、可可等種類。

參考價格
40g約
300至400日幣左右

粉類（玉米粉，滑石粉）

使用方法

● 芳香精油粉
● 身體粉

保存方法

避免濕氣，請保存在密封容器中。

重點整理

如果要使用市面上販售的嬰兒粉，請選擇不含香料的。

參考價格
30g約
200至400日幣左右

小蘇打粉

使用方法

● 精油小蘇打粉　● 沐浴球
● 香包　● 地毯粉

保存方法

避免濕氣，請保存在密封容器中。

重點整理

分成工業用、食用、藥用，要使用在清潔上可選擇工業用蘇打粉。

參考價格
500g約
200至250日幣左右

檸檬酸

使用方法

● 噴霧　● 沐浴球

保存方法

避免濕氣，請保存在密封容器中。

重點整理

非常適用在去除頑固的污垢。請不要使用在鐵製品或大理石上。

參考價格
50g約
300至500日幣左右

蜂蠟（蜜蠟）

使用方法

● 護手乳　● 護唇膏
● 薰香（練香）　● 蠟燭

保存方法

保存在陰暗處。

參考價格
20g約
300至400日幣左右

重點整理

分成兩種，一種為無味的精製而成的白色物質（左），及稍帶香味的未精製的黃色物質（右）。

植物性乳化蠟

使用方法

● 精華液　● 乳液

保存方法

保存在陰暗處。

重點整理

這是製作化妝品上不可或缺的乳化劑，使用量約在整體的5%以內。

參考價格
100g約
1000至1500日幣左右

黃原膠

使用方法

● 身體凝膠　● 精華液
● 乳液

保存方法

避免濕氣，請保存在密封容器中。

重點整理

與水混合時，一開始容易產生顆粒狀，請注意。

參考價格
100g約
800至2500日幣左右

皂基

使用方法

● 肥皂

保存方法

保存在陰暗處。

重點整理

有蒸煮過的透明皂基（左）及液體可融化的白色MP皂基（右）。

參考價格
300g約
500至1000日幣左右

無香料洗髮精

使用方法

● 精油洗髮精

保存方法

保存在陰暗處。

重點整理

無香料的洗髮精及無香料的沐浴乳都可以使用。

參考價格
250mℓ約
800至2000日幣左右

乾燥香草

使用方法

● 精油鹽　● 肥皂
● 香包　● 沐浴劑

保存方法

避免濕氣，請保存在密封容器中。

重點整理

使用在精油品調配製作上，請使用香草茶所用的香草。

參考價格
20g約
300至500日幣左右

基底油

在基底素材中與精油最為相容，
有著「將精油帶入身體的物質」之含意，
各種基底油都有他不同的營養與效果喔！

選擇重點

雖然都叫基底油，但是顏色、性質、浸透性、價格都有所不同。請將膚質及使用的目的性、與精油的配合度都一併加以考慮，再選擇適合的基底油，並盡可能在剛買進新鮮的時候把基底油使用完畢，避免一次購入大瓶量的基底油或購入後放置後再使用。

保存方法

建議將基底油放入有遮光效果的的瓶身中，且盡量避免將基底油放在高溫潮濕的場所。將基底油放置在陰暗處，為基底油保存方法的第一步。但若溫度太低，基底油有可能會有凝固的可能，請特別留意喔！

酪梨油

有著豐富的油酸及各種的維他命、卵磷脂等成分，有出色的保濕能力。黏性強，所以本身較為黏稠，所以混合其他油約1至2成左右最剛好。

DATA

學　　名　*Persea americana*
抽取部位　果肉
抽取方法　低溫壓榨法
香　　味　有著特別&有深度的強烈的香味

適用肌膚
乾燥肌膚
老化肌膚

參考價格
25mℓ約
800至1000日幣

橄欖油

有著許多的油酸及各種的維他命，給人相當扎實的使用感。可防止肌膚老化，作為食用油也相當有名，此油亦有軟化肌膚的效果，所以作為肥皂的基材也非常受歡迎。

DATA

學　　名　*Olea europaea*
抽取部位　果肉
抽取方法　低溫壓榨法
香　　味　橄欖特有的水果香味

適用肌膚
乾燥肌膚
老化肌膚

參考價格
25mℓ約
400至700日幣

橄欖角鯊烯油

從橄欖油的皮脂膜成分的角鯊烯抽取出來的植物油，具有著讓皮膚光滑、代謝加速及防止老化的效果。此種油與空氣接觸也幾乎不會氧化。

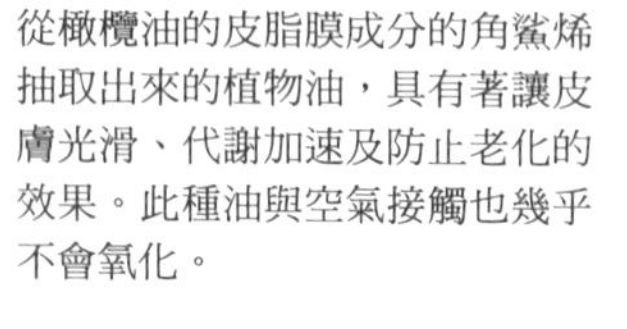

DATA

學　　名　*Olea europaea*
抽取部位　果肉
抽取方法　將橄欖油蒸餾後加入氫氣
香　　味　無臭

適用肌膚
乾燥肌膚
老化肌膚

參考價格
25mℓ約
1500至2000日幣

蓖麻油

具有強化全身免疫力及排出堆積在體內老廢物質等作用。對於緩解便秘及關節疼痛也有不錯的效果。因為黏性很高，所以使用時請作局部的塗抹或使用在濕布上。

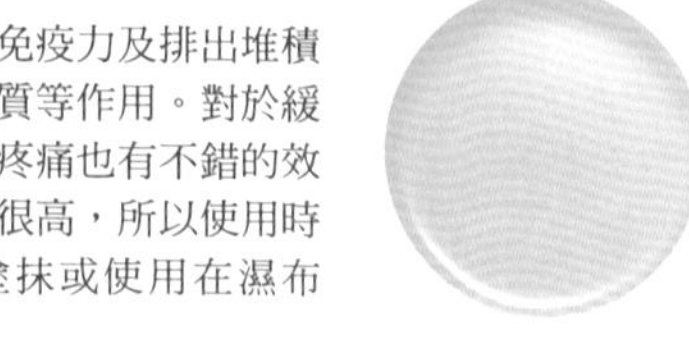

DATA

學　　名　*Ricinus communis*
抽取部位　種子
抽取方法　低溫壓榨法
香　　味　微微的獨特香味

適用肌膚
乾燥肌膚

參考價格
25mℓ約
300至500日幣

卡梅莉亞（Camelia）油

從茶花中萃取出來的基底油，在日本稱之為椿油，自古就能保護女性的頭髮，讓女性的頭髮呈現烏黑亮麗。茶花油中充滿著大量的油酸且很容易滲透，所以可以保護頭髮及頭皮肌膚受到紫外線的傷害。

DATA

學　　名　*Camellia japonica*
抽取部位　種子
抽取方法　低溫壓榨法
香　　味　幾乎無味

適用肌膚
乾燥肌膚
老化肌膚

參考價格
25mℓ約
500至800日幣

金盞花油

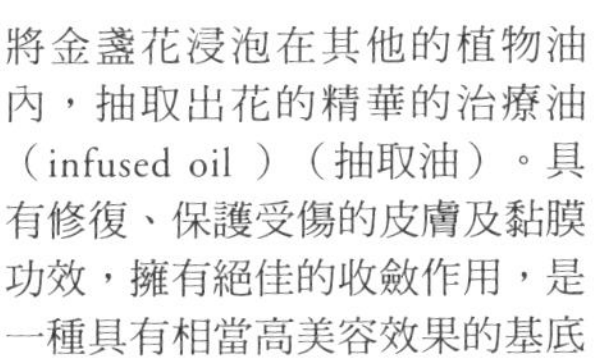

將金盞花浸泡在其他的植物油內，抽取出花的精華的治療油（infused oil ）（抽取油）。具有修復、保護受傷的皮膚及黏膜功效，擁有絕佳的收斂作用，是一種具有相當高美容效果的基底油。

DATA

學　　名　*Calendula officinalis*
抽取部位　花
抽取方法　浸出法
香　　味　帶有特殊且稍為強烈之香味

適用肌膚
乾燥肌膚
老化肌膚

參考價格
25mℓ約
1300至1800日幣

葡萄籽油

在採收完葡萄製作成紅酒後的葡萄種中所萃取出來的基底油。葡萄籽油在基底油中較為便宜，且使用感乾爽不黏膩，容易滲透進皮膚，是非常受歡迎的按摩精油喔！

DATA

學　　名　*Vitis vinifera*
抽取部位　種子
抽取方法　高溫壓榨法
香　　味　幾乎無味

適用肌膚
乾燥肌膚　老化肌膚
敏感肌

參考價格
25mℓ約
500至800日幣

椰子油

椰子油精製前，在常溫下呈現白色固體狀，為製作肥皂的主要基底材料，但基底油使用的是精製後的無色透明的椰子油。此種基底油的特徵是非常輕，且容易氧化。

DATA

學　　名　*Cocos nucifera*
抽取部位　果肉
抽取方法　低溫壓榨法
香　　味　帶著椰子的甜香

適用肌膚
脂性肌

參考價格
25mℓ約
600至1000日幣

小麥胚芽油

小麥胚芽油是含有豐富抗氧化作用的維他命E的基底油，且具有防止老化的效果。因為黏性強、且味道較具有特殊性，所以使用時混合上一成的其他基底油就會讓製品變得很好用。

DATA

學　　名　*Triticum vulgare*
抽取部位　胚芽
抽取方法　高溫壓榨法
香　　味　帶有著稻穀味濃縮的香味

適用肌膚
乾燥肌膚
老化肌膚

參考價格
25mℓ約
600至1000日幣

甜杏仁油

含有相當豐富的油酸及維他命，具有讓肌膚軟化的效果。油性穩定，所以敏感性肌膚者及孩童都可以安心使用。這是最一般基底油中的一種。

DATA

學　　名　*Prunus amygdalus*
抽取部位　種子
抽取方法　低溫壓榨法
香　　味　帶有微微杏仁香味

適用肌膚
乾燥肌膚
老化肌膚
敏感肌

參考價格
25mℓ約
500至1000日幣

芝麻油

因為含有芝麻素等的芝麻特有的抗氧化物質，所以具有防止老化的效果。因為可食用的咖啡色芝麻油香味較濃烈，所以要用於精油按摩使用，請選擇化妝品用的芝麻油或使用生芝麻製作的太白油。

DATA

學　　名 *Sesamum indicum*

抽取部位 種子

抽取方法 低溫壓榨法

香　　味 幾乎無味

適用肌膚
乾燥肌膚
老化肌膚

參考價格
25mℓ約
300至500日幣

聖約翰草油

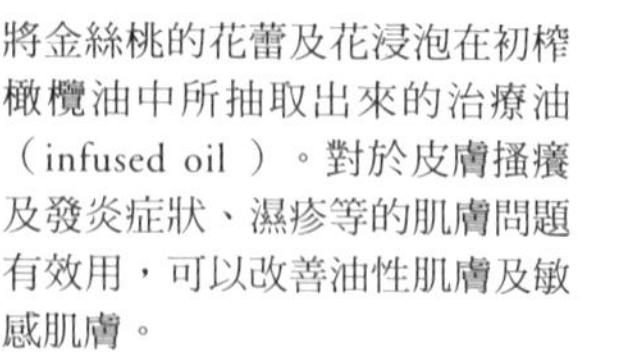

將金絲桃的花蕾及花浸泡在初榨橄欖油中所抽取出來的治療油（infused oil ）。對於皮膚搔癢及發炎症狀、濕疹等的肌膚問題有效用，可以改善油性肌膚及敏感肌膚。

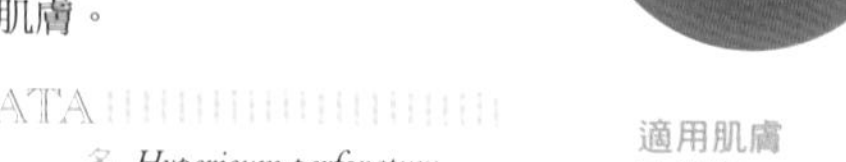

DATA

學　　名 *Hypericum perforatum*

抽取部位 花苞及花

抽取方法 浸出法

香　　味 香草系的溫柔香味

適用肌膚
油性肌
敏感肌

參考價格
25mℓ約
1000至1500日幣

月見草油

因為含有大量提升免疫力的亞麻酸，所以可以刺激新陳代謝，對於防止老化非常有幫助，所以月見草油是相當受歡迎的基底油之一。但因為非常容易氧化，所以開封後請盡量快速使用完畢。

DATA

學　　名 *Oenothera beinnis*

抽取部位 種子

抽取方法 低溫壓榨法

香　　味 幾乎無味

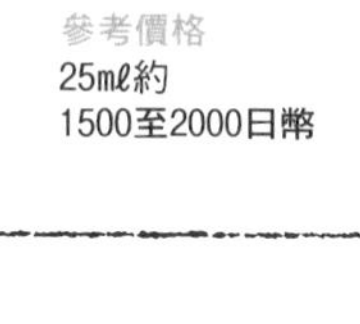

適用肌膚
乾燥肌膚
老化肌膚

參考價格
25mℓ約
1500至2000日幣

荷荷巴油

此種基底油的主要成分不是油，是植物性液體蠟，總而言之並不是基底油而是低溫就會凝固的基底蠟。抗熱性高，抗氧化作用強，所以經常被使用在化妝品的製作上。

未精製　精製

DATA

學　　名 *Simmondsia chinensis*

抽取部位 種子

抽取方法 低溫壓榨法

香　　味 幾乎無味

適用肌膚
乾燥肌膚
老化肌膚
敏感肌

參考價格
25mℓ約
800至1300日幣

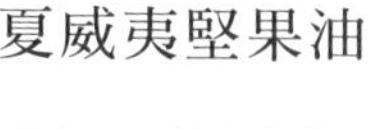

夏威夷堅果油

含有20%以上皮膚再生不可或缺的棕櫚油酸，所以對於使用在肌膚有恢復年輕的功效上相當知名。對於肌膚的浸透力強，保濕度出色，且很難氧化，可以長期保存。

DATA

學　　名 *Macadamia ternifolia*

抽取部位 種子

抽取方法 低溫壓榨法

香　　味 帶有微微的堅果香味

適用肌膚
乾燥肌膚　老化肌膚
敏感肌

參考價格
25mℓ約
600至1000日幣

薔薇果油（野玫瑰籽油）

有大量的亞麻酸及α-亞麻酸，所以有豐富的維他命c，可預防皺紋及改善斑點，是具有美白效果的美容油。因為非常容易氧化，開封後請放入冰箱冷藏。

未精製　精製

DATA

學　　名 *Rosa rubiginosa*

抽取部位 種子

抽取方法 低溫壓榨法

香　　味 帶有著油的香味

適用肌膚
乾燥肌膚
老化肌膚
過敏性肌膚

參考價格
25mℓ約
1600至2000日幣

花水

水蒸氣蒸餾法在抽出精油時，
產生的副產品就是所謂的Floral water（芳香蒸餾水）。
蒸餾時產生的花水，包含植物的水溶性成分及微量的精油成分，
所以可以直接使用，或用於精油調配上。

選擇重點

- 選擇沒有添加酒精或其他添加物的100%天然的花水。
- 盡量避免購買將精油用水稀釋的花水，或作為化妝品販售的花水。
- 因為花水是天然物，雖然很不常見但也有長黴菌的狀況，在使用時請仔細確認。

保存方法

因為無法長期保存，所以在開封後放入冰箱冷藏，且盡量早點使用完畢。

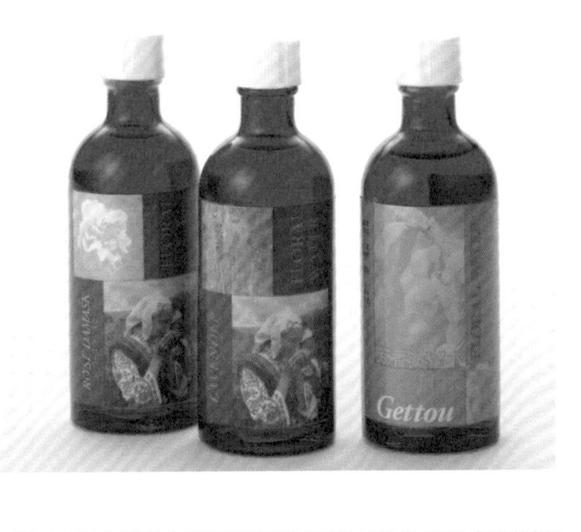

德國洋甘菊

具有抗發炎、抗過敏的效用，可抑制搔癢及發炎。這種花水有著青蘋果般的香味，有出色的保濕效果，除了可以針對乾燥肌膚加強保濕效果之外，也可以使用在敏感性肌膚及孩童身上。

月桃

出色的消炎作用可以抑制搔癢及發炎。有沖繩列島產島月桃及小笠原諸島產的tarin月桃兩種。不管是哪一種月桃使用起來都是相當舒爽是月桃水最主要的特徵，但稍帶有特殊香氣。

橘子

在花香的甜味裡有著柑橘調特有的清爽味道。出色的保濕及收斂效果可以緊實肌膚，改善肌膚黯沉。有時也會被稱之為橙花花水。

薰衣草

清爽的香味使用度非常廣泛，可用於所有型態的肌膚上。有著乾淨舒爽的使用感的同時，收斂效果佳，並且具有殺菌效果，所以相當適合用在痘痘肌膚上。

玫瑰

有保濕、收斂、美白效果，此種花水不管什麼膚質者都適合，乾燥肌膚及老化而產生的皺紋及皮膚鬆弛，皮膚暗沉等問題等都可以藉由此種花水有所改善。此種花水有著玫瑰的甜甜花香及溫和沉穩的香氣。

迷迭香

因為具有的拔群的收斂效果可以達到緊實皺紋及肌膚收斂、毛孔等功效，所以對於落髮及老化的預防效果出色。在肌膚保樣上也同樣可以發揮相當的功用。略帶辣味的香氣是這個花水的特色。

調配用具

用於精油調配的道具可以廚房用具來代用，
但是因為會直接接觸精油因而會沾上精油的味道，
所以若使用不銹鋼、玻璃、陶器材質，還是請準備好芳香療法專用的調配用具吧！

須預先準備的道具

●燒杯

會使用在量算基底材料及作為調配、存水用水槽。如果是耐熱玻璃製品就可以直接量完材料後直接放入熱水，這樣便可以讓精油的香味保持得更完整，事後整理與保養也比較簡易方便。

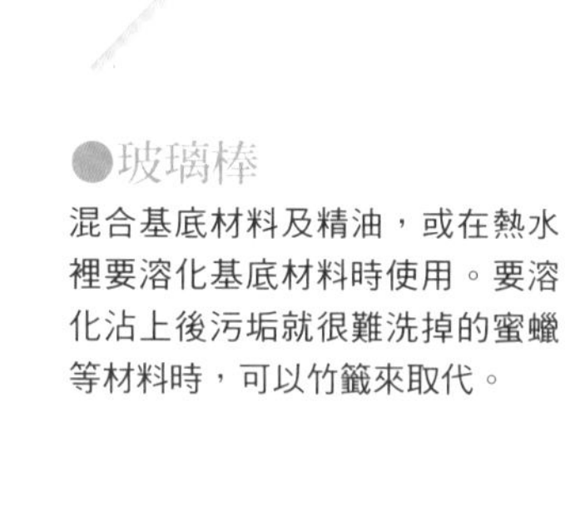

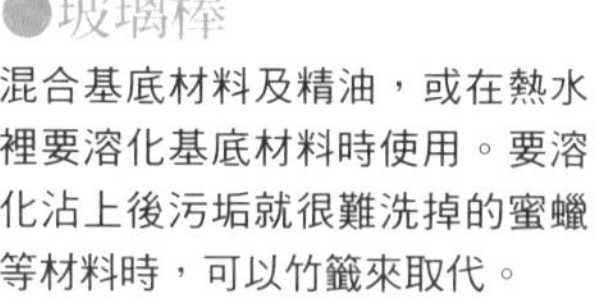

●玻璃棒

混合基底材料及精油，或在熱水裡要溶化基底材料時使用。要溶化沾上後污垢就很難洗掉的蜜蠟等材料時，可以竹籤來取代。

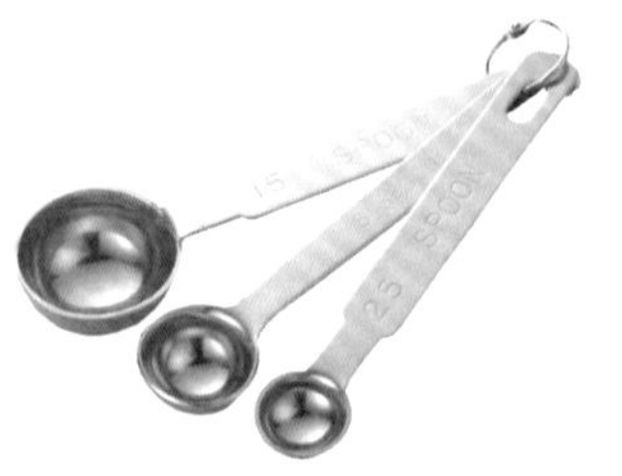

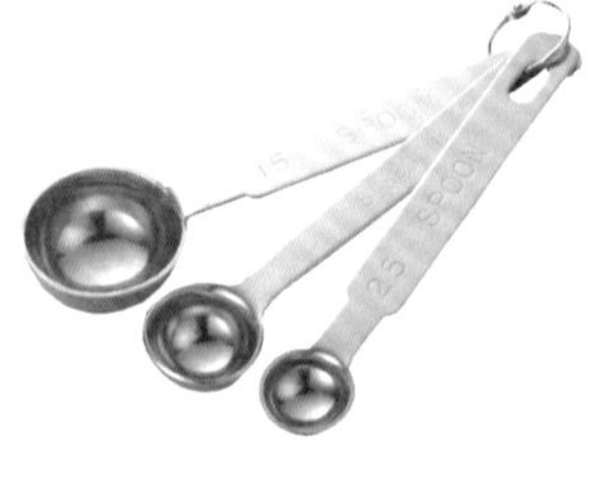

●量匙

量秤天然鹽、黏土、基底油時使用的量匙，請準備不銹鋼製的專用量匙。因為塑膠製的量匙有變質的可能性，所以請盡量避免使用。

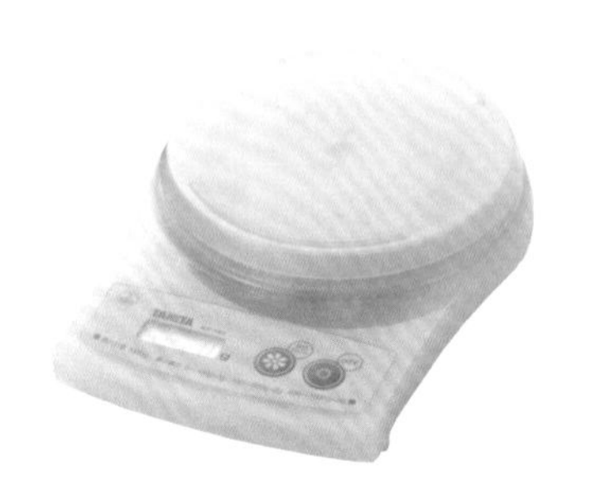

●磅秤

為了要遵守精油的稀釋濃度，小心仔細的量測基底材料是非常重要的。因此，請選擇可測量至1g的磅秤。

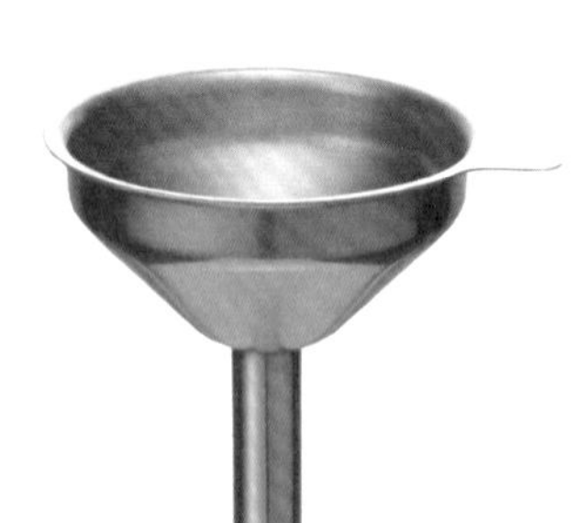

●漏斗

剛作好的潤膚水及噴霧水、油性物品等要移到專用容器中時就需要使用漏斗。

●標籤貼紙

為了要盡早的使用完畢，請務必要在製品貼上製作日期的標籤，來作好這些精油調製品的管理。

方　便　道　具

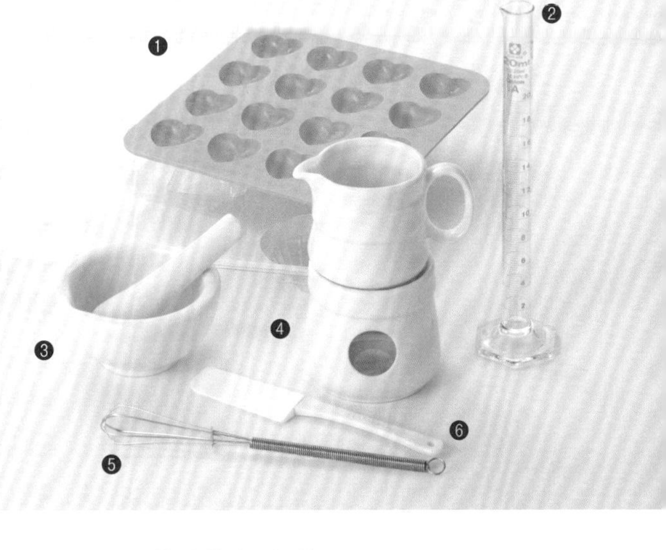

❶皂模

手工皂的外型也是一種可以玩樂的樂趣之一。最近有很多各式各樣的皂模，矽膠皂模板容易將成品拿出，所以很方便使用喔！

❷量筒

使用量匙、燒杯都不容易量測的材料，或是要量測較少量的物品，就是量筒派上用場的好時機。

❸搗藥臼、搗藥杵

陶器的小搗藥臼、搗藥杵可以來搗碎天然鹽或蜜蠟等材料，或磨碎黏土塊、混合黏土塊……用途很多。

❹精油燈

放入蜜蠟直接點火就可以溶化的陶器鍋。煮開熱水及事後的處理上都相當方便。

❺迷你打泡器

使用在製作奶油狀物品或手工皂上，可以使用在芳香療法中的燒杯上的迷你打泡器，會相當方便喔！

❻迷你抹刀

要將奶油狀物品移到容器內時，為了讓奶油狀物品完全移到容器內，迷你抹刀是不可或缺的喔！請準備可以放進燒杯及瓶子大小的抹刀喔！

各　式　容　器

保存精油調配品的容器，通常與裝精油的精油瓶相同，建議使用咖啡色或藍色遮光的材質。

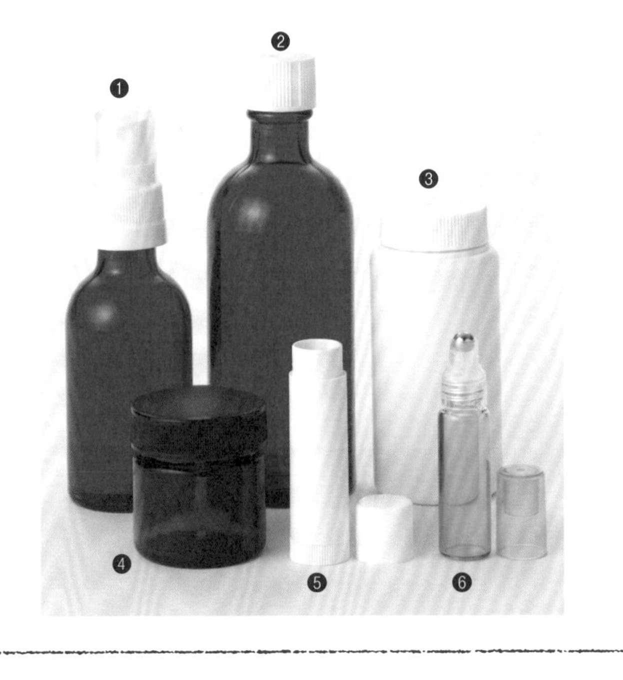

❶噴霧容器
❷裝油容器
❸灑粉容器
❹乳霜容器
❺口紅型容器
❻滾珠瓶

按摩方法

在此介紹自己也可以施行的精油按摩方法。
藉由觸碰自己的肌膚不但可以感覺到自己身體真正的狀態，也可以對身體進行按摩保健動作。依據每個身體部位的不同作說明，你可以針對自己比較在意的部位進行按摩，當比較有時間時就可以進行身體整體的按摩也很棒喔！

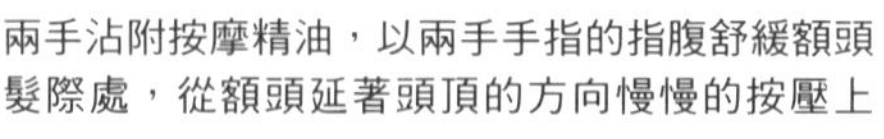

頭部按摩

頭部的按摩不但可以讓精油滲透進入頭髮，
可讓頭髮健康且更加有光澤之外，
同時對於頭腦清醒及消除壓力也非常有幫助。

適用的症狀&精油配方

●頭髮＆頭皮的復甦
薄荷精油（3滴）＋迷迭香精油（2滴）
＋基底油（25mℓ）

●滋潤頭髮
薰衣草精油（2滴）＋依蘭精油（2滴）
＋天竺葵精油（1滴）＋基底油（25mℓ）

1 兩手沾附按摩精油，以兩手手指的指腹舒緩額頭髮際處，從額頭延著頭頂的方向慢慢的按壓上去。

2 以兩手手指的指腹從頭部下方沿著頭部頂像畫圓圈般的按摩頭部。

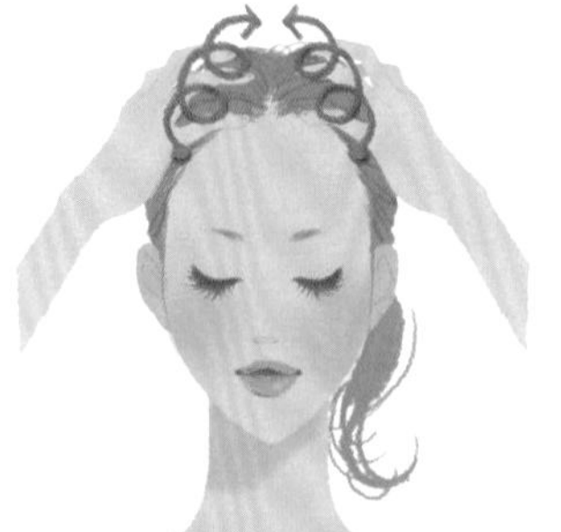

3 以兩手的手掌按壓頭部，依頭部上方、頭部兩側、頭後部的順序，固定手掌的位置然後像畫圓般的按壓整個頭部。

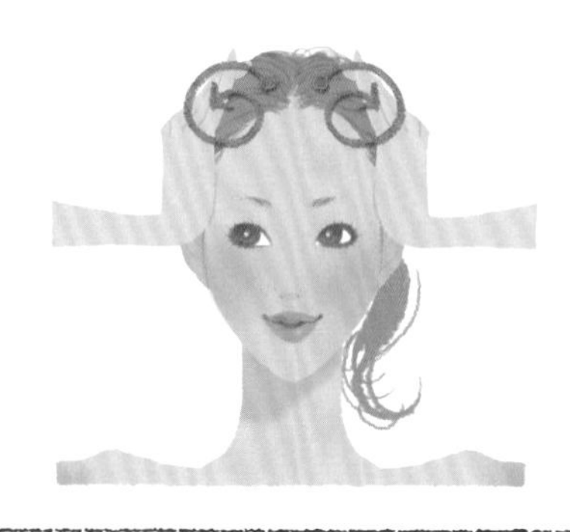

4 將兩手手指的指腹貼靠在額頭髮際，然後以手指透過頭髮伸進頭頂部，然後一邊手指加壓，一邊慢慢地以五根手指頭疏鬆頭髮。在耳朵上的髮際邊緣也進行同樣的動作。

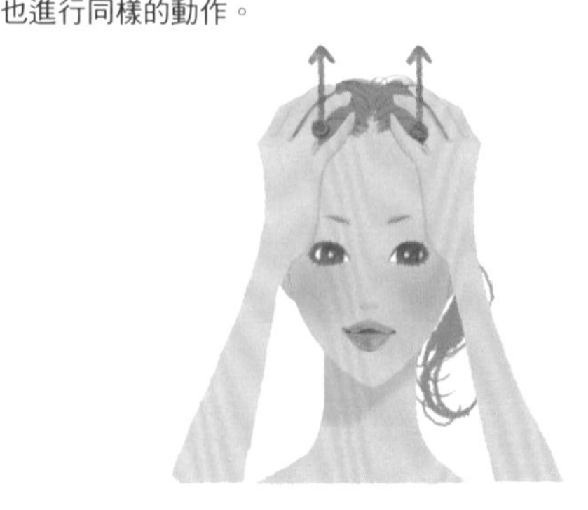

按摩臉部可以讓臉部的血液循緩及淋巴循環變好，
所以請在一般保養程序內加入，
可以預防臉上黑斑及皺紋的精油按摩吧！

適用的症狀&精油配方

●乾燥肌膚

乳香精油（1滴）＋檀香精油（1滴）＋基底油（25mℓ）

●緊縮臉部肌膚

迷迭香精油（2滴）＋基底油（25mℓ）

1 將兩手沾附按摩精油，然後以抹著精油的手輕輕將精油推到全臉。以中指及無名指從眉間往額頭髮際處輕輕地推，再沿著額頭髮際周圍仔細地像畫圓般的加以按摩。

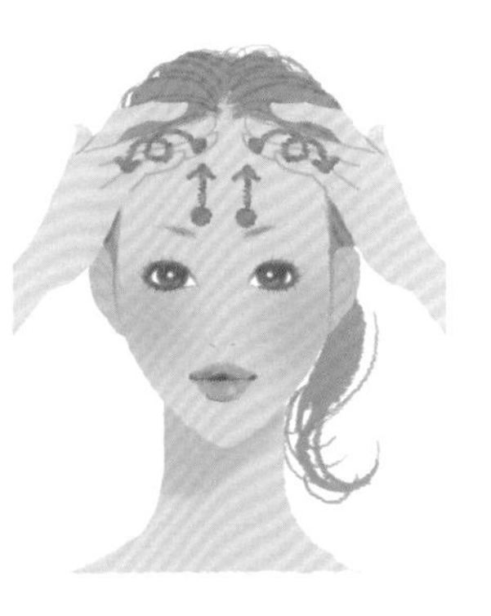

2 以兩手的中指，沿著眼窩周圍輕輕地依眼頭→上眼皮→眼尾→眼下的順序輕輕地按摩眼睛一圈，不要太用力按摩以免傷害眼睛周圍皮膚。

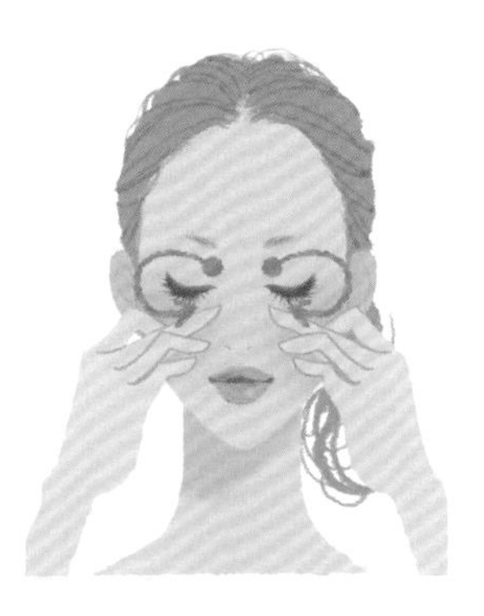

3 交互使用左右手的中指，從眉間往鼻頭的方向輕輕壓按，由鼻梁往鼻頭的方向輕輕按壓，最後在鼻頭的位子像捏鼻子般輕輕地壓迫鼻尖後，快速地將鼻子捏起後放開。

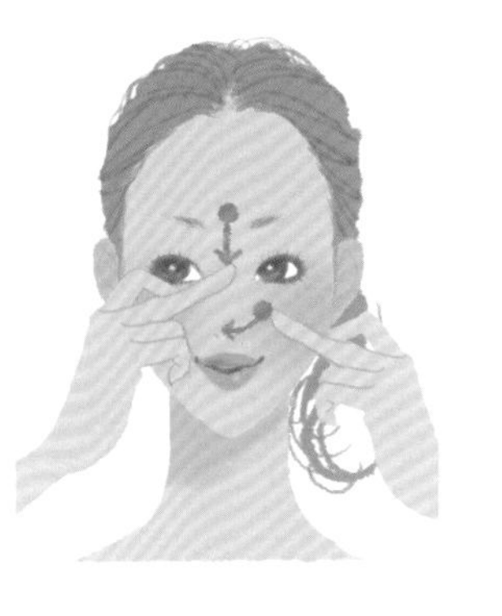

4 以食指到無名指的三個手指頭，從臉頰下方往上像畫圓一樣的輕輕地按摩。

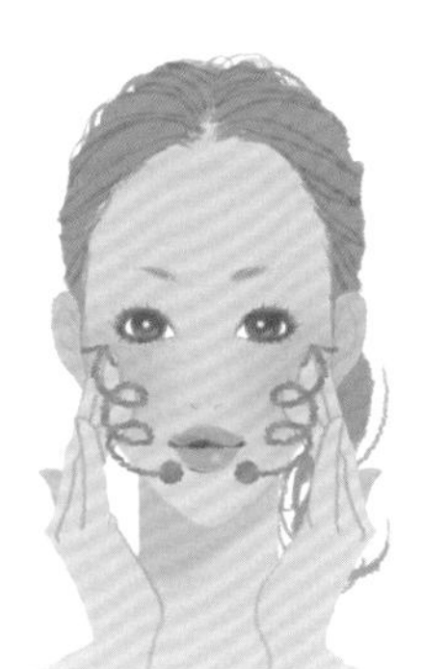

5 上唇以食指&下唇以中指貼在嘴唇上，再以右手從左邊的嘴角往右邊的嘴角，左手從右邊的嘴角往左邊的嘴角像要把嘴角往上提拉的來回重複按摩幾次。

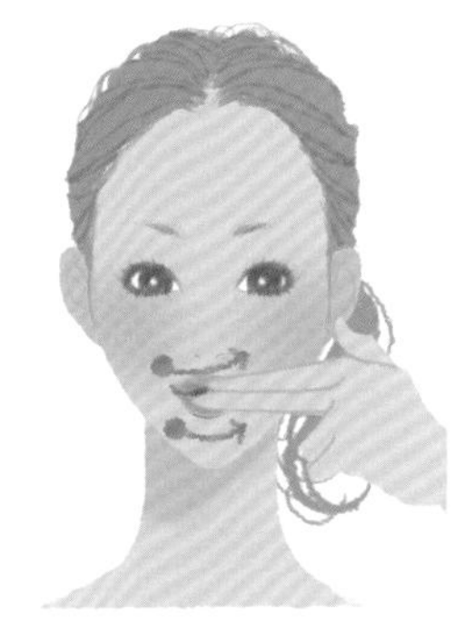

6 以右手托住下巴的前端，沿著下巴周圍往右邊的耳朵的根部往上提拉按摩。讓臉部稍微傾斜，會比較容易進行按摩動作。右邊結束之後，左邊也以同樣的方式進行按摩。

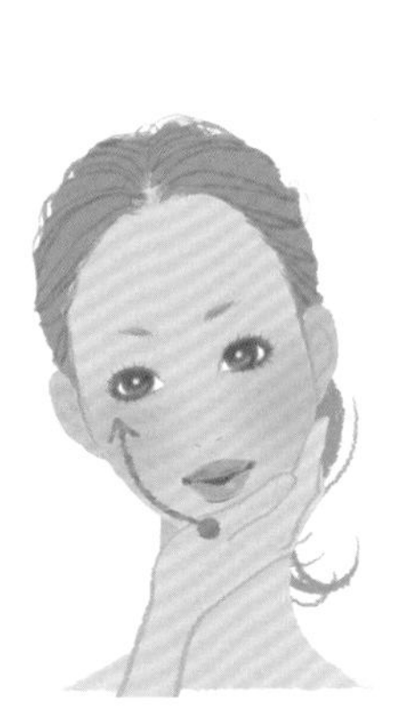

手部按摩

一般工作都會使用到的手和手腕，
意外的比起想像還要疲勞。
進行手部按摩可以緊縮蝴蝶袖之外，
還可以舒緩痠痛&消除疲勞喔！

適用症狀&精油配方

●回復疲勞

茶樹精油（3滴）＋迷迭香精油（2滴）
＋基底油（25㎖）

●緊緻下垂

葡萄柚精油（5滴）＋基底油（25㎖）

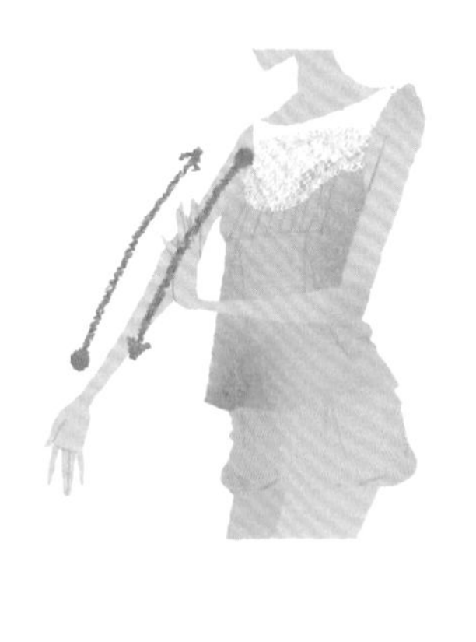

1 將按摩精油倒至雙手掌心，由手腕開始由外向內按摩至肩膀部位，接著再由內而外按摩回手腕。再取相同精油量，以拇指依同樣的順序重複按壓。

2 從手腕沿著手部關節處、肩膀以大拇指的指腹像畫圓般地輕輕按摩。容易有蝴蝶袖的手腕及容易乾燥的手部關節處要特別仔細按摩。

3 在手指與手指之間，以拇指頭從手指往手腕處滑動。

4 在手掌上，從拇指沿著小指頭處，以拇指像畫圓般地輕輕按摩手掌。

5 將手指頭一根一根的以拇指及食指夾住，從手指根部沿著指尖像畫圓般的輕輕按摩。輕輕按壓指甲的部分，且同時朝著指尖像拉押般的按摩後離開手指頭。

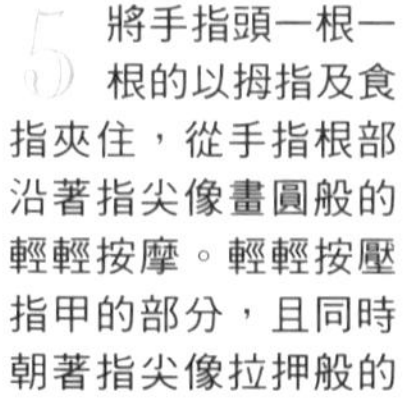

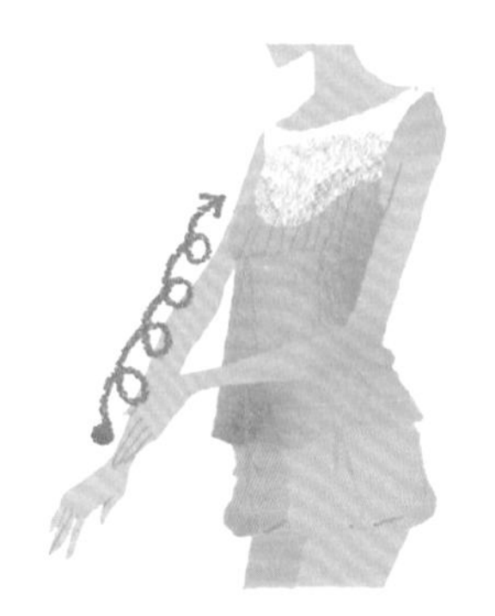

6 從手腕沿著肩膀將手整體用手掌像畫圓般的輕輕按摩，最後將手與手腕整體由下往上的按摩。左右手交換約進行1至6次。

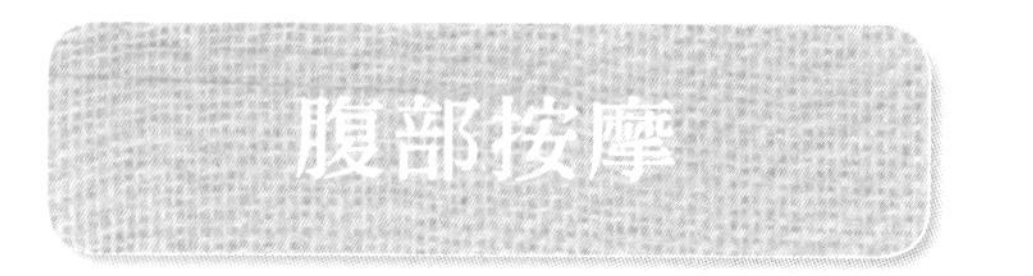

若你有微凸的腹部，
或有便祕傾向者，在洗完澡後
透過腹部精油按摩溫柔地刺激腹部吧！

適用症狀&精油配方

● 生理痛
茉莉花精油（2滴）＋橙花精油（2滴）
＋杜松漿果精油（1滴）＋基底油（25㎖）

● 便祕
甜橙精油（3滴）＋薄荷精油（2滴）
＋基底油（25㎖）

1 兩手沾按摩精油抹於腹部，接著兩手重疊，以肚臍為中心依順時鐘的方向按摩腹部。

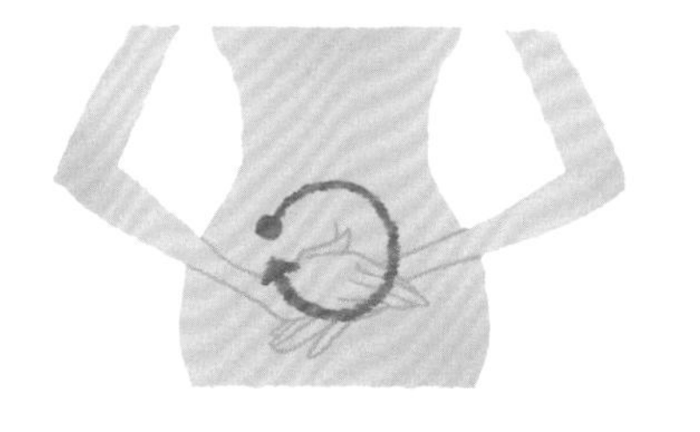

2 從腹部兩側往肚臍方向兩手互相交替進行後，手掌在腹部用力按摩。

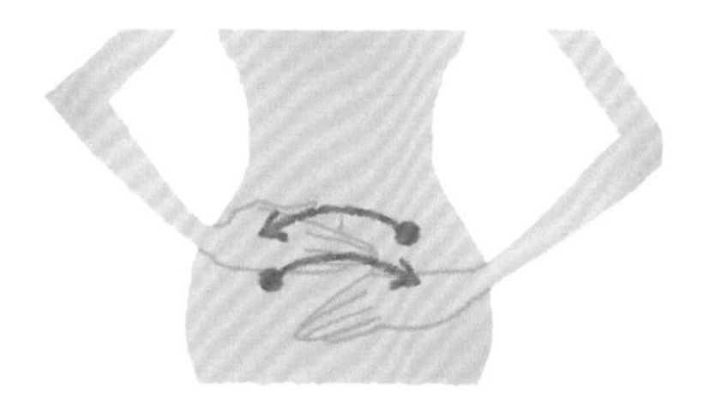

3 將單手的手指頭併攏，除了大拇指之外，其他四指像畫小圓般，從腹部外側依順時針方向移動。容易便祕者可以稍微強力一點的按壓。

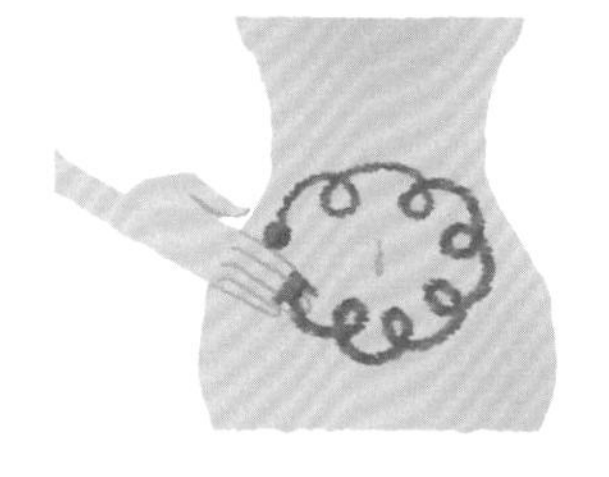

4 將腹部的肉捏起般地以左右手同時舒緩腹部。如果想要緊實腰部，請在腰側重點式的按壓腰間。最後再一次將腹部輕作按摩。

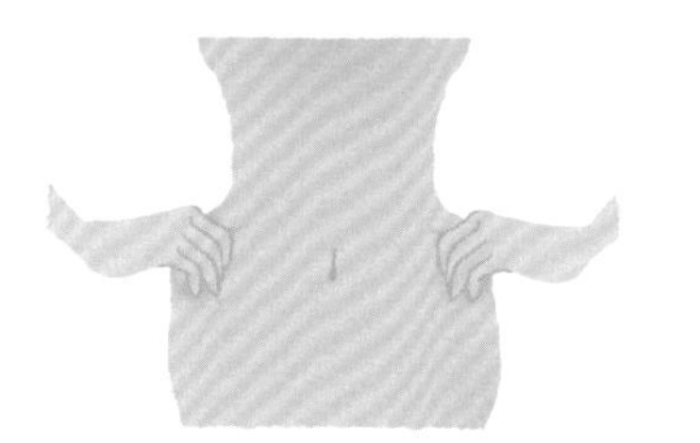

MINI+COLUMN

按摩的順序 照著自己的方式進行也是OK的！

閱讀芳香療法或按摩書籍時，會發覺按摩的順序和手法都有所不同。其實，按摩並沒有「一定」的順序。建議將按摩精油塗抹在要按摩的部位上，留意血液及淋巴的方向，從身體各部分的末端往中心位置按摩，對於自己在意的部位多加以捏揉、敲打，給予身體「很舒服」的感受，最後再一次全部輕輕摩擦結束，這是最基本的流程，但是在這中間的按摩順序是自由的。一起來帶給皮膚刺激，同時也以自己想加強的部分為主地按壓、揉捏，自由地來按摩吧！一邊聽著自己身體的真正的聲音，一邊在特別僵硬痠痛處進行重點式按摩及刺激穴道，並配合自己身體的狀況來進行屬於你自己的按摩吧！

足部按摩

對於血液及淋巴的循環，腳被稱之為「第二個心臟」，是身體非常重要的一個部分。讓我們來讓淋巴循環變好，消除身體的水腫吧！

適用症狀&精油配方

●水腫

杜松漿果精油（3滴）＋甜橙精油（2滴）＋基底油（25mℓ）

●手腳冰冷

迷迭香精油（3滴）＋尤加利精油（1滴）＋檸檬精油（1滴）＋基底油（25mℓ）

1 將兩手沾附按摩精油，手掌輕輕摩擦腳部，同時讓精油沾附在腳上。從大腿到腳背，再從腳踝往臀部方向按摩。

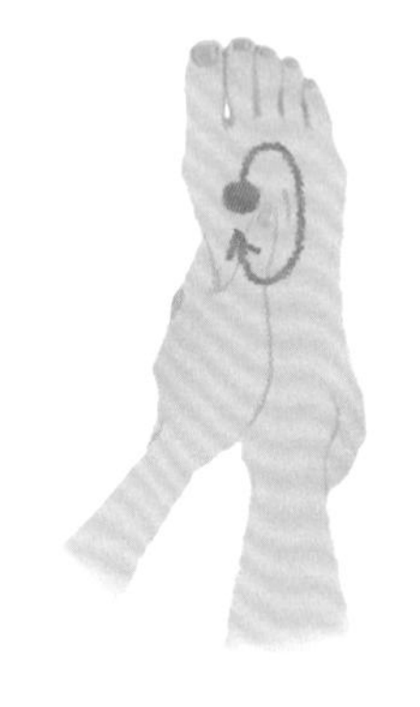

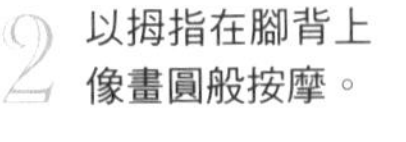

2 以拇指在腳背上像畫圓般按摩。

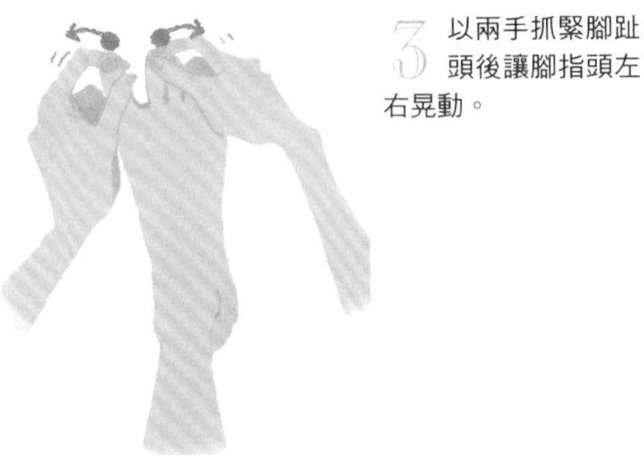

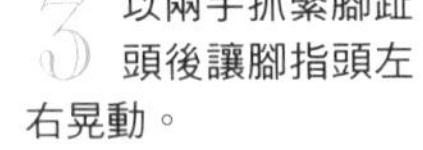

3 以兩手抓緊腳趾頭後讓腳指頭左右晃動。

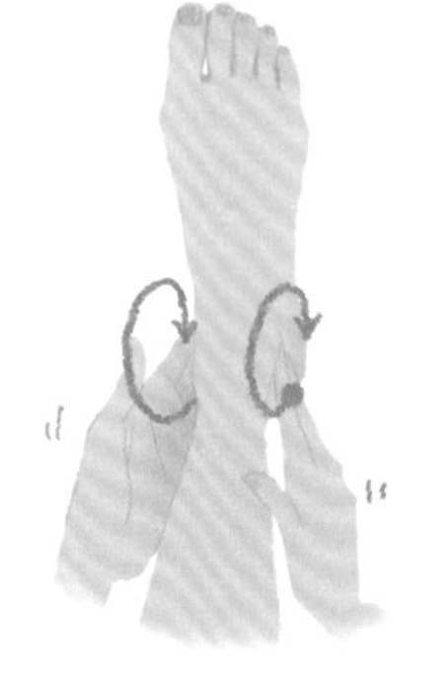

4 於腳內外兩邊的腳踝周圍，以兩手除拇指之外的四指，像畫圓般輕壓按摩。

5 手掌緊貼腳的肌膚，從腳背沿著膝蓋雙手交替摩擦般地往上按摩，再從腳踝往膝蓋內側以手交替摩擦般地往上按摩。左右腳交換從1至5的步驟再依序動作。

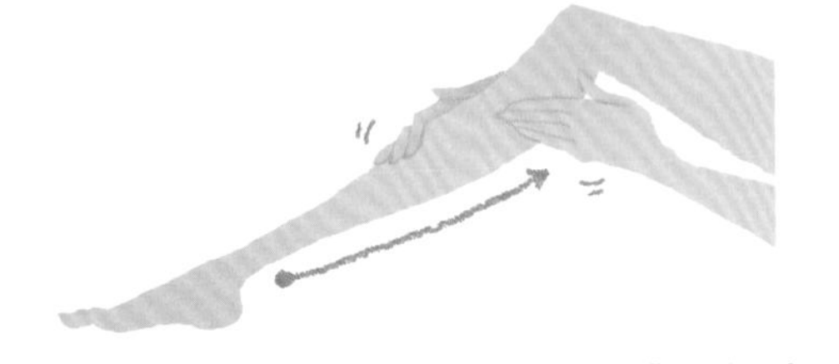

6 從腳腕到整個小腿及膝蓋的內側為止，在整個小腿的內側中央處，以兩手的大拇指指腹按壓刺激內側。

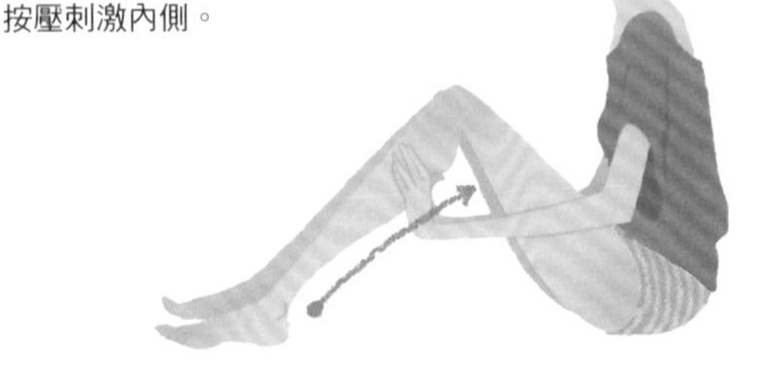

7 以兩手像抓著雙腳一樣的，從膝蓋上方往腳跟方向，以大拇指一邊按壓一邊舒緩腿部。

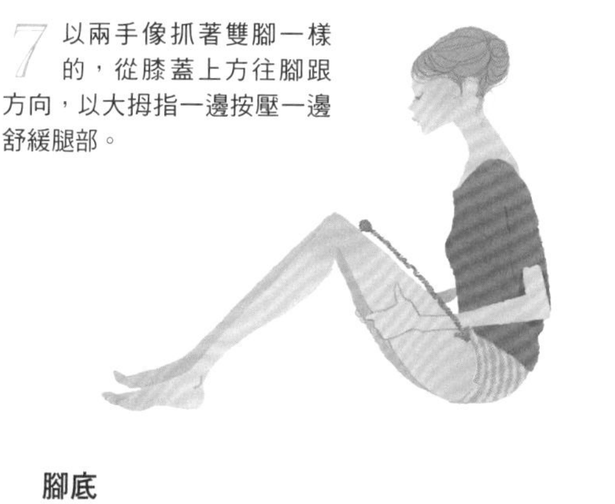

8 兩隻手彎成拳頭狀，輕輕敲打從小腿的外側一直到大腿外側。記得要有順序且慢慢地敲打喔！最後將腿再一次全部輕敲後結束。

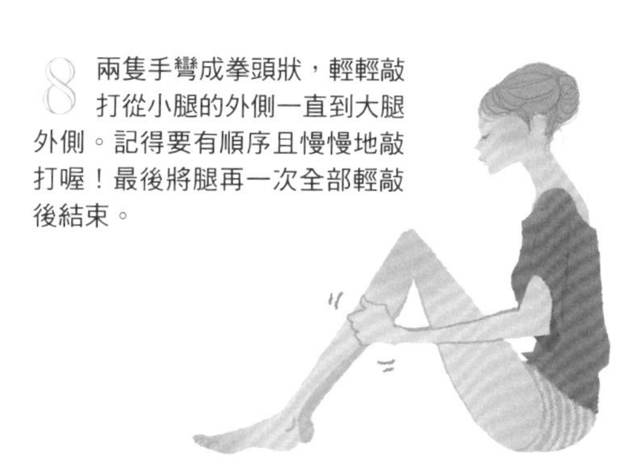

腳底

以足療（腳底按摩）消除腳部水腫

很多自律神經都集中在腳底，整體上來說，對應身體器官的神經集中處我們稱之為「反射區」。如果刺激這個反射區，就可以調整對應的內臟或身體的狀況，我們稱之為足療（腳底按摩）。介紹與身體水腫有相關的3個反射區，當現水腫時就多刺激這些反射區，便可以消除水腫。

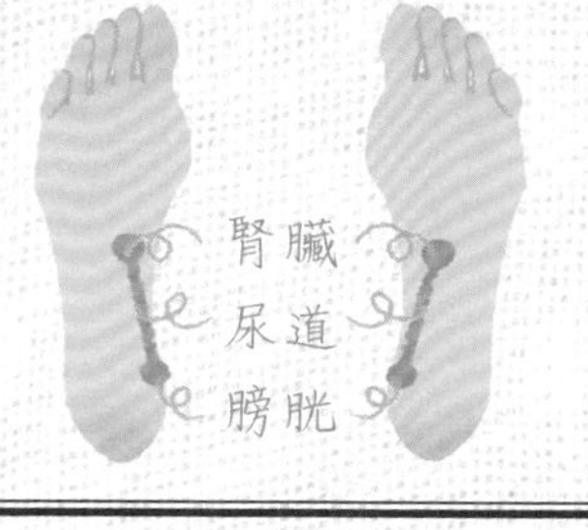

1 將兩手沾附按摩精油，接著讓精油沾抹在左腳底後，輕輕地推拿整個腳底。

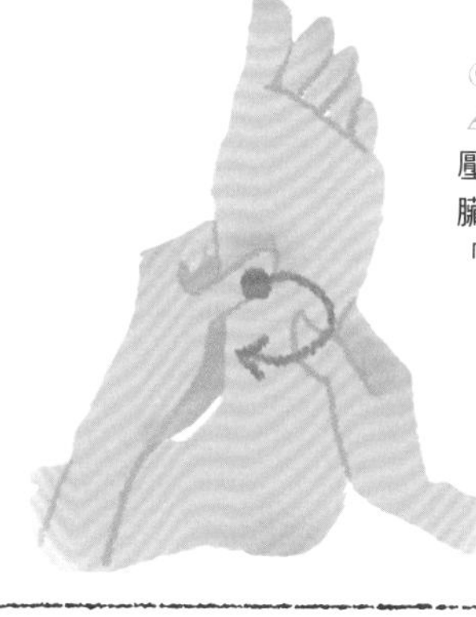

2 參考上圖，輕輕地如畫圓般加壓，按摩通過「腎臟」、「尿道」、「膀胱」等反射區。

3 以手掌及大拇指從腳底沿著腳趾頭的方向按摩整個腳底。左腳也以同樣方式按摩。

COLUMN 5

給想要進階享受芳香療法的你

可能有很多人被芳香療法的魅力所吸引，心中想著：
我想要知道更多芳香療法知識，想把芳療知識活用在工作上。
如果你擁有了本篇中所介紹的資格證照，
或許你也有可能可以從事你喜愛的芳香療法的工作喔！

在這些地方發揮你的芳香精油的知識

想要從事芳香療法工作，不能單單只是喜歡「芳香療法」，想要將芳香療法的魅力傳達給其他人，就必須必備有相關的專業知識。因此，若你擁有右頁中介紹的芳香療法相關專業證照，你就可以讓夢想擴展開來進而實現。首先，就請你先決定目標，讓我們一起努力獲得你的專業證照吧！

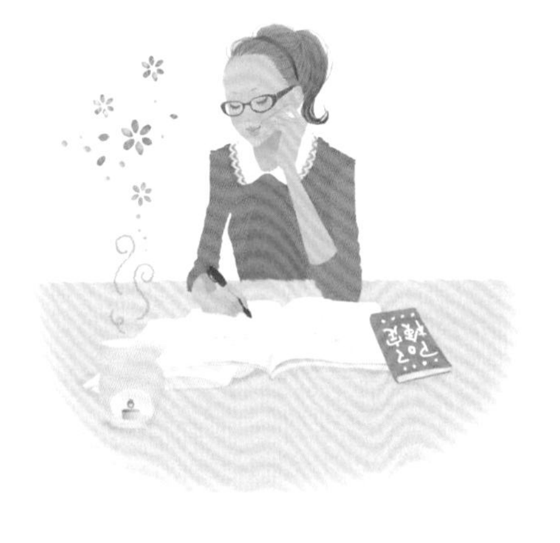

活用芳香療法必備資格

在專賣店・芳香精油沙龍

在芳療商店及療癒放鬆專門店等販售療癒系統的沙龍店中，需要與客人商量並且給予相關專業建議，所以必須具備與芳香療法相關的專業知識。

例如「芳療指導師」

商品開發

最近許多企業開始重視「香氣」，展現新的創意，例如將家電與芳療結合。

例如「芳療師」

作為芳療指導講師

要教導在文化中心及專門學校學習芳療者的講師，就需要學習更深入的專業知識及教導學生的技能。

例如「芳療講師」

醫療現場

芳香療法的療癒放鬆效果在醫療上也逐漸受到注目。最近有不少的醫院也開始使用芳香療法來舒緩病人的緊張及不安，也用來緩和孕婦生產時鎮痛及緊張。芳香療法可說是越來越能在各個場合上發揮療癒身心靈的效果。

相關檢定資格

芳香療法並沒有官方正式證照。因此，基本上在此介紹的資格認證都是各個協會及聯盟所發出的「認定資格」。但並不是沒有芳療相關證照者就沒有辦法從事相關芳療的工作，如果你決定要從事相關工作，是會被要求須要有相關專業知識。這些資格認證可以說是工作上所需的專業知識的基準吧！另外，每個協會或聯盟所發出的資格認證並沒有所謂的好壞，全然要看你的興趣及目的，找尋適合你自己的資格認證吧！

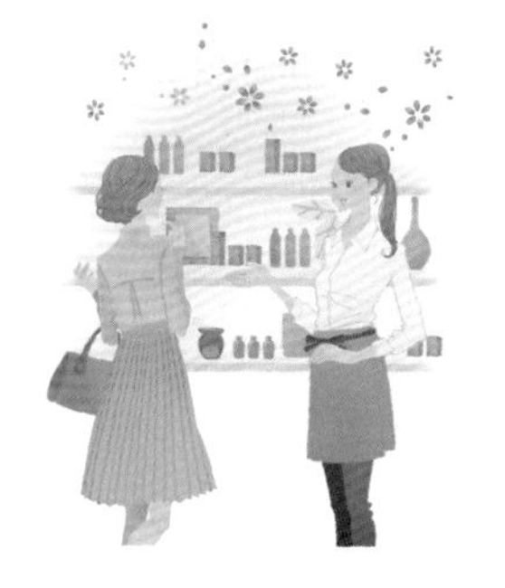

國際芳療環境協會聯盟（IFA）

http://www.ifaroma.com

IFA是1985年在英國設立的，世界上最有歷史的專業芳療師國際聯盟。世界各地都有IFA的會員，IFA是由會員獨自營運的慈善團體。

有這樣的資格證照！

IFA認定芳療師

（社）日本芳療環境協會（AEAJ）

http://www.aromakankyo.or.jp

為了推展芳香療法，在1996年設立的芳香療法協會為其母體機構，在2005年獲得日本環境省所管轄法人許可所新設立的團體機構。此機構為芳香療法相關中世界最大的組織。此協會實施芳香療法中最普遍的芳療1級2級檢定考試。

有這樣的資格證照！

芳療師檢定2級
芳療師檢定1級
芳療指導師
芳療講師
芳療師
環境芳療師

日本芳療師協會（JAA）

http://www.jaa-aroma.or.jp

為了推廣芳香療法的知識及印度草藥等的舒緩效果及想法，能夠育成對社會有貢獻的芳療師為目的，在1995年創立此機構。

有這樣的資格證照！

芳療專員證照
講師證照
芳療手部舒緩證照
芳療臉部舒緩證照
印度草藥芳療師1級檢定

精油作用一覽表

在此介紹精油本身帶有的各種作用。不單單只是在想如何搭配的配方可作為參考，芳香精油療法檢定考試也相當實用喔！

あ	
去除淤血	改善血液的淤滯
水腫	改善水分的滯留
か	
促進腸道蠕動	舒緩腸胃、促進排便
強化記憶	提高記憶力及集中力
強化肝臟	刺激、提升肝臟機能
強化心臟	刺激、提升心臟機能
補身	提升身體各項機能及能力
祛痰	除去支氣管中過剩的黏液
鬆弛	鬆弛筋肉緊張
驅風	排出推積在腸中的脹氣
降低血壓	將血壓降低
提高血壓	使血壓上升
促進血管收縮	收縮血管壁
促進血液循環	促進血液循環
降低血糖	使血糖值低下
解熱	冷卻身體、使高溫下降
健胃	刺激胃液分泌、改善腸胃不適
抗過敏	減輕過敏症狀
抗病毒	抑止病毒的繁殖
抗憂鬱	降低憂鬱的情緒
抗發炎	鎮壓發炎症狀
抗菌	抑止細菌繁殖
抗感染	預防感染
抗真菌	抑制真菌（黴菌）繁殖
抗組織胺	抑止組織胺的作用
抗不安	緩和不安情緒
さ	
催情	提高性欲
催乳	增加母乳的排出
助眠	帶來睡意

殺菌	殺死細菌
除真菌	殺死真菌（黴菌）
除蟲	殺死蚊蟲
促進子宮收縮	收縮子宮
刺激	活化外部機能、引起內部感覺及心靈的反應
收斂	緊縮肌膚及其組織
促進消化	幫助消化
消臭	消除臭味
增進食欲	增加食欲
達到女性荷爾蒙功用	達到女性荷爾蒙相同功用
調整自律神經	使自律神經的機能正常化
清晰頭腦	使頭腦清楚
抑汗	抑止出汗
安定精神	使精神穩定
激勵精神	提高精神、使人更有幹勁
止吐	制吐、抑止嘔吐
た	
鎮咳	鎮定咳嗽
抗痙攣	鎮定痙攣
鎮靜	鎮定興奮感
鎮痛	緩和疼痛
通經	促進女性月經，使之規則化
は	
發汗	出汗
治癒傷口	治療傷口、幫助傷口結痂
平衡皮脂分泌	使皮脂分泌機能正常化
活化皮膚細胞	使皮膚細胞活性化
軟化皮膚	使肌膚變軟。也稱之為潤膚（Emollient）
驅蟲	防止蚊蟲靠近
保濕	保持肌膚水分
賀爾蒙活性	活化賀爾蒙的分泌
調整賀爾蒙	調整賀爾蒙的平衡
ま	
強化免疫	提高免疫機能
激勵免疫	使免疫機能向上提升
促進傷口癒合	促進外傷及切割傷的癒合
ら	
利尿	促進排尿
冷卻	使之變冷，安定症狀

精油效用目錄

這裡是基本款精油、進階款精油、特選款精油的配方一覽表
使用這個一覽表可以讓你從喜愛的精油中，選出適合的配方來調配使用喔！

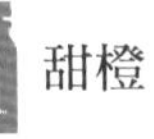

甜橙

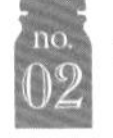

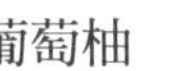

葡萄柚

no.03 天竺葵

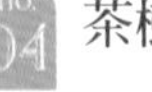

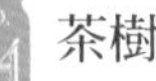

茶樹

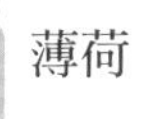

薄荷

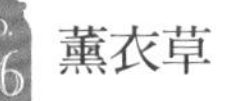

薰衣草

no.07 迷迭香

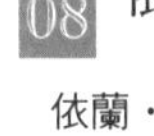
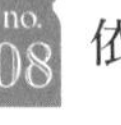

no. 08 依蘭

no. 09 絲柏

no. 10 杜松漿果

no. 11 佛手柑

no. 12 尤加利

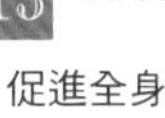

no. 13 檸檬

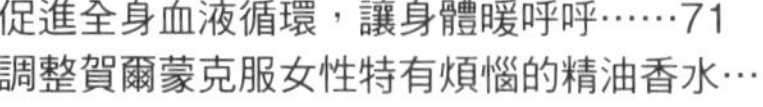

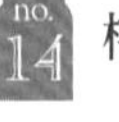

no. 14 檸檬香茅

no. 15 洋甘菊

檀香

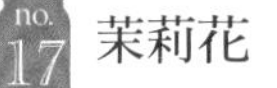

茉莉花

no. 18 橙花

no. 19 乳香

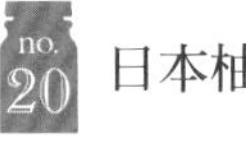

日本柚

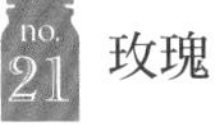

玫瑰

作者

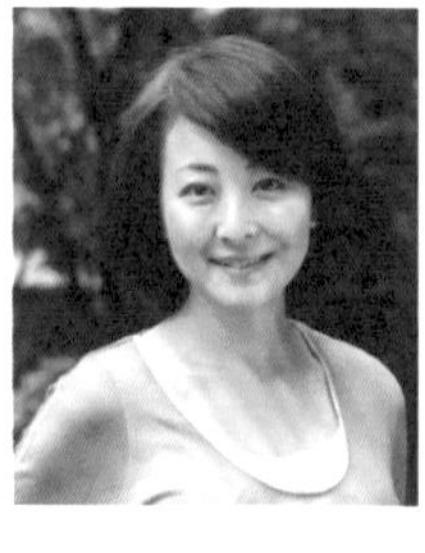

羽鳥 冬子

・Bon22股份有限公司董事（www.bon22.co.jp）
・（公社）日本芳療環境協理事／認定芳香療法講師
・日本藥用香草協會認定 香草治療師
・（社）日本成人病預防協會認定講師
健康管理士一般指導員
・（社）日本食物分析師協會認定食物分析師
・（公社）日本空手道協會 初段

1971年出生。崎玉縣立川越女子高校、青山學院大學畢業後，1994年成為航空公司國際線空服員，之後以座艙長身分飛行世界各地。2002年離職，就開始正式學習在工作時就非常有興趣的芳香療法。取得芳香療法講師等資格後，除了開設自己的芳療教室，並企劃監製相關的芳療產品之外，並擔任生活の木股份有限公司及各種公家機關的講師。另以健康管理士的身分，進行食品教育指導及企業研修等演講，活動範圍相當廣泛。

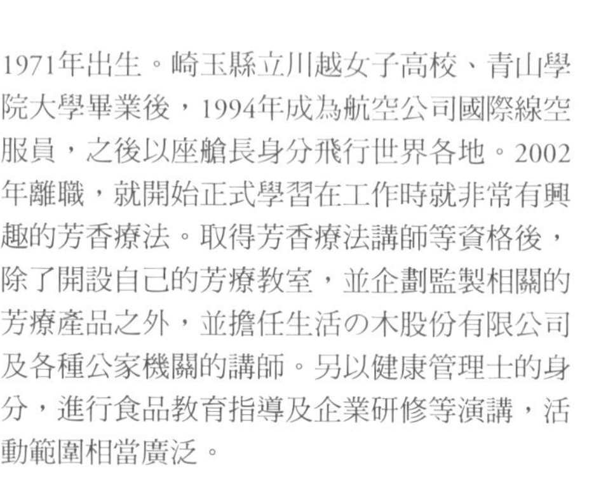

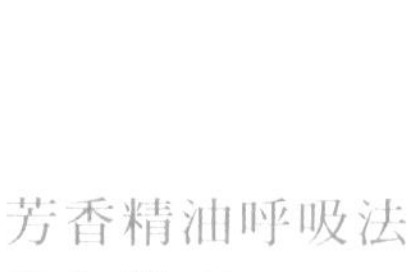

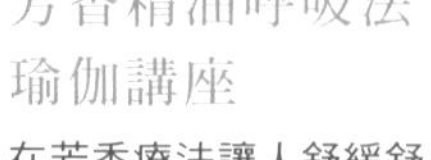

芳香療法檢定對策講座

需要廣泛芳香療法相關知識的「芳香療法檢定」。隨著越來越多人開始享受芳香療法，考生也逐漸增加，芳香療法檢定對策講座成為了相當受歡迎的課程。羽鳥小姐也擔任每年兩次檢定考試的對策講座老師。

芳香療法講座

在東京杉並區作者自己的教室及公家設施單位、青山Elysium House等地開設如何享受芳香療法與香草樂趣的課程。從初學者到高段者都可以一製作習芳香療法作品，一邊享受學習精油的樂趣。

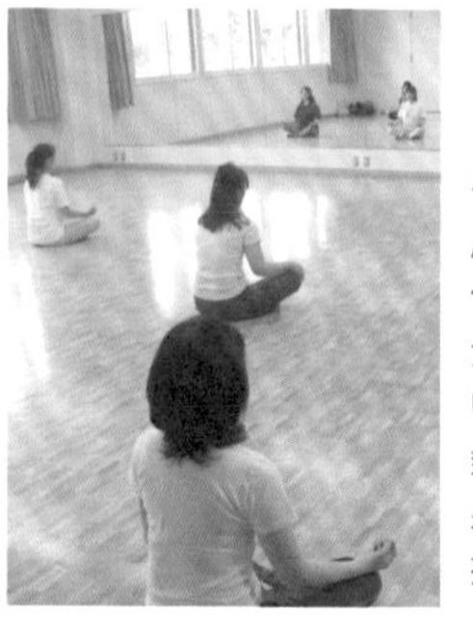

芳香精油呼吸法瑜伽講座

在芳香療法讓人舒緩舒服的香味中，來學習瑜伽或作呼吸法的練習。全身沉浸在精油的芳香中，可以讓身體全身放鬆，提高療癒效果。如果在同時進行芳香精油按摩，效果會更棒喔！

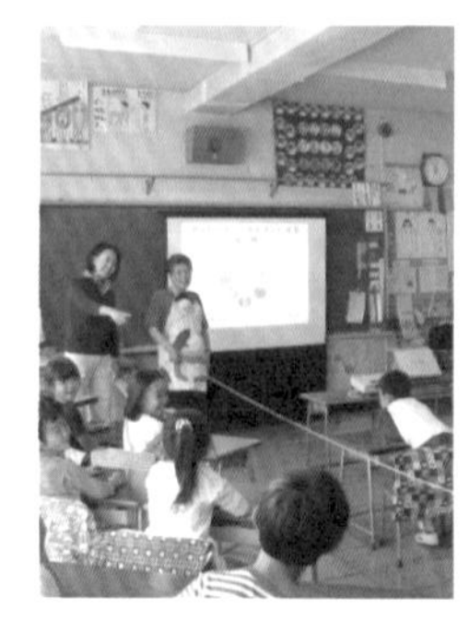

食品教育課程 健康相關講座

在小學、稅務局、一般企業舉辦有健康活動及生活習慣病預防、美容等相關的演講。演講中有討論到生活習慣改善法、睡眠力UP、女性荷爾蒙、壓力等各式各樣不同內容，相當豐富。

● 監修者

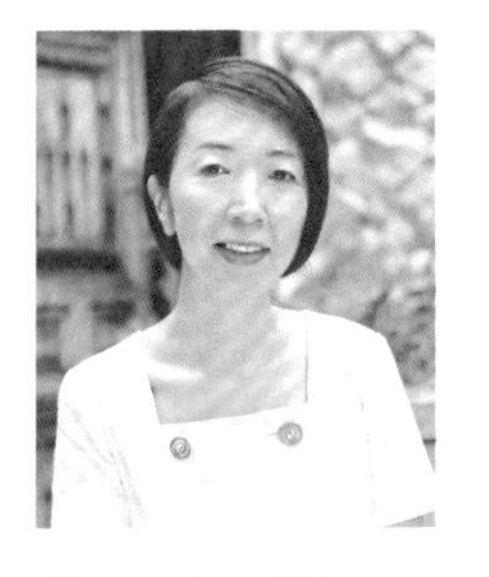

佐々木　薫

・（社）日本芳療環境協會認定
芳香療法專家
・（股份有限公司）生活の木
社會事業部門 總經理

在生活の木從事香草及芳香療法的研究之外，也擔任香草製品、店鋪、香草花園等的企劃及開發工作。同時在生活の木Herbal Life College、文化學校、社會人士講座等擔任講師，教學內容從如何享受香草及芳香療法的樂趣到相關的專業知識，內容廣泛且豐富。主要著作・監修書籍有《芳療&香草的教科書》（PHP研究所出版）《香草事典》、《看DVD就能了解的 初學者的芳香療法》（以上書及皆由池田書店出版）、《美味香草茶》（誠文堂新光社出版）、《最新版芳香療法圖鑑》（主婦之友社出版）

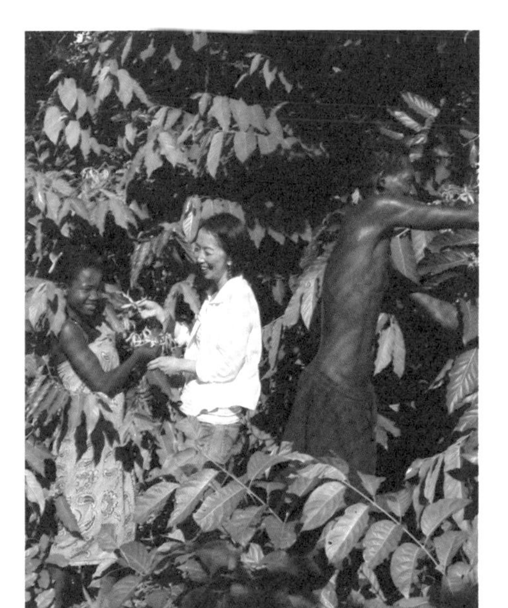

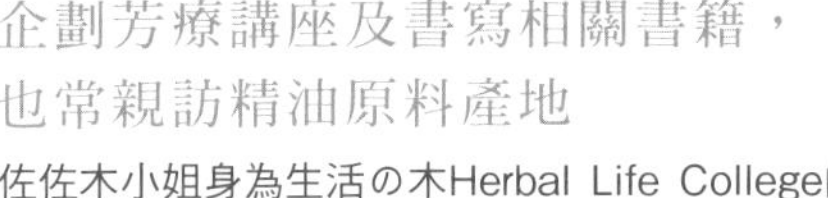

企劃芳療講座及書寫相關書籍，也常親訪精油原料產地

佐佐木小姐身為生活の木Herbal Life College的主任講師，經常舉辦各種芳香療法講座及讓人更能享受芳香生活的相關演講活動。在這些演講活動中，佐佐木小姐也常與大家分享在精油原產地得到的最新消息及情報。所著作及監修的書籍範圍相當廣泛豐富，從適合初學者的到想要更深入了解芳療知識的高段者書籍都有。

● 協助拍攝

生活の木

〒150-0001東京都渋谷区神宮前6-3-8
TEL 03-3409-1778　http://www.treeoflife.co.jp

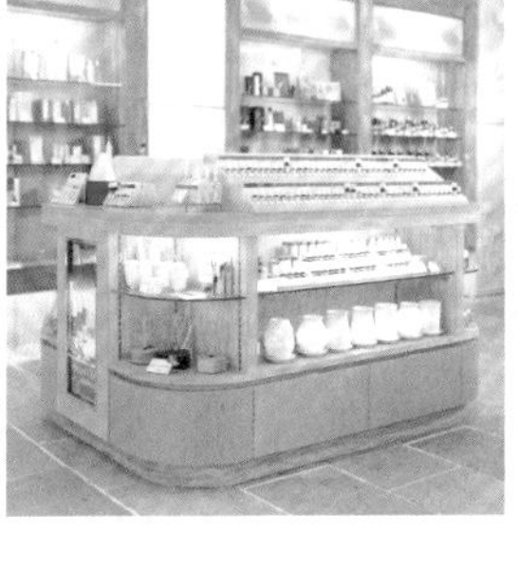

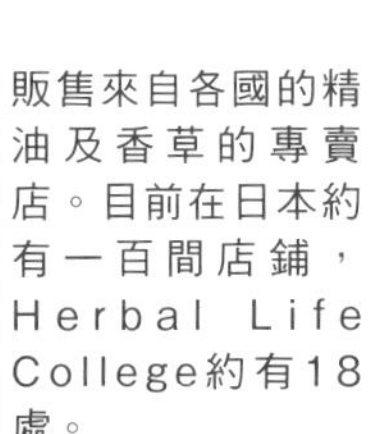

販售來自各國的精油及香草的專賣店。目前在日本約有一百間店鋪，Herbal Life College約有18處。

提供高品質的獨創芳香精油商品

生活の木販售許多廣泛地將芳療導入日常生活中所需的各種精油及精油商品。原宿表參道店中，還設有製作客製化獨創香草化妝品工房、有機香草的按重量賣、印度香草的按摩沙龍等設施。除了積極在日本展店之外，也推展客制化的特定製作販售及網路販售。
http://www.aromashop.jp

審訂者推薦

生活芳療講師

何品誼 Penny Ho

專業證照：
英國ITEC高階國際芳療師
美國國家整體芳香療法協會NAHA 認證芳療師
中國芳香保健師講師資格

教學內容：
教授芳香精油等相關知識&身心靈整體健康學
教授DIY打造天然芳療保養品&芳療保健品&
芳療手工香皂&樂活居家香氛用品&環保清潔用品

教學經歷：
文山、北投、松山、新店崇光等社區大學授課講師

Tel + 886 2 27495593
Fax + 886 2 27495493
E-mail pinyiho@gmail.com
Blog／戀戀香草精油／
http://herbdiy.pixnet.net/blog
FB粉絲頁/戀戀香草精油／
http://www.facebook.com/herbdiy

國家圖書館出版品預行編目資料

天然草本芳療聖典：21款花草精油&200多種私密芳療配方打造無毒香氛家園/羽鳥冬子著；鄭純綾譯. -- 二版. -- 新北市：雅書堂文化事業有限公司, 2021.09
面；　公分. --（香氛漫；2）
ISBN 978-986-302-600-6(平裝)

1.香精油 2.芳香療法

418.995　　110014750

■STAFF
書籍設計　鷹觜麻衣子
攝　　影　小塚恭子（Y.K工作室）
視覺呈現　小野寺祐子
執筆協力　石森康子
插　　畫　さかちさと
編　　輯　株式会社童夢
企　　劃　株式会社MYNAVI　成田晴香

香芬漫 02

天然草本芳療聖典

21 款花草精油 &200 多種私密芳療配方打造無毒香氛家園

作　　者／羽鳥 冬子
監　　修／佐々木 薫
譯　　者／鄭純綾
審　　訂／何品誼
發 行 人／詹慶和
選 書 人／蔡麗玲
執行編輯／白宜平
編輯協力／蔡毓玲
編　　輯／劉蕙寧・黃璟安・陳姿伶
執行美術／周盈汝
美術編輯／陳麗娜・韓欣恬
出 版 者／雅書堂文化事業有限公司
發 行 者／雅書堂文化事業有限公司

郵政劃撥帳號／18225950
戶名／雅書堂文化事業有限公司
地址／新北市板橋區板新路206號3樓
電子信箱／elegant.books@msa.hinet.net
電話／(02)8952-4078
傳真／(02)8952-4084

2021年09月二版一刷　定價380元

AROMATHERAPY TSUKAIKIRI & KUMIAWASE JITEN
written by Fuyuko Hatori, supervised by Kaoru Sasaki (TREE of LIFE Co., Ltd)

Original Japanese edition published by Mynavi Corporation
This Traditional Chinese edition is published by arrangement with
Mynavi Corporation, Tokyo in care of Tuttle-Mori Agency, Inc., Tokyo
through Keio Cultural Enterprise Co., Ltd., New Taipei City,Taiwan.

經銷／易可數位行銷股份有限公司
地址／新北市新店區寶橋路235巷6弄3號5樓
電話／（02）8911-0825
傳真／（02）8911-0801